JN323775

環境土壌学者がみる

福島原発事故

データで読み解く
土壌・食品の放射性核種汚染

浅見　輝男

アグネ技術センター

はじめに

だいぶ強く長く揺れるな，ナッちゃんが大分吠えているな，と思っているうちに地震は収まった．そのとき私は2階の書斎にいた．私の部屋には南側と北側に窓があるが，西側にある半間の入り口を除いて東西側には造り付けの本棚が天井まである．本が増えてしまったので，縦に並べた本の前に，横積の本が大分あった．この地震では本は落下しなかった．約30分後にまた地震だ．一階にいたナッちゃんがあまり激しく吠えるので，私は下に行き，ナッちゃんをつれて玄関先の庇の下でしゃがんでいた．揺れは今回の方が強く，また長いように思われた．まだ，揺れているときに，外出していた娘が帰ってきて，駅からの道で皆が騒いでいたと話した．

揺れが収まってから書斎に上がってみると，横積みの本はほとんど落下して，足の踏み場もない状態であり，片づけが大変だった．食堂の食器棚は転倒防止がしてあったので倒れなかったが，揺れによって扉が開いてしまい，皿が2枚ほど落下して壊れた．近所では屋根の峰にある瓦が落下したお宅が3軒あったが，3軒の屋根の峰は東西方向の一直線上にあり，地盤に共通の問題があると思った．我孫子市でも利根川の川砂で埋め立てた布佐地域，およびその他の若干の地域で液状化による被害が生じた．

最初の揺れは2011年3月11日14時46分に宮城県沖で発生したマグニチュード(M)9.0の地震であり，2番目の揺れが15時15分に茨城県南部沖で発生したM7.6の地震であった．私の家は千葉県我孫子市にあるので後者による揺れの方が大きく感じられた．

地震・津波により東京電力福島第一原子力発電所の4基の原子炉が破壊され，大量の放射性物質が放出され，我孫子市を含む千葉県東葛地域にも大量の放射性物質が降り注ぎ，いわゆるホットスポットになっている．その後，発表された文部科学省の航空機による測定によれば，我孫子市西側約3分の1と柏市，流山市の約半分の放射性セシウム濃度（セシウム-134とセシウム-137の合計地表汚染濃度）は6万～10万 Bq/m^2，我孫子市東側約3分の2が3万～6万 Bq/m^2 とのことである．我が家は6万～10万 Bq/m^2 汚染地の東の端に当たる．

地震の約7ヵ月後の2011年10月31日およびさらに6ヵ月後の2012年4月30日に，Mr. Gamma MODEL:A2700によって著者の家の室内，著者の家など3軒の庭，および著者の飼犬ナッちゃんの散歩道について，それぞれ1m，0.5mおよび0m（地表）の放射線量率の測定を行った．一般に，1m ＜ 0.5m ＜ 0m の順に測定値が高かった．1回目と2回目測定による各測定箇所の平均値（最低値～最大値）(μSv/h) および比率（[2回目／1回目] × 100%）は，室内（n＝4）では，1mで0.116(0.101～0.127)，0.116(0.109～0.127) および100%，0.5m

で0.115(0.095～0.139),0.103(0.082～0.116)および90%,0mで0.102(0.085～0.124),0.101(0.088～0.109)および99%であった.3軒の庭(n＝11)では,1mで0.211(0.137～0.274),0.185(0.141～0.238)および88%,0.5mで0.240(0.142～0.338),0.210(0.123～0.318)および88%,0mで0.372(0.117～0.570),0.285(0.115～0.420)および77%であった.道路中央(n＝8)では,1mで0.244(0.215～0.271),0.196(0.174～0.249)および80%,0.5mで0.263(0.220～0.314),0.205(0.178～0.247)および78%,0mで0.356(0.243～0.460),0.268(0.187～0.416)および75%であった.道路両側(n＝16)では,1mで0.286(0.170～0.456),0.230(0.154～0.349)および80%,0.5mで0.347(0.188～0.660),0.276(0.152～0.457)および80%,0mで0.511(0.192～0.759),0.361(0.141～0.490)および71%であった.草むら,木の下および側溝の脇などで高い傾向が認められた(浅見,2011b, 2012b).浅見(2012b)には浅見(2011b)のデータも掲載されているので,巻末に資料3として掲載した.

2回の測定の結果,①室内の放射線量率は,1回目と2回目の測定値にほとんど変化はなく,若干増加している傾向も認められた.②宅地(庭)では若干低下していたが,0mで0.420μSv/hという高い値も認められ,除染の必要がある.③道路ではかなりの減少が認められたが,0mで0.490μSv/hという高い値が認められ,除染の必要がある.④1ヵ所だけであるが,側溝内の泥上0mで測定したところ,3.153μSv/hという著しく高い値が認められた.側溝内の放射性物質濃度の測定と除染が必要である,ということになろう.

2011年3月末頃,農林水産省の某研究所の知人に電話して,放射性物質による土壌と農作物汚染の状況について聞いたところ,「余計なことは言うな,と上から言われている」とのことであった.日本国憲法第15条に「すべての公務員は,全体の奉仕者であって,一部の奉仕者ではない」と書かれているが,「余計なことを言うな」と言った「上」の人も,上から言われたから「言わない」「下」の人も,自分の言動が日本国憲法第15条に違反していると承知しているのであろうか.それとも,独立行政法人になったので,日本国憲法第15条は適用されないと考えているのであろうか.

という訳で,土壌農作物の放射性物質による汚染については誰も書かないであろうと思って,2011年4月はじめから準備して8月に「福島原発大事故 土壌と農作物の放射性核種汚染」をアグネ技術センターから出版した(浅見,2011a).思った通り,3.11の地震・津波と福島原発大事故に関する本は数100冊出版されているが,土壌や農作物の放射性核種汚染に関する本は,残念ながら,私が書いたもの以外にはないようである.私は本の「おわりに」に「新しい事実が明らかになった際には,また本書の続編を出さざるを得ないのであろうか」と書いた.本を出版した頃から,玉石混淆の情報が大量に出されるようになった.前回はデータが少なくて困ったが,今回はデータが多すぎて,取捨選択に難渋した.

最近,日本で新たな「神話」創造の動きが顕著である.すなわち,「福島原発事故はたいした事故ではなく,健康被害はない」というものである.その代表的なものは,2011年9月11,

12日に日本財団主催により福島県立医科大学で行われた国際会議である．この国際会議において，日本の代表として出席した明石真言（放射線医学総合研究所）はチェルノブイリに比べればまったくたいした事故ではなく，将来的にも健康に関する心配は何もないと発言したとのことである．日本からの出席者は，他に前川和彦（東京大学），神谷研二（広島大学原爆放射線医科学研究所）等，計16人であった．会議では「福島第一原発事故による健康影響はきわめて少ない」，「低線量被ばく（年間100ミリシーベルト以下）は安全である」という意見で一致し，閉会したとのことである（山田，2011, p.22, 24）．

このような発言は，今に始まったことではない．チェルノブイリ原発事故の後，1996年4月ウィーンにおいてIAEA（国際原子力機関）やWHO（世界保健機関）などの共催で「チェルノブイリから10年:事故の影響の総括」という国際会議が開かれた．この会議の要約は「チェルノブイリ事故により観察された唯一の長期的健康影響はチェルノブイリ周辺の住民の甲状腺ガンの増加であった．他の健康影響は広範な追跡調査によっても認められなかった．チェルノブイリ被災者の健康悪化を示す報告が被災3ヵ国の科学者によってなされたが，それらは科学的観点からは信頼できなかった」というものであった（Imanaka, 1998）．チェルノブイリでは，甲状腺ガン以外の健康被害は放射性物質によるものではなく，心理的ストレスによると説明されている．このようなIAEAやWHOによる結論はベラルーシ，ロシア，ウクライナの科学者の研究をまったく無視したものとなっている．

WHOは1959年にIAEAとの間で放射線の健康影響に関する研究をIAEAに任せるというIAEAとの合意を強要された．この合意は今でも有効であり，WHOだけではなくFAO（国連食糧農業機関）にも及んでいる「2001年にキエフで開催されたチェルノブイリ事故の健康影響に関する会議で，WHO議長の中嶋 宏教授は公のインタービューの中で次のように述べた『放射線影響の研究ではWHOはIAEAに従属する，健康は原子力に従属する』．IAEAの権限は原子力の平和利用の展開である．しかし，現在では，むしろアメリカ合衆国と他の核保有国以外に核兵器が広がることを制限することを目的とした国際的な警察官である．チェルノブイリ原発事故の健康影響についての研究の欠如は，IAEAの関与とWHOを骨抜きにしたことに原因があるとされてきている」（ECRR, 山内 監訳，2011, p.76）．

というわけで，IAEA，WHO，多くの政府は原発を推進する側にあり，原発事故が健康被害を及ぼすと認めることは出来ないという政治的構造に取り込まれている．そこで，誰の目にも明らかな甲状腺ガン以外の健康被害を認めないわけである．しかし，本書のXII章でチェルノブイリ事故による健康被害について，甲状腺ガン以外の健康被害についての多くの研究をまとめた著書などの内容を紹介した．

以上に関連して，次のように事態は進行しているように見える．2011年12月28日にNHKは「追跡—真相ファイル 低線量被ばく 揺らぐ国際基準」という番組を放映した．これに対して1月12日に「日本原子力学会シニア・ネットワーク連絡会」（会長：宅間正夫元東電本店企画部),「エネルギー問題に発言する会」(代表幹事：林勉元日立製作所原子力事業部長),「エネルギー戦略研究会」(会長：金子熊夫元外交官，評論家）の3団体の有志112名が，この番組に対し，「『低線量被ばく 揺らぐ国際基準』への抗議と要望」をNHK会長宛に提出した．これに対して沢田(2012) は批判的見解を発表している．

今後は，「原子力ムラ」のムラ人と日本国民のほとんどを占めるその他の人々の間で，原発廃止・原発再稼働問題と共に，この「低線量被ばくによる健康被害」をめぐって火花が散らされることであろう．低線量被ばくによる健康被害については，チェルノブイリ事故によって放出された放射性核種被ばくによる健康被害について述べるXII章で触れることにする．

公害の歴史を振り返ってみると，日本国民は過去2度にわたって大きな公害問題に向き合った．1回目は100年以上前から太平洋戦争後まで続いた足尾銅山鉱毒事件である．富国強兵政策のもと，銅，鉛，亜鉛などの重金属によって田畑が汚染され，山林が荒廃した．この時は，被害農民に依頼されて後に東京帝国大学学長になった農芸化学専攻の古在由直や農業土木学専攻であり，またハチ公の飼い主であった上野英三郎等により，田畑の汚染土壌や農作物の採取分析が行われ，被害農民は田中正造代議士と共に激しい運動を展開した．被害農民は刑事弾圧され，被害者が犯罪者にされてしまった．

2回目は約50年前，1960年代の高度経済成長政策のもとで,「四大公害裁判」と呼ばれた富山イタイイタイ病，熊本水俣病，新潟水俣病，四日市喘息の闘争が行われた．この時には多くの研究者が各公害の問題点を明らかにし，被害住民と共に闘争を展開し，基本的に勝利したことは記憶に新しいところである．浅見も1970年からカドミウムなど有害金属による土壌－作物系汚染の研究を行い，2010年にその研究をまとめた(浅見，2010)．

今回の東京電力福島第一原発事故により放出された放射性核種による汚染問題は，日本の公害史上最大・最悪の公害事件である．研究者は，政府・財界・原子力ムラによるウソを暴き，被害住民と共に原発が完全に廃棄されるまで戦い抜かなければならないであろう．

福島原発事故1年後の2012年を振り返ってみよう．原発ゼロを求める世論は，定期検査などで停止した全国の原発の再稼働を許さなかった．2012年5月5日には，最後まで運転を続けていた北海道電力泊原発3号機が停止し，42年ぶりに日本で稼働原発ゼロが実現した．当時の野田首相は，その34日後の6月8日,「国民の生活を守る」ためだとして，関西電力大飯原発の再稼働を決定し，7月に大飯原発3，4号機が再稼働した．しかし，後に関電が発表した電力需給データによれば，2012年夏の猛暑にもかかわらず，原発を再稼働しなくてもピーク時の供給電力に余力があったことが判明した．野田首相の「脅し」は根拠のないものであった．

「安全神話」にどっぷり漬かり，まともな原子力規制を行ってこなかったことが，福島第一原発事故によって白日の下に曝された原子力安全・保安院と原子力安全委員会は解体され，代わって原子力規制委員会が登場した．野田首相は，国会の同意なしに原子力規制委員会を9月19日に発足させた．

各地の原発敷地内で活断層の存在が指摘され，原子力規制委員会は6原発で現地調査を含む再評価を行うことを決定した．専門家チームの調査の結果，日本原子力発電敦賀原発（福井県敦賀市），東北電力東通原発（青森県東通村）の敷地内破砕帯が，活断層の可能性が高いと結論した．今後，規制委員会の判断が注目される．

2012年12月に成立した安倍内閣は，「原子力に依存しなくてもよい経済・社会構造を目指します」という総選挙公約にもかかわらず，稼働原発ゼロ目標について「希望を政策にするということではない（安倍首相）」と12月29日に見直しを示唆した．さらに，12月30日には「新たにつくっていく原発は，40年前の古いもの，事故を起こした福島第一原発のものとは全然違う．国民的な理解を得ながら新規につくっていくことになろう」と述べ，原発新設を明言した．

したがって，広範な国民による原子力規制委員会と政府の監視が，ますます重要になっている．

以下に，地震・津波の様相，地震津波による被害の実態，福島原発事故の内容，放射性核種の放出量と土壌・水質・底質・農作物等各種食品，各種資材の汚染，汚染地の修復，チェルノブイリで見られる人およびその他の生物の被害，さらに福島県における健康被害について述べることにする．

目　　次

本書の用語等について

[用語について]

核種：すべての物質は原子からできている．原子は原子核とその周りを回る電子からなっている．原子核は＋の電荷を持ち，電子はそれと釣り合う－電荷を持っている．原子核は＋の電荷を持つ陽子と電荷を持たない中性子で構成されている．同じ数の陽子を持つ原子は同じ元素であり，同じ元素記号で表示される．元素記号が同じでも中性子数が違うものがあり，核種（または同位体）という．核種のうち放射能を持つものを放射性核種という．放射性核種は放射線を出し，別の核種に変わる．

放射線：放射線にはアルファー(α)線，ベーター(β)線，ガンマー(γ)線などがある．α線はα粒子の放出による．α粒子は陽子2個と中性子2個からなり，ヘリウムの原子核である．β線は電子の放出による．γ線は電磁波である．空気中や体内での移動距離はγ線＞β線＞α線の順である．

放射性物質が出す主な放射線の種類：ウラン-235，ウラン-238，プルトニウム-239，ラドン-222はα線，ストロンチウム-90はβ線を放出する．ヨウ素-131は崩壊してβ線を放出し，キセノン-131mを生じる．このキセノン-131mがγ線を放出す．セシウム-134は崩壊してβ線を放出し，バリウム-134mを生じる．このバリウム-134mがγ線を放出する．セシウム-137は崩壊してβ線を放出し，バリウム-137mを生じる．このバリウム-137mがγ線を放出する．

半減期の種類：放射性核種はそれぞれ特有の物理学的半減期，生物学的半減期，実効半減期を持っている（浅見，2011a，表1，表5参照）．これらとは別に，水田土壌や畑土壌の作土中半減期もある(浅見，2011a，5-3参照)．物理学的半減期は文献によって若干異なっている．

[試料の採取法，分析結果の表示法について]

土壌試料の採取法：放射性降下物は土壌表面に蓄積されるので，採取する土壌の深さで値が全く異なってくる．たとえば，0～5cmを採取した場合と0～15cmを採取した場合では，0～5cm採取した場合の方が約3倍大きい値になる．したがって，1kgあたりBqで表示する場合には，土壌採取の深さを表示しなければ無意味のデータになる．

土壌分析値の表示法：土壌学の分野では105℃で5時間乾燥させた乾物（乾土）当たりで表示

する．しかし，土壌学の専門家以外では，風乾物当たり，あるいは採取したままの生土当たりで表示する人がいるかもしれない．いずれにせよ，乾物当たり（DW）か，風乾物当たり（ADW）か，生重当たり（FW）かを明記しなければ分析データの価値は低くなる．

農作物の採取法：農作物を採取する場合には，1 筆の水田や畑で数カ所から採取し，なるべくその水田や畑の平均的な値になるようにする．収穫された農作物の場合でも同様である．

農作物等の分析値表示法：乾物当たり（DW）で表示する場合と新鮮重当たり（FW）で表示する場合がある．しかし，どちらであるか表示しない場合が多い．葉菜の場合水分が 90％以上含まれており，値が 10 倍以上違ってくる．DW か FW か表示しないデータは価値が低い．FW は収穫後，時間の経過と共に減少するので，DW で表示すべきであるとの考え方があり，他方では実際に使う野菜は生であるから，FW で表示した方がよいとの考え方がある．

なお，動物中の放射性物質濃度の場合には FW 当たりで表示することが多いようである．

[放射性物質の単位について]

ベックレル（Becquerel, Bq）：放射線を出す能力（放射能）の量を表す単位である．1 秒間に核崩壊が起こる回数である．空気，水，土壌，底質，植物，動物などが含む放射性核種を表示する場合に用いられる．空気では Bq/m^3，水では Bq/kg（または L），土壌では Bq/kgDW または Bq/m^2，底質では Bq/kgDW，植物や動物では Bq/kgDW または Bq/kgFW で表される場合が多い．ただし，原子炉地下などの汚染水は Bq/cc で表示している．1 Bq/cc は 1000 Bq/kg である．なお, Bq の代りに mBq や kBq を用いることがある．

キュリー（Curie, Ci）：1 Ci は 1 秒間に 370 億個の放射性核種が別の種類の核種に改変する放射能の強さをいう．チェルノブイリ原発事故当時は Ci で表示されることが多かった．土壌汚染について 1 Ci/km^2 は 3.7 万 Bq/m^2 である．

シーベルト（Sievert, Sv）：体内に取り込まれる放射線の影響量を表す単位である．Sv は Bq から計算で求められるが，その内部被曝についての換算係数は ICRP と ECRR で異なっている（本書の表 33A，表 33B 参照）．μSv，mSv 等を用いることが多い．

グレイ（Gray, Gy）：体内に取り込まれる放射線の熱エネルギー量を表す単位である．1 Gy はほぼ 1 Sv である．

[組織について]

ECRR: 欧州放射線リスク委員会，European Committee on Radiation Risk

IAEA: 国際原子力機関，International Atomic Energy Agency

ICRP: 国際放射線防護委員会，International Commission on Radiation Protection

IPPNW: 核戦争防止国際医師会議，International Physicians for the Prevention of Nuclear War
IRSN: 放射線防護原子力安全研究所，Institut de Radioprotection et de Sureté Nucléaire
UNSCEAR: 原子放射線の影響に関する国連科学委員会，United Nations Scientific Committee on the Effects of Atomic Radiation
WHO: 世界保健機関，World Health Organization

[特記事項]

- 本文中の人名に付記した官職名等については，記述当時のものとした．
- 原文をそのまま引用した場合は「　」を付けた．原文の内容を要約した場合は「　」をつけなかった．
- 分析結果の表示について，DW か ADW か FW かが分る場合にはそれらを付した．
- 用語については，引用文献記載等の都合上，不統一の場合もある．

I. 地震と津波

本書は放射性核種による土壌と食品汚染に関する本であるので，2011年3月11日の地震とその後の余震，津波の様子，および地震・津波による被害の状況については概略を述べることにする．福島原発事故によって放出された放射性核種による土壌と食品汚染および原発事故による各種被害についてはやや詳しく述べる．

1. 地震と余震

2011年3月11日の大地震は，2011年東北地方太平洋沖地震と命名された．鷺谷(2011)によってこの地震の様子について述べることにする．この地震はM9.0という日本の観測史上最大の巨大地震であり，20世紀以降に世界で発生した地震の中でも4番目に大きい．地震は地下の岩盤が断層運動をともなって破壊される現象であるが，宮城県の東方沖の深さ20km付近から開始した断層運動は，北は三陸沖から南は茨城沖まで長さ400km，東西方向の幅200km程度の範囲で広がったと考えられ，特に破壊が始まった宮城県沖では，最大約60mという巨大な断層のずれが生じたと考えられている．本地震では沈み込んだ太平洋プレートと日本列島の陸棚プレート（北アメリカプレート）が接する境界面が破壊され，非常に広い範囲に断層のずれが生じた．本地震の震源域から離れた長野・新潟県境，秋田県沖，富士山麓などでも大規模な地震が発生しており，現在，日本列島は地震活動が活発な状態にある．こうした状態が解消するには，短くとも数年，長ければ数十年単位の時間がかかると考えられる．

3月11日の大地震による震度について，都道府県の最大震度を気象庁（2011）から作成して表1に示した．宮城県では最大震度7であり，6強は福島県，茨城県，栃木県，6弱は岩手県，群馬県，埼玉県，千葉県で認められている．北海道でも震度4，佐賀県，熊本県でも震度2が記録された観測池点があった．このように3月11日の大地震によって日本全国が文字どおり揺れ動いたわけである．多くの観測点の震度が書かれているが，浅見が住んでいる千葉県我孫子市の震度は4.8であったという．

さて，3月11日地震以後，余震が頻発しているが，その様子を気象庁（2011）によって見てみよう（図 1）．図 1 には M5.0 以上の地震の発生地点が示されている．3月 11 日の大地震以外にも，7月 10 日までに M7.0 以上の大地震が 6 回発生しており，それより規模の小さい地震は無数に発生していることは我々が日々感じていたところである．気象庁（平成 23 年 12月 8 日報道発表）によれば，2011 年 3 月から 12 月までの余震の回数は，M7.0 以上 6 回，

表 1　東北地方太平洋沖地震による都道府県の最大震度

震度	都道府県名
7	宮城県
6 強	福島県，茨城県，栃木県
6 弱	岩手県，群馬県，埼玉県，千葉県
5 強	青森県，秋田県，山形県，東京都，神奈川県，山梨県
5 弱	新潟県，長野県，静岡県
4	北海道，岐阜県，愛知県
3	富山県，石川県，福井県，三重県，滋賀県，京都府，大阪府，兵庫県，奈良県
2	和歌山県，鳥取県，島根県，岡山県，徳島県，高知県，佐賀県，熊本県
1	広島県，香川県，愛媛県，山口県，福岡県，長崎県，大分県，鹿児島県

気象庁（2011）により作成

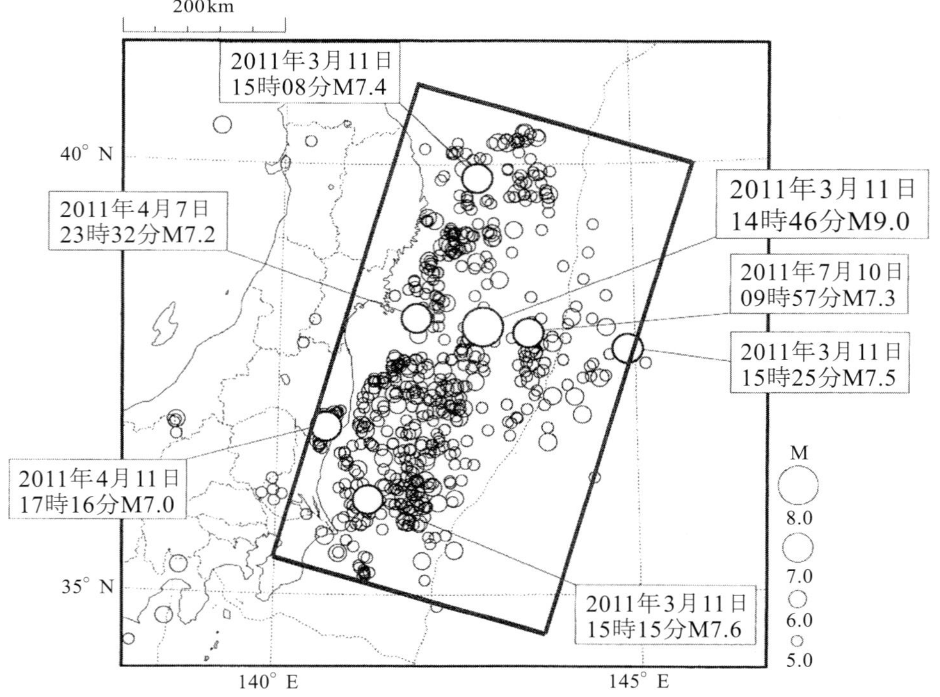

図 1　3.11 地震および余震（2011. 3.11, 12 時～ 2011.12. 8, 12 時）―内枠内―

気象庁（2011）

M6.0 以上 96 回，M5.0 以上 576 回となっている.

2012 年になっても余震は続いており，気象庁によれば，3.11 大地震の震源域の北側や南側でＭ8 級の地震が起こる可能性があるという（毎日新聞，2013.1.9 夕刊）.

2. 富士山噴火の可能性

今回の地震と似た地震が起きたと推測される 800 年代後半には，全国的に地震や火山の活動が活発であったので，今後も同様な事態が起きると考えるべきだろう（鷺谷，2011）. というわけで富士山噴火の可能性についての報告もあるようである. すでに，「富士山のハザードマップ」が作られている.

毎日新聞（2012.9.27 夕刊）によれば，数年以内に富士山の噴火の可能性があるとみている専門家もいるという. 2011 年の大震災で日本列島が東西に引っ張られ，マグマが出やすくなった. 日本の活火山のうち危険度の高い 20 前後は，どれが噴火してもおかしくない. 富士山では，江戸時代の宝永噴火から約 300 年間噴火がなかったのでマグマが溜まっていると考えられるという. 火山活動と密接な関連のある低周波地震も観測されており，富士山が噴火準備状態にあることは確かであるとのことである. 宝永噴火では 10 日以上も火山灰が降り続き横浜で 10cm，江戸で 5cm 積もったと伝えられている. 火山灰は角膜，呼吸器系疾患につながる. また，首都圏を中心にした交通網（鉄道，高速道路，航空機），通信インフラや経済活動全般に大きな打撃を与える. 毎日新聞では特には書かれていないが，農業一般に与える被害は甚大であろう.

したがって，今後とも地震に対する備えを怠らず，また火山噴火にも注意する必要があるようである. ちなみに，我孫子市にある我が家は 1 万～4 万年前に古富士火山の噴火によって放出された火山灰を母材とする火山灰土の上に建てられている.

3. 津波

津波（tsunami）という言葉はすでに国際語として通用している. 日本で津波が多いことの反映であろう.

3月 11 日 14 時 46 分に発生した M9.0 の巨大地震にともなう津波は，青森県から千葉県にかけての海岸を襲い，岩手県宮古市，大槌町，大船渡市，陸前高田市，宮城県南三陸町，女川町などの三陸沿岸の各都市の市街地はほぼ完全に流出した.

津波の高さの表示には 3 種類あるようである. 津波観測点で観測される津波の高さ，および

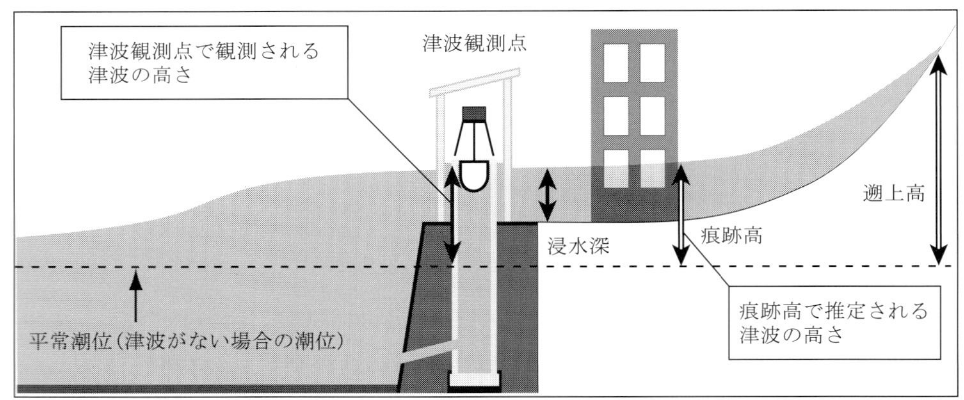

図 2　津波観測点における津波高，痕跡高，および遡上高の関係

気象庁（2011）

浸水深，痕跡高で推定される津波の高さである痕跡高，および陸上にどこまで遡上したかという遡上高である．遡上高は陸上における被害と良く対応すると思われる（図 2）．遡上高は「浸水高さ」ともいうようである．

図 3 に青森県の八戸から宮城県石巻までの津波の浸水高さ（遡上高）の分布を示した（都司，2011）．この図には今回の 2011 年地震に際しての津波の高さを白丸，明治三陸津波（1896）の高さを黒丸，昭和三陸津波（1933）の高さを星印で示してある．今回の地震で津波の高さが 30 m を超えたのは，岩手県の米田から千鶏に至る約 60 km の海岸線上であった．これに対して明治三陸地震で 30 m を超えたのは，大船渡市綾里と陸前高田市広田地区集の 2 地点だけであった．また，昭和三陸地震では 30 m を超えた地点はなかった（都司，2011）．

なお，津波工学や地球物理学の研究者らで作る津波合同調査グループによると，岩手県宮古市の姉吉地区では遡上高が国内最高の 40.4 m で，明治三陸地震および昭和三陸地震を大幅に上回った（赤旗，2011.7.18）．その後，都司らの調査によって，宮城県女川町沖の無人島・笠貝島で遡上高が約 43 m に達したと見られることが報告されている（産経ニュース，2012.3.16）．

また，三陸海岸での津波の初動は地震発生の直後であり，「壁のような大津波」は地震発生後 30 分から 50 分後に見られたという（都司，2011）．

4．地震と津波による被害

地震と津波による被害には福島第一原発事故による放射性核種放出による大被害があるが，これについては章を改めて述べることにする．

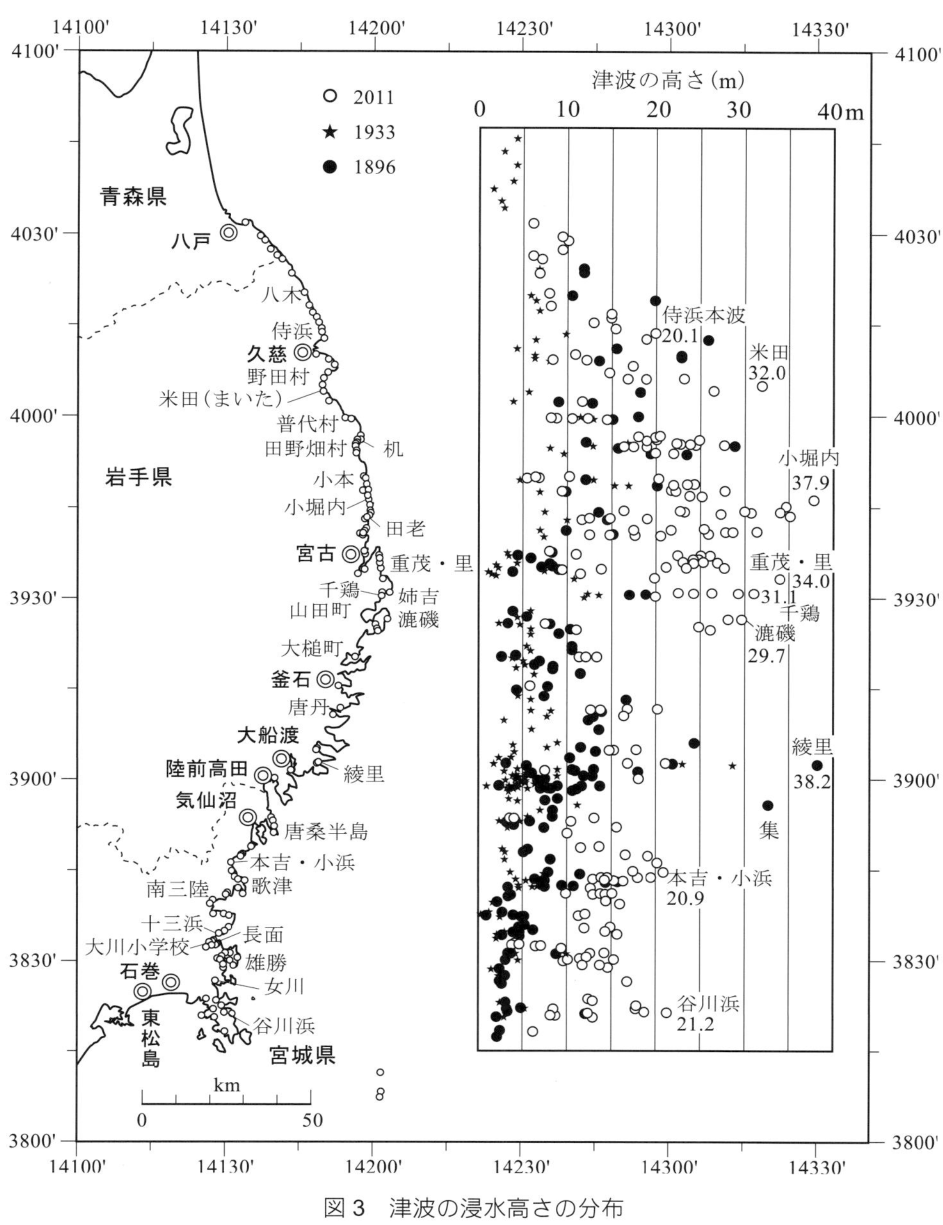

図３　津波の浸水高さの分布

都司（2011）

1）人，建物，道路などの被害

警察庁緊急災害警備本部からは，人，建物，建造物の被害について順次発表されている．平成24年8月22日の「広報資料」によると，3月11日の地震とその余震および津波による被害は次の通りであった．死者1万5868人，行方不明者2848人，計1万8716人，重傷・軽傷者

6109人，建物の全壊12万9340戸，半壊26万4013戸，全焼・半焼279戸，床上浸水2万577戸，床下浸水1万5597戸，一部破損72万6054戸，非住家被害6万3048戸，道路損壊4200ヵ所，橋梁被害116ヵ所，山崖崩れ208ヵ所，堤防決壊45ヵ所，鉄軌道29ヵ所であった．各都道県別の死者および行方不明者数は，北海道1および0，青森県3および1，岩手県4671および1207，宮城県9525および1426，山形県2および0，福島県1606および211，東京都7および0，茨城県24および1，栃木県4および0，群馬県1および0，千葉県20および2，神奈川県4および0，となっており，震源地に近い岩手・宮城・福島3県が多数を占めていた．

死者・行方不明者の数は，多数の焼死者を出した関東大震災（1923）の10万5千余人よりは少なかったが，阪神淡路大震災（1995）の6436人より多く，三陸津波地震（1896）の2万1959人に近い人数であった．

2）震災関連死者数

死亡は地震・津波による直接の死亡だけではない．震災・地震・原発事故が原因となって1年以内に亡くなった大勢の人々がいる．

震災関連死に関する検討会（2012）によれば，2012年3月31日までの震災関連死者は1632人であり，都県別では岩手県193，宮城県636，山形県1，福島県761，茨城県32，埼玉県1，千葉県3，東京都1，神奈川県1，長野県3人であった．年齢別では，20歳以下4人，21～65歳168人，66歳以上1460人であり，89％が66歳以上であった．

1632人のうち1263人について死亡原因調査を行った．調査は震災関連死者数の多い市町村と原発事故により避難指示が出された市町村を対象に実施した．その結果，「病院の機能停止による初期治療の遅れ」90人，「病院の機能停止（転院を含む）による既往症の増悪」283人，「交通事情等による初期治療の遅れ」17人，「避難所等への移動中の肉体的・精神的疲労」401人，「避難所等における生活の肉体・精神的疲労」638人，「地震・津波のストレスによる肉体・精神的負担」150人，「原発事故のストレスによる肉体・精神的負担」34人，「救助・救護活動等の激務」1人，「その他」215人，「不明」121人，計1950人となっている．原因区分は複数選択によったとのことであり，総数が増えている．自殺者も岩手県および宮城県で4人，福島県で9人であり，合計13人であった．

3）大震災1年半後の避難者数

復興庁（2012）によれば，2012年9月6日現在，3.11大震災によって避難している人の数は32万9777人であり，全国1224市町村に避難している．また，自分の県から他の都道府県に避難している人の数は福島県から6万47人，宮城県から8251人，岩手県から1593人となっている．

4）農業・水産業の被害

表２に農林水産関係被害状況を示した（農林水産省，2012a）．農林水産業被害の推定被害総額は２兆3704億円であった．被害額は，水産業では漁港施設の被害，漁船の喪失，共同利用施設の喪失が主なものであり，小計１兆2637億円，農地・農業用施設ではそれらの損壊に

表２　農林水産関係被害状況

被害については，現時点で判明している分のみを記載しており，表中の計数等は，今後の調査により，変わる可能性あり（2012年1月24日12時00分現在）

区　分	主な被害	被害数	被害額（億円）
水産関係	漁船	28612隻	1822
	漁港施設	319漁港	8230
	養殖施設		738
	養殖物		597
	共同利用施設	1725施設	1249
小　計			12637
農地・農業用施設	農地の損壊	17456箇所	4012
	農業用施設等の損壊	21866箇所	4290
	（農業用施設等：主にため池，水路，揚水機，農地海岸保全施設）	（21457箇所）	（3658）
	（農村生活関連施設：主に，集落排水施設）	（409箇所）	（633）
小　計		39322箇所	8302
農作物等	農作物，家畜等		140
	農業・畜産関連施設等		487
	（農業関連施設：主に，カントリーエレベーター，農業倉庫，パイプハウス等．畜産関連施設：主に，畜舎，堆肥舎等）		
小　計			626
林野関係	林地荒廃	456箇所	345
	治山施設	273箇所	1286
	林道施設等	2632箇所	42
	森林被害	（1065ha）	10
	木材加工・流通施設	112箇所	430
	特用林産施設等	475箇所	26
小　計		（1065ha） 3948箇所	2139
合　計			23704

※被害額について，単位未満四捨五入のため，計が一致しない場合がある．

農林水産省（2012a）

表3　津波による田畑の流失・冠水被害（6県）

県　名	流失・冠水等被害推定面積	田畑別内訳試算	
		田	畑
青森県	79ha	76ha	3ha
岩手県	1838ha	1172ha	666ha
宮城県	15002ha	12685ha	2317ha
福島県	5923ha	5588ha	335ha
茨城県	531ha	525ha	6ha
千葉県	227ha	105ha	122ha
合　計	23600ha	20151ha	3449ha

農林水産省（2011a）

よって8302億円，農作物等では農作物・家畜等と関連施設の被害で626億円，林野関係では2139億円と報告されている．

表3に示すように，津波による流出・冠水などの被害を受けた農地は宮城県，福島県，岩手県，茨城県，千葉県，青森県で計2万3600haと推定された（農林水産省，2011a, p.15）．被害を受けた農地の85％は水田であった．宮城県，福島県の被害面積が広かったが，畑では福島県より岩手県の被害面積の方が広かった．

5）大震災から1年7ヵ月後の震災関連倒産数

民間調査会社の帝国データバンクは，東日本大震災の影響を受けた企業倒産数が，震災から1年7ヵ月余りたった2012年10月26日時点で1000件に達したと発表した．倒産は全国に広がっており，発生から1年7ヵ月までで比べると，阪神大震災（291件）の約3.4倍である．倒産企業の従業員数は正規雇用1万6010人，非正規雇用を含めると約2万4000人と推定される．原発事故の影響による倒産は90件であった．帝国データバンクは「震災の影響は長期にわたり，倒産は今後も増加する可能性がある」としている（毎日新聞，2012.10.30朝刊）．

II. 福島第一原子力発電所事故

3月11日14時46分に発生したM9.0の巨大地震とそれに連動した大津波によって，福島第一原発事故が起こった．事故の進行，放射性核種の大気中および海水中への放出量，放射性核種による，土壌，陸水・海水およびそれらの底質，農作物・野生動植物，その他の汚染状況について順次述べる．

1. 福島第一原発事故の経緯

福島第一原子力発電所の１号機，２号機，３号機，４号機の事故の進行状況は次の通りであった．1～3号機については原子力安全・保安院（2011），４号機については原子力災害対策本部（2011）で述べられている．

１号機

11日14：47　外部電源喪失
11日15：37　全交流電源喪失
11日17時頃　炉心露出
11日18時頃　水素発生
11日20時頃　炉心溶融・移行
12日15：36　原子炉建屋で水素爆発

２号機

11日14：47　外部電源喪失
11日15：41　全交流電源喪失
14日18時頃　炉心露出
14日20時頃　水素発生
14日23時頃　炉心溶融・移行
15日　6時頃　水素爆発

3 号機

11 日　14：47　外部電源喪失

11 日　15：42　全交流電源喪失

13 日　8 時頃　炉心露出

13 日 10 時頃　水素発生

14 日 22 時頃　炉心溶融・移行

14 日 11：01　原子炉建屋で水素爆発

4 号機

11 日　14：46　定期点検により停止中

11 日　15：38　全交流電源喪失

15 日　6：00～6：10 頃　水素爆発

15 日　9：36　火災 発生

20 日　8：21　散水開始

以上は日本政府の発表であるが，1～3 号機の燃料のメルトダウンは 11 日20 時～14 日23 時にすでに起こっていた. メルトダウンしているという事実が推定できると政府が発表したのは，2ヵ月以上たった 5月24日のことであった（毎日新聞，2011.5.24 朝刊）. なお，3 号機での爆発は水素爆発ではなく，使用済み核燃料プールで起きた核爆発（即発臨界）であるとの主張がある（ガンダーセン著，岡崎訳，2012, p.59～69）.

福島第一原発事故およびキセノン -133 とセシウム -137 放出についてはノルウェー大気研究所のグループも詳細な研究報告を出している（Stohl *et al.*, 2011）. また, その内容は“*Nature*”に紹介されている（Brumfield, 2011）. Stohl *et al.*（2011）については，次に述べる放射性核種の放出のところで紹介する.

2. 事故による放射性核種の放出量

福島原発事故によって，放射性核種は大気中に放出され，また海に放出あるいは人為的に放流された.

1） 大気への放出

表 4 に福島原発事故による放射線核種放出量（原子力安全・保安院，2011）とチェルノブイリ原発事故による放射線核種放出量（IAEA, 2006, p.19）を示した．チェルノブイリ原発事

表４　福島原発事故とチェルノブイリ原発事故により大気中に放出された放射性核種の比較

核種	半減期	A 福島（Bq）	B チェルノブイリ（Bq）	（A/B）× 100％
Xe-133	5.2 d	1.1×10^{19}	6.5×10^{18}	169
Cs-134	2.1 y	1.8×10^{16}	4.7×10^{16}	38.3
Cs-137	30.0 y	1.5×10^{16}	8.5×10^{16}	17.6
Sr-89	50.5 d	2.0×10^{15}	1.15×10^{17}	1.7
Sr-90	29.1 y	1.4×10^{14}	1×10^{16}	1.4
Ba-140	12.7 d	3.2×10^{15}	2.4×10^{17}	1.3
Te-127m	109.0 d	1.1×10^{15}	−	−
Te-129m	33.6 d	3.3×10^{15}	2.4×10^{17}	1.4
Te-131m	30.0 h	5.0×10^{15}	−	−
Te-132	78.2 h	8.8×10^{16}	1.15×10^{18}	7.7
Ru-103	39.3 d	7.5×10^{09}	$>1.68 \times 10^{17}$	0.000004
Ru-106	368.2 d	2.1×10^{09}	$>7.3 \times 10^{16}$	0.000003
Zr-95	64.0 d	1.7×10^{13}	8.4×10^{16}	0.02
Ce-141	32.5 d	1.8×10^{13}	8.4×10^{16}	0.02
Ce-144	284.3 d	1.1×10^{13}	5×10^{16}	0.02
Np-239	2.4 d	7.6×10^{13}	4×10^{17}	0.02
Pu-238	87.7 y	1.9×10^{10}	1.5×10^{13}	0.13
Pu-239	24065 y	3.2×10^{09}	1.3×10^{13}	0.03
Pu-240	6537 y	3.2×10^{09}	1.8×10^{13}	0.02
Pu-241	14.4 y	1.2×10^{12}	2.6×10^{15}	0.05
Y-91	58.5 d	3.4×10^{12}	−	−
Pr-143	13.6 d	4.1×10^{12}	−	−
Nd-147	11.0 d	1.6×10^{12}	−	−
Cm-242	162.8 d	1.0×10^{11}	4×10^{14}	0.03
I-131	8.0 d	1.6×10^{17}	1.76×10^{18}	9.1
I-132	2.3 h	1.3×10^{13}	−	−
I-133	20.8 h	4.2×10^{16}	9.1×10^{17}	4.6
I-135	6.6 h	2.3×10^{15}	−	−
Sb-127	3.9 d	6.4×10^{15}	−	−
Sb-129	4.3 h	1.4×10^{14}	−	−
Mo-99	66.0 h	6.7×10^{09}	−	−

福島：原子力安全・保安院（2011），チェルノブイリ：IAEA（2006, p.19）
Stohl *et al*.（2011）による福島原発からの放射性核種放出量の推定値
キセノン -133：1.53×10^{19}（チェルノブイリの 235 %）
セシウム -137：3.66×10^{16}（チェルノブイリの 43.1%）

故に比べれば，福島原発事故はたいしたことはない等という人がいるが，日本政府発表のデータでも福島原発事故によるキセノン-133 放出量はチェルノブイリの 169%，すなわち 1.69 倍であり，福島原発事故による放出量の方が多い．ヨウ素-131 は 9.1%，セシウム-134 は

38.3%，セシウム-137は17.6%となっており，たいしたことではないどころではない．

先にも述べたStohl *et al.*（2011）にはキセノン-133およびセシウム-137についてしか述べられていないが，それによれば，福島原発事故によって放出されたキセノン-133は1.53×10^{19}でチェルノブイリの235%，すなわち2.35倍，セシウム-137は3.66×10^{16}でチェルノブイリの43.1%となっている．日本政府の発表に比べて，キセノン-133は1.4倍，セシウム-137は2.4倍になっている．このような放射性核種放出量の相違について，日本政府の値は国内の観測値からの推定であり，Stohlらの値は日本を含む全世界の観測値からの推定であるためと考えられるとのことである．さらに，日本政府の値は4号機からの放出量を無視しているが，Stohlらによれば，4号機からかなりの放出量があったとしている．そのことは，3月20日に4号機の使用済核燃料プール冷却のために散水した直後に，セシウム-137放出量の急激に減少したことからも判ると述べている．放出されたセシウム-137の19%は日本の陸地に，1.9%が諸外国の陸地に，残りが北太平洋に落下したと推定している．

福島原発は津波によって破壊されたのであって地震で破壊されたのではない，と主張する人がいる．この問題についてもStohlらは，キセノン-133の放出は早期に生じ，このことは地震によって原発の構造物に対するある種の被害があったことを示しているのであろうと述べている．

また，いわゆる国会事故調である東京電力福島原子力発電所事故調査委員会（2012, p.12～13）は，「本事故の直接的原因は，地震及び地震に誘発された津波という自然現象であるが，事故が実際どのように進展していったかに関しては，重要な点において解明されていないことが多い．その大きな理由の一つは，本事故の推移と直接関係する重要な機器・配管類のほとんどが，この先何年も実際立ち入ってつぶさに調査，検証できない原子炉建屋及び原子炉格納容器内にあるためである」．また，「事故の主因を津波のみに限定すべきでない理由として，スクラム（原子炉緊急停止）後に最大の揺れが到達したこと，小規模のLOCA（小さな配管破断などの小破口冷却材喪失事故）の可能性は独立行政法人原子力安全基盤機構（JNES）の解析結果も示唆していること，1号機の運転員が配管からの冷却材の漏れを気にしていたこと，そして1号機の主蒸気逃がし安全弁（SR弁）は作動しなかった可能性を否定できないことなどが挙げられ，特に1号機の地震による損傷の可能性は否定できない」と述べている．

2）海への放出

福島第一原発事故では，原発のすぐそばの海水中で高濃度の放射性核種が測定された．このことは放射性核種が放出されたためであって，この高濃度の核種を含む液体は複数の源から放出されたと考えられている．特に2号機のタービン建屋に隣接した排水溝の割れ目から，高濃度汚染水が海に直接放出された（赤旗，2011.4.3）．この時の放出量が放出総量のほとんど

表 5　海へのヨウ素-131 と放射性セシウムの放出量

時　期	放出タイプ	核　種	(Bq/cm^3)	総　量 (Bq)
2011/4/1～4/6	漏れ	I-131	5.4×10^6	2.8×10^{15}
		Cs-134	1.8×10^6	9.4×10^{14}
		Cs-137	1.8×10^6	9.4×10^{14}
2011/4/4～4/10	意図的放出			1.5×10^{11}
2011/5/10～5/11	漏れ	I-131	3.4×10^3	8.5×10^{11}
		Cs-134	3.7×10^4	9.3×10^{12}
		Cs-137	3.9×10^4	9.8×10^{12}
計			I-131	2.8×10^{15}
			Cs-134	9.5×10^{14}
			Cs-137	9.5×10^{14}
			総　計	4.7×10^{15}

原子力災害対策本部（2011）の添付Ⅶ-2 のデータを IRSN（2011b）が表にまとめた

を占めていた．表 5 は原子力災害対策本部（2011）の添付資料のデータを IRSN（2011b）が表にまとめたものである．IRSN とは Institut de Radioprotection et de Sûreté Nucléaire（放射線防護原子力安全研究所）の略である．表 5 から明らかなように，4月1～6 日の放出が放出量のほとんどを占め，ヨウ素 -131，セシウム -134 およびセシウム -137 の放出総量は 4.7 ×10^{15}Bq であったという．

ところで，IRSN（2011a）は，ヨウ素 -131 の放出量は 3.3×10^{15}Bq であり，セシウム -137 は 2.3×10^{15}Bq であると推定している．その後 IRSN（2011b）はセシウム -137 放出量を 9 ×10^{15}Bq に訂正している．先の大気への放射性核種放出の場合と同様に，海への放出量についても日本政府の値は低いようである．その後も，時々海への放出があることは周知の事実である．

以上は海に直接放出したものであるが，これ以外に大気中に放出された放射性核種が海に落下したもの，および河川を通じて海に流入したものもある．

なお，海への流出は，主として地下に流出した放射性核種を含む排水によると考えられている．一般の水中の放射性核種濃度は Bq/kg（または L）で表示されるが，地下に流出した排水中放射性核種は Bq/cc で表示されている．Bq/cc を 1000 倍すると Bq/kg（または L）になることに注意する必要がある．5 万 Bq/cc は 5000 万 Bq/kg（または L）である．

III. 大気に放出された放射性核種による土壌汚染

大気に放出された放射性核種は陸地および海に降下してそこを汚染する．放射性核種の全国各地への降下量および土壌汚染濃度について述べる．

1. 全国各地への放射性セシウムの降下量

文部科学省（2011a）は2011年3月～6月における全国各地へのヨウ素-131，セシウム-134およびセシウム-137の降下量を報告している．ヨウ素-131については後に触れることにし，ここでは放射性セシウムについて述べる．セシウム-134とセシウム-137降下量は各観測地点でほぼ同量であったので，それらの合量について表6に示した．

事故前の平年における各観測地点の放射性セシウム降下量は0.0～0.5 Bq/m^{2}であり，多かった県は，石川県0.5，福井県0.4，秋田県・富山県0.3，青森県・鳥取県・島根県0.2 Bq/m^{2}などであった（東京新聞，2011.10.3）．日本海側の県で高い傾向が認められた．

さて，各都道府県における2011年3月～6月の放射性セシウム降下量が最も多かったのは，原発事故を起こした福島第一原発がある福島県の683万6050 Bq/m^{2}であり，＜10万～1万Bq/m^{2}の県は山形県，茨城県，栃木県，群馬県，埼玉県，千葉県，東京都，＜1万～1000 Bq/m^{2}の県は岩手県，神奈川県，長野県，静岡県，＜1000～100 Bq/m^{2}の県は青森県・秋田県・山梨県であり，概して，福島県の南西側の都県で降下量が多い傾向が認められた．宮城県は地震被害によって計測不能とのことであった．

ところで表6のデータは各都道府県の平均的な値ではなく，各観測地点におけるデータである．例えば，千葉県のデータは市原市の値，1万362 Bq/m^{2}であり，文部科学省（2011k）の報告によれば我孫子市の西側3分1は6万～10万Bq/m^2，我孫子市の東側3分の2は3万～6万Bq/m^{2}であると報告されている．したがって，表6のデータは一応の目安でしかない．

表 6　2011 年 3 月～ 6 月におけるセシウム -134 とセシウム -137 の降下量

都道府県（市など）	放射性セシウム（Bq / m^2）	都道府県（市など）	放射性セシウム（Bq / m^2）
北海道（札幌市）	17.1	滋賀県（大津市）	13.7
青森県（青森市）	138.3	京都府（京都市）	15.2
岩手県（盛岡市）	2992	大阪府（大阪市）	18.9
秋田県（秋田市）	348.5	兵庫県（神戸市）	17.4
山形県（山形市）	22570	奈良県（奈良市）	14.2
福島県（双葉郡）	6836050	和歌山県（和歌山市）	19.9
茨城県（ひたちなか市）	40801	鳥取県（東伯郡）	21.1
栃木県（宇都宮市）	14600	島根県（松江市）	10.2
群馬県（前橋市）	10362	岡山県（岡山市）	9
埼玉県（さいたま市）	12515	広島県（広島市）	8.4
千葉県（市原市）	10141	山口県（山口市）	4.9
東京都（新宿区）	17354	徳島県（名西郡）	16.8
神奈川県（茅ヶ崎市）	7792	香川県（高松市）	11.2
新潟県（新潟市）	91.5	愛媛県（松山市）	13.5
富山県（射水市）	32.6	高知県（高知市）	73.3
石川県（金沢市）	26.7	福岡県（太宰府市）	1.7
福井県（福井市）	63.6	佐賀県（佐賀市）	1.4
山梨県（甲府市）	413.2	長崎県（大村市）	3.2
長野県（長野市）	2496	熊本県（宇土市）	0.3
岐阜県（各務原市）	29.2	大分県（大分市）	2.3
静岡県（静岡市）	1293	宮崎県（宮崎市）	10.4
愛知県（名古屋市）	18.1	鹿児島県（鹿児島市）	1.5
三重県（四日市市）	53.2	沖縄県（うるま市）	9.1

宮城県は震災被害により計測不能

文部科学省（2011a）により浅見作成

2. 放出された放射性核種の形態

空中に放出され地上に落下して土壌を汚染した放射性核種はどのような物理学的，化学的形態をしているであろうか．IAEA（2006, p.20-21）はチェルノブイリ原発事故によって放出された放射性核種には，ガス状，濃縮粒子（condensed particles），燃料粒子があると述べている．濃縮粒子とは構造物，スス，粉塵の粒子に低揮発性の放射性核種が濃縮したものである．ガス状物質には揮発性の高い不活性ガス（キセノンなど）やヨウ素などが含まれ，濃縮粒子にはセリウム，ジルコニウム，ニオブ，プルトニウムなどが含まれ，セシウム，テルル，アンチモンなどは燃料粒子および濃縮粒子の両方に含まれているという．

伊藤ら（2012a, b）は，福島県や茨城県つくば市から土壌や植物を採取し，土壌や植物表面に存在している放射性粒子の放射線強度などの測定を行った．その結果，①ほぼ全ての放射性粒子が粘土画分（2μm 以下）に存在していた．②福島県やつくば市の土壌中 1 粒子当たりの放射線量の中央値は 0.1 Bq 程度で，なかには数 Bq 程度の放射線量を示す粒子も認められた．③粒子状放射性物質由来の放射線量が，土壌の重量当たり全放射線量の半分以上を占める土壌もあると推定した．④ツバキ，サカキなどの植物表面の粒子状放射性物質の 1 粒子当たり放射線量は，土壌中の粒子物質とほぼ同程度の範囲に分布した．⑤福島県の同じ汚染環境下にあった 4 種類の土壌では，各土壌の放射性粒子の密度，各土壌の粒子の放射線量の分布，各土壌の全放射線量がほぼ同じであった．これらのことは，溶解性の放射性セシウムが降下した後に粒子状に変化したというよりは，粒子状の放射性物質が降下したことを推測させる．⑥事故後 1 年半余りの時間経過や耕起作業の後にも，土壌中の粒子状放射性物質の数や粒子当たりの放射線量は，明瞭には変化していない．⑦土壌の種類にもよるが，熱シュウ酸処理によっても土壌の放射線量はさほど減少せず，半分程度以上が処理後の土壌に残留し，粒子状の放射性物質もシュウ酸処理後の土壌に残存していた．

この報告にあるように，粒子状の放射性セシウムが半分程度あるとすれば，これを吸い込んだ場合，長期間体内に残留して内部被曝させるものと考えられる．いずれにせよ，汚染放射性核種の物理学的，化学的形態をより明らかにすることが求められている．

3. 放射性セシウムによる土壌汚染の概況

文部科学省（2011b）の「参考 2」に，福島原発事故の結果放出された放射性セシウム（セシウム-134 およびセシウム-147 の合量）による土壌汚染の概況を示した図 4 がある．図 4 では，土壌汚染の程度を 300 万 Bq/m^2 以上，100 万～300 万 Bq/m^2，60 万～100 万 Bq/m^2，30 万～60 万 Bq/m^2，10 万～30 万 Bq/m^2，6 万～10 万 Bq/m^2，3 万～6 万 Bq/m^2，1 万～3 万 Bq/m^2，1 万 Bq/m^2 以下の 9 段階に区分して示してある．なお，チェルノブイリ原発事故によって汚染されたスウェーデンではセシウム-137 による土壌汚染について 7 万 Bq/m^2 以上，4 万～7 万 Bq/m^2，1 万～4 万 Bq/m^2，3000～1 万 Bq/m^2，3000 Bq/m^2 以下の 5 段階に区分して表示しており，日本政府より低濃度まで表示している（防衛研究所ほか，高見・佐藤訳，2012，口絵）．また，ウクライナでは，最低の濃度を 2000 Bq/m^2 以下としている（表 8，p.28～29）．

図 4 から明らかなように，福島第一原発事故によって放出された放射性核種は，風向と降雨によって汚染は 4 つの方向に広がったようである．第 1 は，いったん海上に流れたものが陸地に戻って岩手県と宮城県との県境付近の土壌を汚染した．第 2 は北西に流れたものが，福

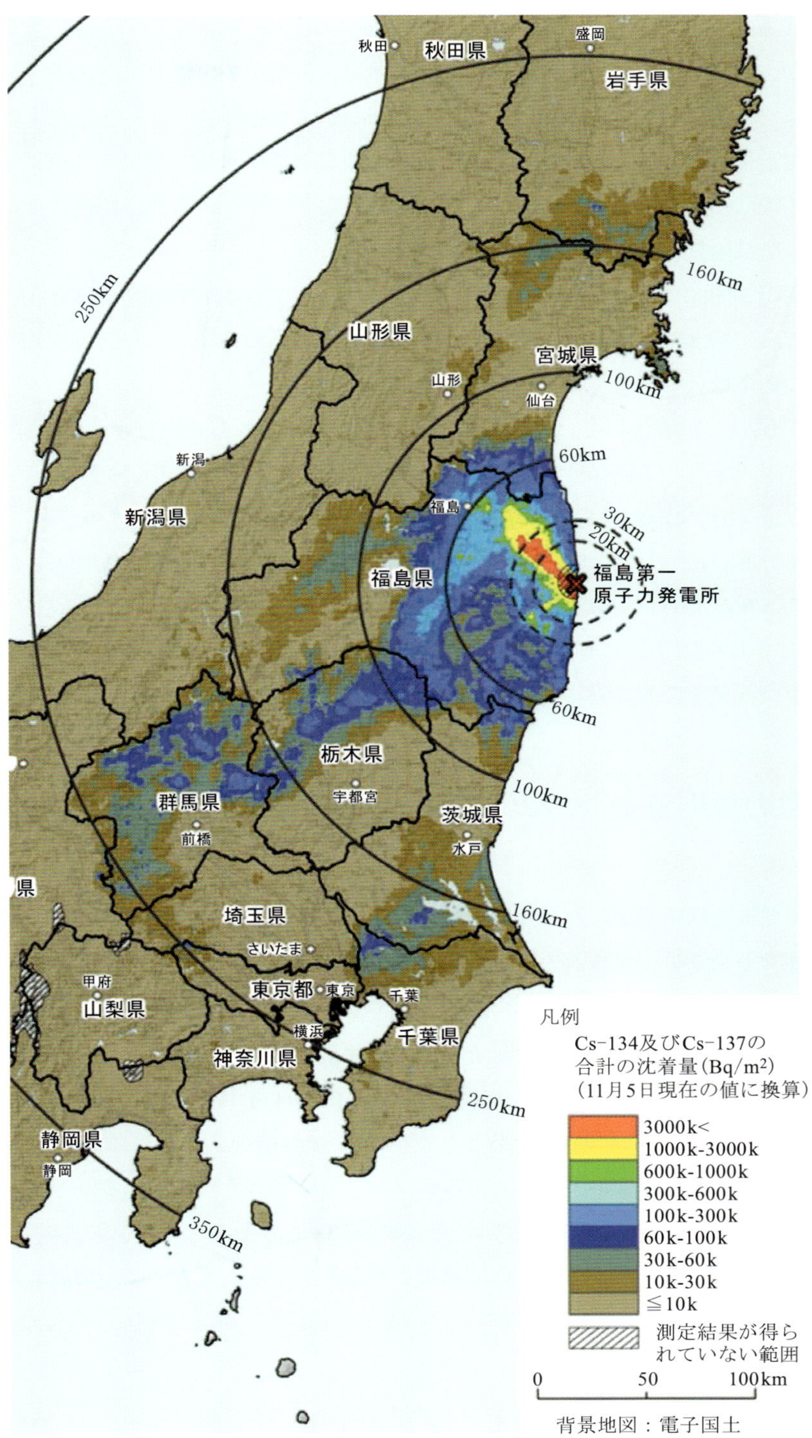

図４　セシウム-134およびセシウム-137による土壌汚染の概況
文部科学省（2011b）

島市付近で山脈に沿って西南西に向かい土壌を汚染した．第 3 は最も汚染量が多く，北西に流れたものが，福島市付近で南西に向きを変え栃木県，群馬県の土壌までを広範に汚染し，埼玉県西部および東京都西部も汚染した．第 4 は南に流れたものが，いったん海上に出て，茨城県鹿島灘付近に再上陸し，霞ヶ浦西部から千葉県東葛地域の土壌を汚染し，埼玉県東部，東京都東部も汚染した．この場合，霞ヶ浦にも放射性核種が降下し，また，降雨によって流域から河川を通じて放射性核種が霞ヶ浦に流入したであろう．

福島県では，北西 30 km を超える地点まで放射性セシウム濃度が 300 万 Bq/m^2 以上の汚染であり，さらに約 45 km 地点まで 100 万～300 万 Bq/m^2 の汚染であった．福島県の土壌汚染の状況については後で詳しく見ることにしたい．

岩手県と宮城県の県境付近では，放射性セシウムが 3 万～6 万および 1 万～3 万 Bq/m^2 の土壌汚染が認められる．栃木県では県の北西側に帯状に汚染地があり，6 万～10 万および 3 万～6 万 Bq/m^2 の汚染地が広範囲に認められる．群馬県は県の北西側約半分が 6 万～10 万および 3 万～6 万 Bq/m^2 の汚染地になっている．霞ヶ浦西部から千葉県東葛地域にも 6 万～10 万および 3 万～6 万 Bq/m^2 の地域が認められる．また，後で述べるように，埼玉県および東京都西部にも 6 万～10 万，3 万～6 万，1 万～3 万 Bq/m^2 の土壌汚染が認められる．埼玉県東部および東京都東部にも 3 万～6 万，1 万～3 万 Bq/m^2 の土壌汚染が認められる．

4. 福島県の放射性セシウムによる土壌汚染

福島第一原発は福島県双葉町と大熊町にまたがって立地している．その敷地面積および建物の大きさはかなり大きい．すなわち，“Wikipedia”（インターネット百科事典）の「福島第一原子力発電所」によれば，土地面積は 320 万 m^2，建物の大きさは 1 号機原子炉建屋の平面寸法が 41 m × 41 m，高さ 49 m，2 号機原子炉建屋の平面寸法 45 m × 45 m，高さ 62 m であり，それぞれの海側にある 1 号機タービン建屋は 48 m × 約 104 m，高さ 35.4 m，2 号機タービン建屋は 67.6 × 約 105 m，高さ 37 m であるという．3，4 号機の大きさについてのデータは見つからなかったが，ほぼ同様の大きさであろう．

これらのうち，1，2，3，4 号機において水素爆発が起こり，多くの放射性核種が放出され，また原子炉燃料がメルトダウンし，原発に放水した海水や淡水によって多くの放射性核種が海に流出したわけである．

1） 福島県土壌の放射性セシウムによる汚染 (Bq/m^2)

文部科学省（2011c）は福島県土壌の放射性セシウムによる土壌汚染について報告している．

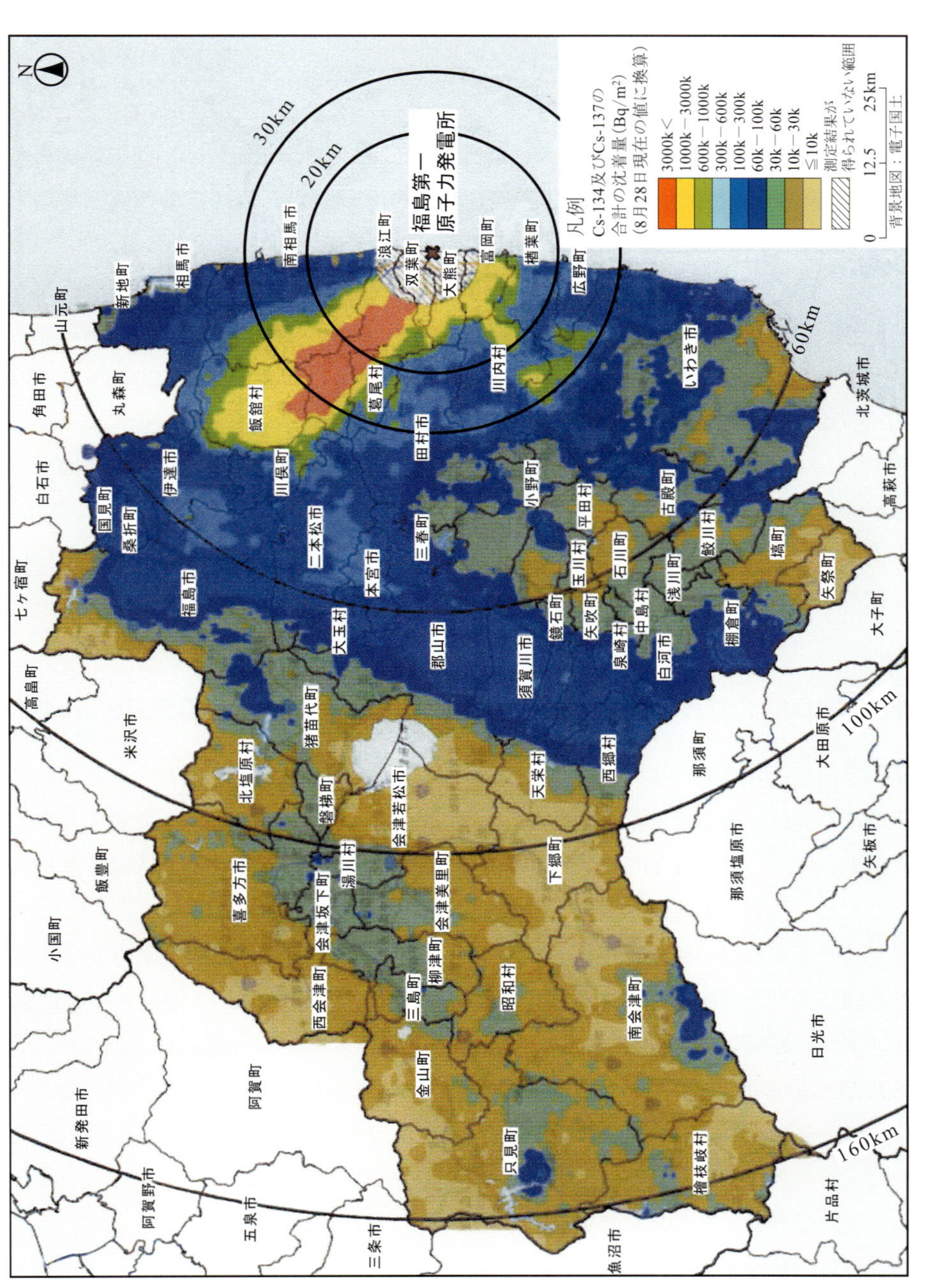

図5 文部科学省による福島県の航空機モニタリングの測定結果について
(福島県内の地表面へのセシウム-134，セシウム-137の沈着量の合計)

文部科学省 (2011c)

放射性セシウムによる土壌汚染図では，汚染濃度によって 9 つに色分けして表示してある（図 5）．放射性核種の影響があるので，最も汚染されていると考えられる原発から 8 km 以内の地域（浪江町の一部，双葉町の約 5 分の 4，大熊町の約 5 分の 3，富岡町の一部）を測定しなかったことが図 5 から判る．

福島県は，会津地域の一部を除いて，1 万～＞300 万 Bq/m^2 の汚染地になっている．300 万 Bq/m^2 以上の汚染地は，浪江町のほぼ全域，南相馬市，葛尾村，飯舘村の小面積に認められる．100 万～300 万 Bq/m^2 の汚染地は，富岡町，大熊町，双葉町，浪江町の西側，葛尾町の東側に沿って飯舘村まで，浪江町の南東側，南相馬市の西側に沿って飯舘村まで認められ，飯舘村のほとんどがこの汚染区分である．このほか川内村といわき市にまたがって小面積が認められる．60 万～100 万 Bq/m^2 の汚染地は前述の 100 万～300 万 Bq/m^2 汚染地の周辺および川内村，いわき市に小面積認められる．30 万～60 万 Bq/m^2 の汚染地は上記 60 万～100 万 Bq/m^2 の汚染地の周辺および伊達市と福島市にまたがった地域，二本松市と本宮市にまたがった地域，川内村，いわき市，田村市などで認められる．10 万～30 万 Bq/m^2 の汚染地は上記 30 万～60 万 Bq/m^2 の汚染地の周囲，および国見町から桑折町，伊達市，福島市，二本松市，大玉村，本宮市，郡山市，須賀川市，天栄村，白河市，西郷村まで帯状に認められる．それ以下の汚染地は図 5 を見れば判っていただけると考える．

2）福島県とチェルノブイリ周辺におけるセシウム–137 による汚染の比較

放射線医学総合研究所の明石のように，チェルノブイリに比べればまったくたいした事故ではなく，将来的にも健康に関する心配は何もない，などと言っている「専門家」と称する人がいる（山田，2011, p.22）が，具体的な数字を挙げて，多いか少ないかを論じた人はいないようである．

すでに述べたことであるが，放射性核種の放出量は表 4 に示したように，控えめな数字を出したと思われる原子力安全･保安院（2011）による福島第一原発の放出量と IAEA（2006, p.19）によるチェルノブイリ原発の放出量を比較した場合，福島第一原発からの放出量はチェルノブイリ原発からの放出量に比べて，キセノン -133 は 169％，セシウム -134 は 38.3％，セシウム -137 は 17.6％，ヨウ素 -131 は 9.1％である．また，Stohl *et al.*（2011）によれば，福島第一原発事故によって放出されたキセノン -133 はチェルノブイリの 235％，セシウム -137 は 43.1％である．したがって，まったくたいした事故ではないなどと呑気なことを言っていられる量ではないことは明らかである．

そこで，福島県とチェルノブイリによる汚染が多いベラルーシの汚染状況について比較することを試みた．チェルノブイリ原発事故から 5 年後にロシア連邦（ベラルーシ，ロシア，ウクライナ）が決めたセシウム -137 による土壌汚染濃度に基づく汚染地の区分は，次のようになっている．

① 3.7 万～18.5 万 Bq/m^2：放射能管理強化ゾーン

② 18.5 万～55.5 万 Bq/m^2：移住権利ゾーン

③ 55.5 万～148 万 Bq/m^2：移住義務ゾーン

④ ＞148 万 Bq/m^2：無人ゾーン

そこで，2011 年 8 月 29 日に文部科学省（2011p）において開催された「放射線量等分布マップの作成等に関する検討会（第 7 回）の配付資料「資料第 7-1 号 土壌の核種分析結果（セシウム 134, 137）について」によって，福島県内全市町村のセシウム-137 による土壌汚染濃度による区分を行った（巻末の資料 1）．土壌は表面から 5cm までを採取して分析したとのことである．分析点数は 1733 点であった．汚染が激しい市町村や大都市の試料点数は多いようであり，各市町村における採取試料点数は 1～266 であった．

ロシア連邦における区分がセシウム-137 に基づいたものであったので，福島県についてもセシウム-137 に基づいて汚染地の区分を行った．資料 1 にあるとおり，各市町村について各汚染濃度区分別試料数，それらの百分率，各汚染区分別面積，そこに住んでいた人口，さらに 3.7 万および 18.5 万 Bq/m^2 以上の試料数，その百分率，それぞれの面積，人口が書かれている．ただし，人口は各市町村の中に平均して居住していると仮定しているので，実際とは異なっている．

資料 1 のうち，セシウム-137 による土壌汚染濃度が 3.7 万 Bq/m^2 および 18.5Bq/m^2 以上の百分率を地図上に表示したのが図 6 である．3.7 万 Bq/m^2 以上の百分率は，原発付近から北西方向に福島市付近までは高く，そこから南南西に向ってやはり高い値が認められる．

また，18.5 万 Bq/m^2 以上の百分率も同様の傾向が認められる．ただし，試料数の少ない湯川村（n=1），北塩原村（n=4），会津坂下町（n=2）における精度は低いと考えられる．

図 7 は原発近くの警戒区域，計画的避難区域，緊急時避難準備区域および主要都市である福島市，郡山市，いわき市のセシウム-137 による汚染濃度別面積を示した．図 7 から明らかなように，18.5 万 Bq/m^2 以上の面積は，原発に近い浪江町，双葉町，大熊町，葛尾町，富岡町でそれぞれ 78～100％であり，また，飯舘村でも 96％であった．また，3.7 万 Bq/m^2 以上の面積は，国見町，桑折町，飯舘村，川俣町，葛尾村，双葉町，大熊町，富岡町，大玉村，天栄村，西郷村で 100％，南相馬市，浪江町，広野町，川内村で 90％以上かそれに近い値であった．また，主要 3 都市における 18.5 万 Bq/m^2 以上，3.7 万 Bq/m^2 以上の面積は，福島市でそれぞれ 34％，89％，郡山市で 16％，72％，いわき市で 0％，21％であった．福島県全体では，それぞれ 12.3％，40.6％であった．

放射性セシウムで比較すると，福島第一原発事故より，チェルノブイリ原発事故によって放出された放射性セシウムの方が多く，しかも，福島の場合には陸地を汚染した割合は 19％（Stohl *et al.*, 2012）であると推定されるので，全体としてチェルノブイリ原発事故による汚

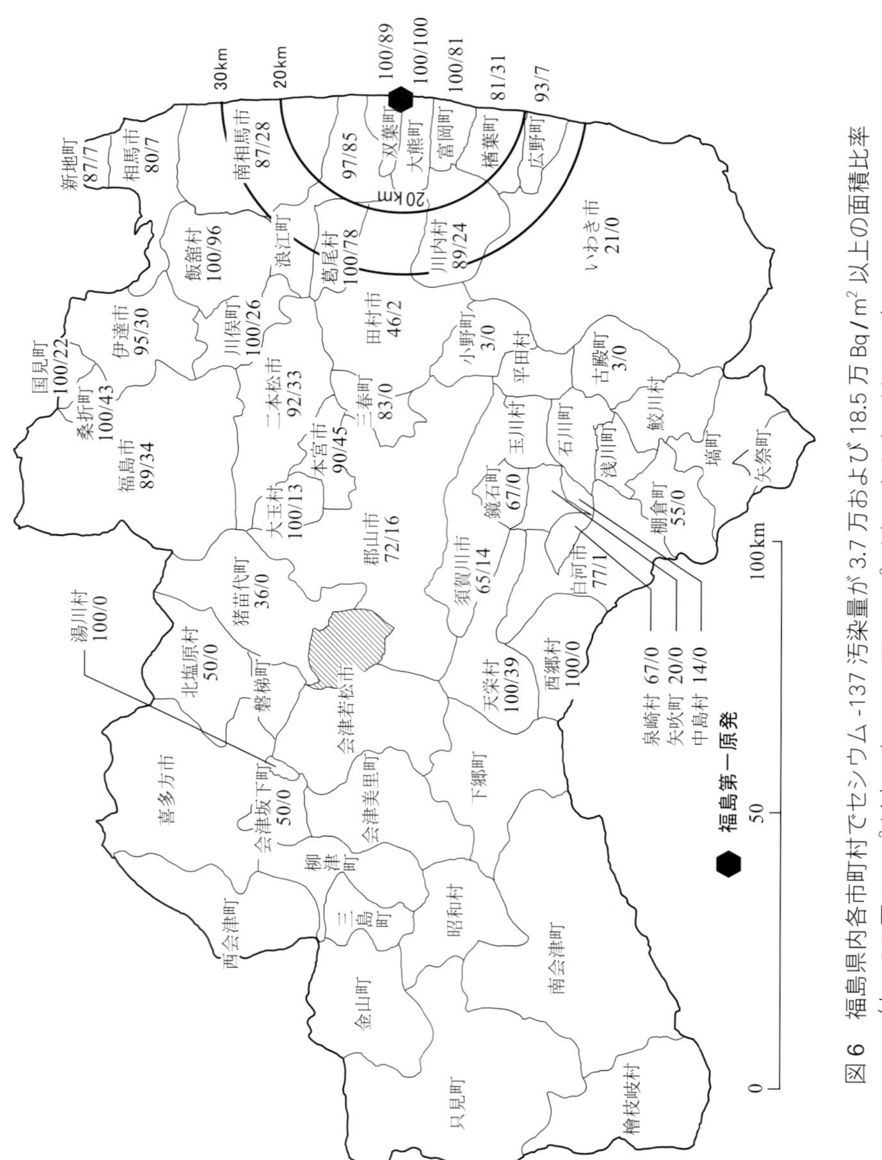

図6　福島県内各市町村でセシウム-137 汚染量が 3.7 万 Bq/m^2 以上および 18.5 万 Bq/m^2 以上の面積比率
（左：3.7 万 Bq/m^2 以上，右：18.5 万 Bq/m^2 以上，空白市町村は 0%）

文部科学省（2011p）から浅見作成

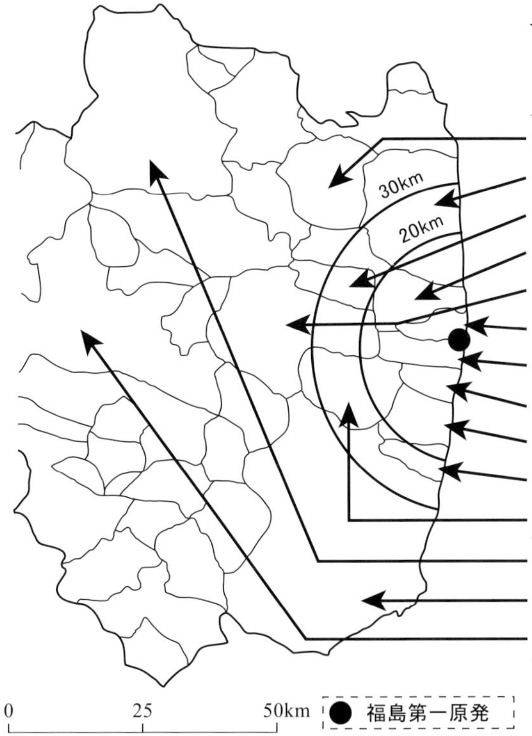

（カッコ内は%，汚染レベルは Bq/m²）

汚染レベル	~3.7万	① 3.7万~18.5万	② 18.5万~55.5万	③ 55.5万~148万	④ 148万~	計	18.5万以上	3.7万以上
飯舘村	0.0	8.7	82.4	130.3	8.7	230.1	221.4(96)	230.1(100)
南相馬市	51.0	235.1	86.9	20.3	5.2	398.5	112.4(28)	347.5 (87)
葛尾村	0.0	18.7	56.2	9.3	0.0	84.2	65.5(78)	84.2(100)
浪江町	5.8	28.6	23.0	68.7	97.3	223.1	189.0(85)	217.6 (98)
田村市	247.9	201.7	8.2	0.0	0.0	458.3	8.2 (2)	209.9 (46)
双葉町	0.0	5.7	5.7	11.4	28.6	51.4	45.7(89)	51.4(100)
大熊町	0.0	0.0	28.1	11.3	38.4	77.8	77.8(100)	77.8(100)
富岡町	0.0	12.9	8.6	35.8	8.6	68.5	53.0(77)	68.5(100)
楢葉町	19.4	51.7	32.4	0.0	0.0	103.5	32.4(31)	81.4 (79)
広野町	4.1	50.0	4.1	0.0	0.0	58.2	4.1 (7)	54.1 (93)
川内村	21.3	128.1	42.6	5.3	0.0	197.4	47.9(24)	176.0 (89)
福島市	81.4	424.6	244.9	16.1	0.0	767.7	261.0(34)	685.6(89)
いわき市	971.5	259.8	0.0	0.0	0.0	1231.3	0.0(0)	259.8(21)
郡山市	212.2	423.2	121.9	0.0	0.0	757.1	121.9(16)	545.1(72)
福島県	8185.5 (59.4)	3901.8 (28.3)	1188.3 (8.6)	318.0 (2.3)	187.8 (1.4)	13782.8 (100.0)	169.4 (12.3)	5595.9 (40.6)

図 7 警戒区域，計画的避難区域，緊急時避難準備区域および主要 3 都市のセシウム -137 による汚染濃度別面積（km²）
注）汚染レベルの区分は，ロシア連邦の区分による

（出所）文部科学省（2011p）により浅見作成．浅見（2012）

表 7 福島県内の警戒区域，計画的避難区域，緊急時避難準備区域の 11 市町村，主要 3 都市，およびベラルーシにおける高い 3 地点の放射性セシウム沈着量（万 Bq/m^2）

市町村	Cs-134	Cs-137	合計	市町村	Cs-134	Cs-137	合計
飯舘村	146.2	159.2	305.4	楢葉町	28.9	32.1	61.0
	135.7	152.8	288.5		21.9	24.2	46.1
	122.2	134.6	256.8		18.9	22.4	41.3
平　均	**134.7**	**148.9**	**238.6**	**平　均**	**23.2**	**26.2**	**49.5**
南相馬市	133.2	159.4	292.6	広野町	24.4	25.4	49.8
	108.7	129.6	238.3		10.8	11.7	22.5
	58.4	66.4	124.8		9.1	9.4	18.5
平　均	**100.1**	**118.5**	**218.6**	**平　均**	**14.8**	**15.5**	**30.3**
葛尾村	110.1	123.7	233.8	川内村	94.3	106.5	200.8
	50.9	55.7	106.6		46.1	47.8	93.9
	36.1	40.7	76.8		32.6	36.4	69.0
平　均	**65.7**	**73.4**	**139.1**	**平　均**	**57.7**	**63.6**	**121.2**
浪江町	759.5	825.4	1584.9	福島市	54.9	58.8	113.7
	759.5	825.4	1584.9		50.3	56.6	106.9
	589.7	705.0	1294.7		36.4	40.1	76.5
平　均	**702.9**	**785.3**	**1488.2**	**平　均**	**47.2**	**51.8**	**99.0**
田村市	18.8	21.3	40.1	いわき市	15.4	17.6	33.0
	19.9	17.6	37.5		15.0	16.5	31.5
	14.6	17.4	32.0		14.9	16.5	31.4
平　均	**17.8**	**18.8**	**36.5**	**平　均**	**15.1**	**16.9**	**32.0**
双葉町	624.8	664.3	1289.1	郡山市	39.4	44.3	83.7
	472.1	575.2	1047.3		33.9	34.1	68.0
	373.1	424.1	797.2		29.9	32.2	62.1
平　均	**490.0**	**554.5**	**1044.5**	**平　均**	**34.4**	**36.9**	**71.3**
大熊町	1401.0	1545.1	2946.1				
	514.0	575.3	1089.3				
	446.9	507.1	954.0				
平　均	**787.3**	**875.8**	**1663.1**				
富岡町	438.8	500.6	939.4	ベラルーシ	−	817.7	
	140.3	155.5	295.8		−	407.0	
	99.3	108.2	207.5		−	407.0	
平　均	**226.1**	**254.8**	**480.9**	**平　均**	−	**543.9**	

（出所）福島県のデータは文部科学省〔2011c〕により作成．ベラルーシのデータは第 1，第 2，第 3 番目に高い地点．Knatko *et al.*（1998）の表 5 から読み取った．

浅見（2012）

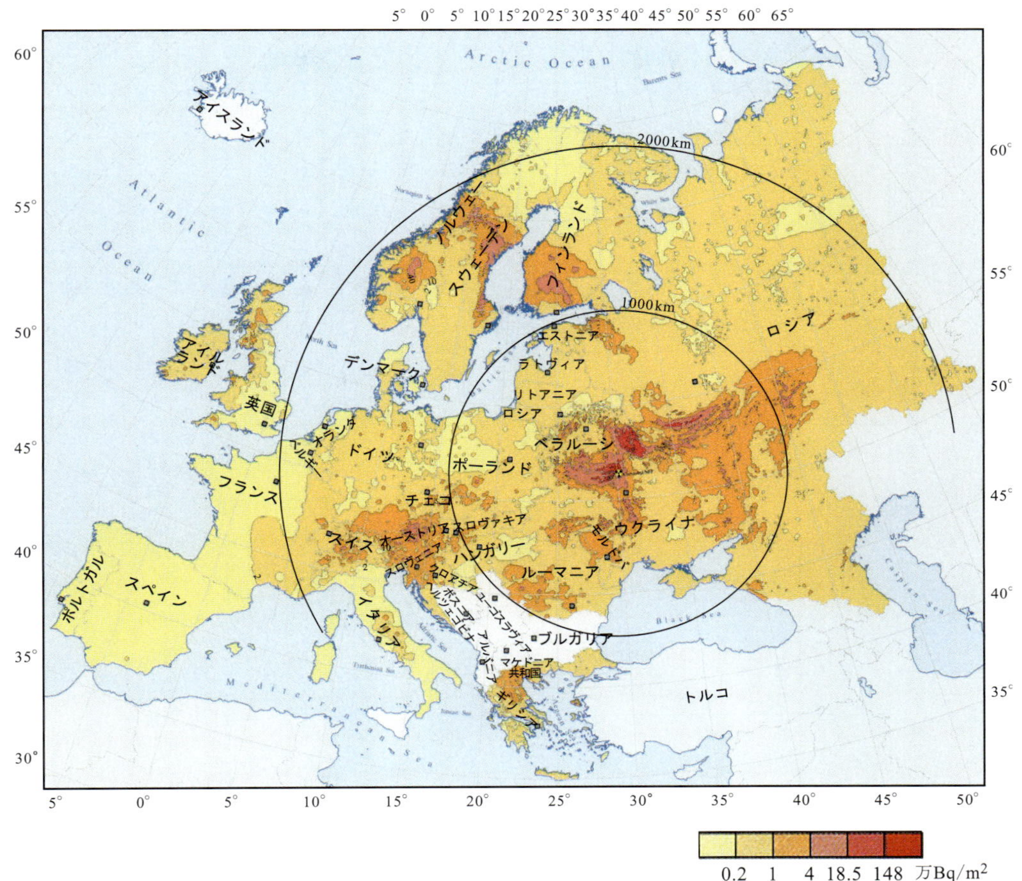

図8　チェルノブイリ原発事故の後に放出されたセシウム-137によるヨーロッパの土壌汚染図

UNSCEAR（2000, p.464）浅見改変

染の方が多いことは明らかである．しかし，チェルノブイリ原発での爆発による放射性核種を含む粉塵の到達高は福島原発の爆発による到達高よりも高く，また，福島県は山が多く地形が複雑であり，近くに放射性核種が落下した可能性があり，場所によってはチェルノブイリ原発事故による汚染よりも深刻な市町村があることが十分考えられる．

そこで両者の汚染の程度を比較するために，福島県の警戒区域，計画的避難区域，緊急時避難準備区域の市町村，福島市，いわき市，郡山市およびベラルーシ（Knatko *et al.*, 1998, Fig.5）についてセシウム-137汚染濃度が高い順に，3ヵ所のデータと平均値を表7に示した．ベラルーシのデータは各都市別の値が見つからなかったので，セシウム-137汚染濃度の高かったベラルーシ南部と東部の値を図から読み取って用いた．

セシウム-137の最大値がベラルーシより大きいのは，浪江町，大熊町であり，双葉町，富岡町の最大値もかなり大きかった．また3点の平均値がベラルーシより大きかったのは浪江町，双葉町，大熊町であり，大熊町の値は特に大きかった．

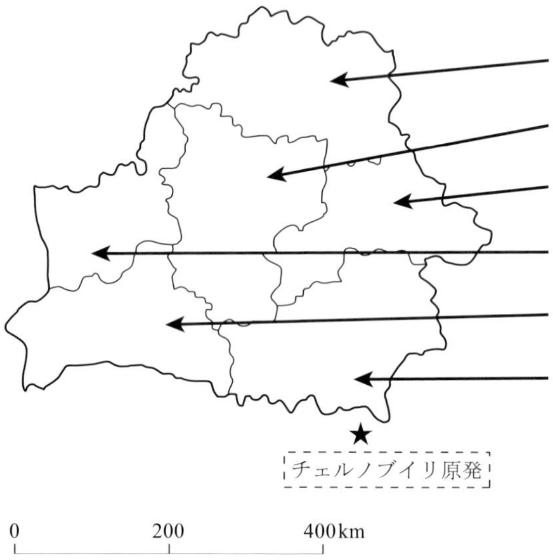

チェルノブイリ原発

0　200　400km

（カッコ内は％，汚染レベルは Bq/m^2）

汚染レベル	～3.7万	① 3.7万～18.5万	② 18.5万～55.5万	③ 55.5万～148万	④ 148万～	計	18.5万以上	3.7万以上
ビテブスク	40065	35				40100	0	35
	(99.9)	(0.1)				(100.0)	(0)	(0.1)
ミンスク	45922	2030	48			48000	48	2078
	(95.7)	(4.2)	(0.1)			(100.0)	(0.1)	(4.3)
モギリョフ	18635	5490	2900	1450	525	29000	4875	10365
	(64.3)	(18.7)	(10.0)	(5.0)	(1.8)	(100.0)	(16.8)	(35.7)
グロードウノ	23298	1690	12			25000	12	1702
	(93.2)	(6.8)	(0.05)			(100.1)	(0.05)	(6.8)
ブレスト	28430	3800	470			32700	470	4270
	(86.9)	(11.6)	(1.4)			(99.9)	(1.4)	(13.1)
ゴメリ	4705	16870	6740	2760	1625	32800	11125	27900
	(14.3)	(51.4)	(20.5)	(8.4)	(5.0)	(99.6)	(33.9)	(85.1)
合　計	161055	29915	10170	4210	2150	207600	16530	46350
	(77.6)	(14.4)	(4.9)	(2.0)	(1.0)	(99.9)	(8.0)	(22.3)
福島県	8185.5	3901.8	1188.3	318.0	187.8	13782.8	169.4	5595.9
	(59.4)	(28.3)	(8.6)	(2.3)	(1.4)	(100.0)	(12.3)	(40.6)

（注）福島県の値は図 2 より．

（出所）ベラルーシ各州の汚染面積はマリコ（1998），全面積はホームページより浅見作成．

図 9　ベラルーシ各州と福島県のセシウム-137 による汚染濃度別面積 (km^2)

浅見（2012）

以上の結果から，汚染の程度がベラルーシより深刻である町が存在することは明らかである．

図８はチェルノブイリ原発事故により放出されたセシウム-137によるヨーロッパ土壌汚染図である．チェルノブイリ原発から1000～2000km離れたフィンランド，スウェーデン，ノルウェー，オーストリアに４万Bq/m^2以上の汚染地が認められる（UNSCEAR, 2000, p.464）．結局チェルノブイリ原発事故によって放出されたセシウム-137は福島原発事故より広く薄く地表に落下して土壌を汚染したということになろう．

図９にはベラルーシ各州および福島県のセシウム-137による汚染濃度別面積を示した．チェルノブイリ原発に近いゴメリ州の汚染が最も高かったが，福島県の値はベラルーシで２番目に汚染されているモギリョフ州とよく似た汚染濃度別面積分布が認められた．

以上から，福島第一原発事故によって放出されたセシウム-137による汚染の程度は，全体としてはチェルノブイリ事故により放出されたセシウム-137による汚染より少ないけれども，ベラルーシで２番目に汚染が多いモギリョフ州と類似の汚染を示していた．また，福島第一原発近くの町の汚染はチェルノブイリ原発事故による汚染より深刻であることが判った．

３）1986年と2011年におけるセシウム-137によるウクライナ各州の汚染面積の推移

浅見（2011a, p.75～79）に引用したように，Komamura *et al.*（2005）によれば，大気圏内大型核爆発実験が盛んに行われていた1963年のセシウム-137濃度の平均値（最小値～最大値）は水田土壌では38.9（7.3～100）Bq/kgDWであり，畑土壌では30.5（6.8～66.3）Bq/kgDWであった．

水田土壌や畑土壌に侵入したセシウム-137は，作土から下層土への溶脱，流亡や作物による吸収および物理学的崩壊によって減少する．作土中のこれら放射性核種が半減するまでの時間を作土中半減期という．駒村ら（2006）によれば，セシウム-137の作土中半減期は，水田土壌では15.9（8.6～24.4）年であり，畑土壌では18.4（8.4～25.8）年である．

このように土壌を汚染したセシウム-137濃度も徐々に減少するが，ほとんどのセシウム-137が消失するには相当長期間かかると考えられる．

そこで，ウクライナの各州における６区分した汚染面積が，チェルノブイリ原発事故が発生した1986年とそれから25年経過した2011年でどの様に変化したかを表８に示す（Ministry of Ukraine of Emergencies, 2011, p.37～38）．チェルノブイリ原発と各州の位置関係が判るように図10にウクライナの地図を示した．州名は英文と日本文の“Wikipedia”およびその他の資料によった．表８のKyivとLuganskは，図10ではKievとLuhanskになっている．

さて，表８と図10を見ると，チェルノブイリ原発が立地しているKiev州が高濃度汚染面積が広く，２番目がKiev州の西側にあるZhytomyr州であり，東側のChernihiv州より高濃度

表 8　1986 年と 2011 年おけるセシウム -137 によるウクライナ各州の汚染面積（× 1000 km²）

共和国・州	州面積	年	下のセシウム -137 汚染濃度の面積（kBq / m²）					
			<2	2－10	10－40	40－185	185－555	>555
Autonomous Republic of Crimia	27.0	1986	0.3	26.1	0.6			
		2011	14.8	12.2				
Vinnytsia	26.5	1986	0.3	16.9	7.6	1.7		
		2011	2.7	19.0	4.6	0.2		
Volyn	20.2	1986	0.3	12.7	7.0	0.2		
		2011	2.0	14.9	3.3			
Dnipropetrovsk	31.9	1986	8.2	18.9	4.8			
		2011	15.5	15.5	0.9			
Donetsk	26.5	1986		11.6	14	0.9		
		2011		20.7	5.8			
Zhytomyr	29.9	1986	0.5	9.5	8.9	8.7	1.7	0.64
		2011	2.3	13.6	6.2	6.3	1.1	0.33
Zakarpattia	12.8	1986	0.5	11.0	1.3			
		2011	3.9	8.8	0.1			
Zaporizhia	27.2	1986	0.9	24.6	1.7			
		2011	11.1	16.0	0.1			
Ivano-Frankivsk	13.9	1986	0.1	5.1	8.3	0.4		
		2011	1.6	8.4	3.8	0.1		
Kirovohrad	24.6	1986	0.1	17.8	6.5	0.2		
		2011	1.3	21.4	1.9			
Kyiv	28.9	1986		3.4	14.1	8.8	1.6	1.0
		2011		8.3	14.4	4.6	0.9	0.70
Lugansk	26.7	1986		1.6	25.1			
		2011		19.2	7.5			
Lviv	21.8	1986	2.2	19.6				
		2011	17.5	4.3				
Mykolaiv	24.6	1986		23.4	1.2			
		2011	7.7	16.7	0.2			
Odesa	33.3	1986	0.1	29.7	3.5			
		2011	4.7	28.0	0.6			
Poltava	28.8	1986		26.5	2.3			
		2011		28.8				
Rivne	20.1	1986		6.4	5.8	7.8	0.1	
		2011		8.6	7.9	3.6		
Sumy	23.8	1986	0.1	16.4	6.5	0.8		
		2011	1.5	18.0	4.0	0.3		
Ternopil	13.8	1986	3.6	7.2	2.7	0.3		
		2011	7.9	4.1	1.8			
Kharkiv	31.4	1986		14.0	17.4			
		2011		29.1	2.3			
Kherson	28.5	1986	0.9	27.4	0.2			
		2011		7.3				
Khmelnytskyi	20.6	1986	1.7	14.2	4.4	0.3		
		2011	8.6	10.3	1.6	0.1		

共和国・州	州面積	年	下のセシウム-137 汚染濃度の面積（kBq/m²）					
			＜2	2－10	10－40	40－185	185－555	>555
Cherkasy	20.9	1986		7.6	8.2	4.9	0.2	
		2011	0.5	11.3	7.2	1.9		
Chernivtsi	8.1	1986		3.8	3.9	0.4		
		2011		5.8	2.2	0.1		
Chernihiv	31.9	1986	0.6	16.5	12.6	2.1	0.1	
		2011	5.3	17.1	8.3	1.2		
Exclusion Zone	2.6*	1986				0.8	0.9	0.86
		2011			0.5	0.8	0.8	0.5
Total, in Ukraine	603.7	1986	20.4	371.9	168.6	37.5	3.7	1.6
		2011	130.1	367.4	84.7	18.4	2.0	1.1

＊移住ゾーンおよびキエフ州の強制移住ゾーンの面積
浅見注）図 10 では Kyiv は Kiev，Lugansk は Luhansk になっている．

Ministry of Ukraine of Emergencies（2011, p.37-38）

汚染面積が広いようである．西側 2 番目の州である Rivne 州は , 東側 2 番目の州である Sumy 州よりも高濃度汚染面積が広いようである．また，Kiev 州の南側の州もかなり汚染されているようである．したがって，放射性物質は原発の東側よりも西側の方に多く，また，南側にもかなり落下したようである．

次に，原発事故が起こった 1986 年と 25 年後の 2011 年における汚染面積の変化を見てみよう．ウクライナ全体の面積は 60万3700 km² であるが，55万5000 Bq/m² 以上の汚染面積は 1600 km² から 1100 km² へと 31％減少し，18万5000～55万5000 Bq/m² の汚染面積は 3700 km² から 2000 km² へと 46％減少し，4 万～18万5000 Bq/m² の汚染面積は 3万7500 km² から 1万8400 km² へと 51%減少し，1万～4万 Bq/m² の汚染面積は 16万8600 km² から 8万4700 km² へと 50%減少し，2000～1万 Bq/m² の汚染面積は 37万1900 km² から 36万 7400 km² へと 1%減少し，2000 Bq/m² 以下の面積は 2万4000 km² から 13万100 km² へと 6.4 倍増加した．すなわち，最高濃度区分は約 30%減少し，1 万 Bq/km² 以上の区分面積はそれぞれ約 50%減少し，2000～1 万 Bq/m² の面積は変化せず，2000 Bq/m² 以下の面積は 6.4 倍に増加した．このように汚染面積は事故後 25 年経っても 1 万 Bq/m² 以上の汚染面積は事故年の 30～50%であり，なかなか減少しないようである．特に高濃度汚染地の濃度減少が遅いようである．

ところで，ウクライナのデータでは上記のように最小濃度が 2000 Bq/m² であり，スウェーデンのデータでは最小濃度が 3000 Bq/m² である（防衛研究所ほか，2012，口絵）．これに対して，文部科学省の最低濃度は 1万 Bq/m² である．日本でももう少しきめの細かい調査・報告が必要であると考える．

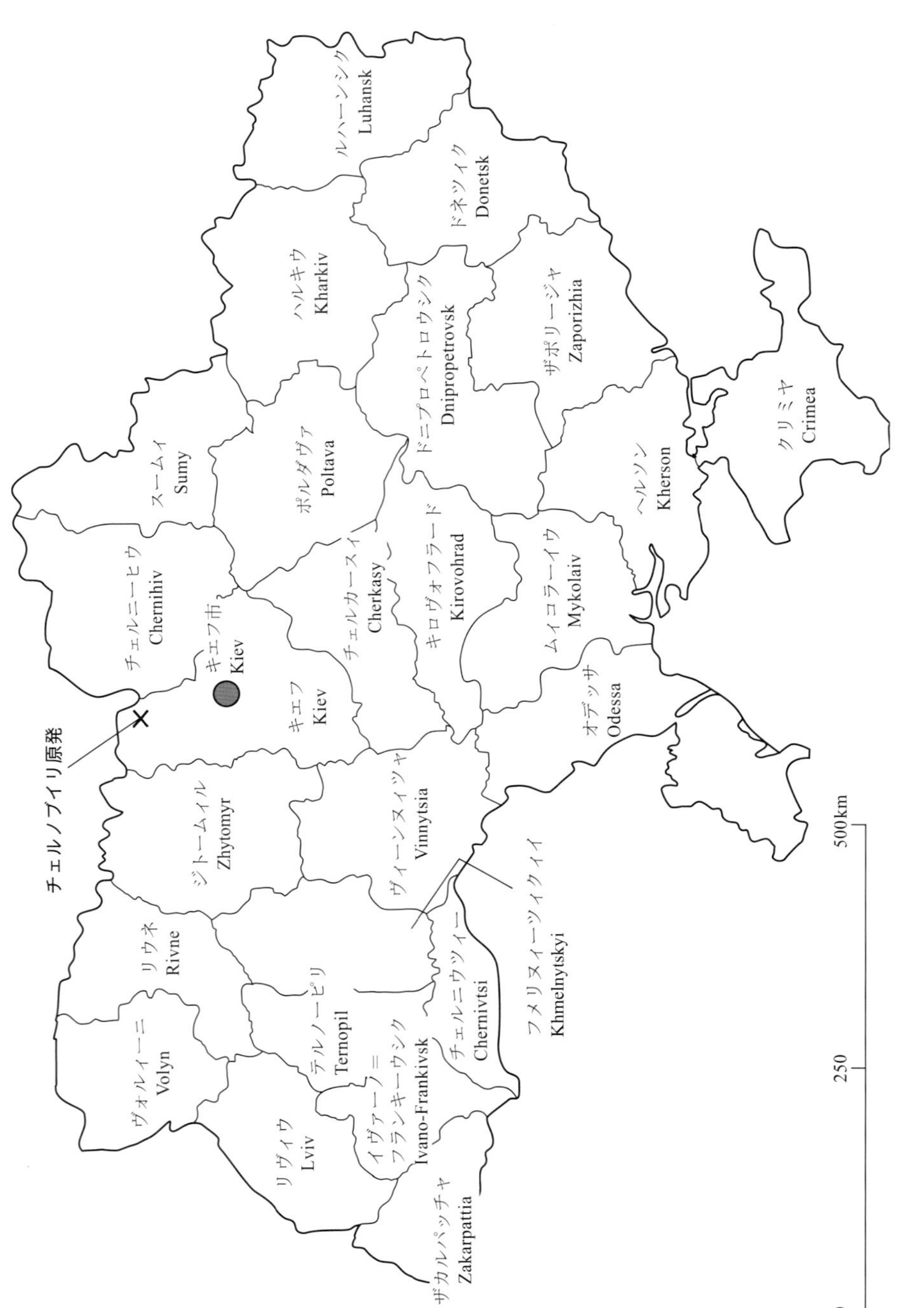
ルハーンシク
Luhansk
ドネツィク
Donetsk
ハルキウ
Kharkiv
ドニプロペトロウシク
Dnipropetrovsk
ザポリージャ
Zaporizhia
クリミヤ
Crimea
スームイ
Sumy
ポルダヴァ
Poltava
ヘルソン
Kherson
チェルニーヒウ
Chernihiv
チェルカースイ
Cherkasy
キロヴォフラード
Kirovohrad
ムイコラーイウ
Mykolaiv
キエフ市
Kiev
キエフ
Kiev
オデッサ
Odessa
チェルノブイリ原発
ジトームイル
Zhytomyr
ヴィーンヌイツャ
Vinnytsia
フメリヌイーツィクィイ
Khmelnytskyi
リウネ
Rivne
ヴォルイーニ
Volyn
テルノーピリ
Ternopil
チェルニウツィー
Chernivtsi
イヴァーノ＝
フランキーウシク
Ivano-Frankivsk
リヴィウ
Lviv
ザカルパッチャ
Zakarpattia
0
250
500km

図10　ウクライナの州

5. 福島県以外の各都県の放射性セシウムによる土壌汚染

文部科学省は航空機モニタリングによる各都県土壌の放射性セシウム（セシウム-134とセシウム-137およびそれらの合計）汚染状況について順次報告している．そこで，各都県の汚染状況について北から順に述べることにする．モニタリングの飛行高度は150～300mであり，その測定値は，航空機下部の直径300～600m（飛行高度により変化）の円内の測定値を平均化したものであって，かなり粗い測定である．

各都県のどの辺りが汚染地になっているかを判っていただくために，各県の土壌汚染略図（図11～図20）を示した．ただし，汚染面積が少ない秋田県，神奈川県，山梨県，長野県については土壌汚染略図を省略した．以下に約半分，約3分の1等という表現を用いているが，著者の目測であり，また同じ半分でも市町村の面積の大小によって汚染面積は変わっている．詳しくは，文部科学省の報告を見ていただきたい．

チェルノブイリ原発事故の際には，爆発によって放射性物質が福島第一原発の爆発に比べて高くまで吹き上げられたことと，周囲の地形が比較的平坦であったので，放射性物質は遠くまで到達して多くの国を汚染した．その様子はすでに図8に示してある（UNSCEAR, 2000, p.464）．ベラルーシ，ロシア，ウクライナ以外では，薄い赤で表示されているセシウム-137による4万～18.5万Bq/m^{2}の汚染地がかなりの面積で認められるのは，フィンランド，スウェーデン，ノルウェーおよびオーストリアである．しかし，スウェーデンの中央部が薄い赤で示されているが，スウェーデンからの報告では，7万Bq/m^{2}以上の汚染地は斑点状にわずかに認められ，4万～7万Bq/m^{2}の汚染地も島状に認められるだけである（防衛研究所ほか，高見・佐藤訳，2012，口絵）．なお，ベラルーシ，ロシア，ウクライナの汚染図は浅見（2011a, p.42, 図12）に掲載されている．チェルノブイリ原発事故により放出されたセシウム-137によるヨーロッパ諸国の土壌汚染面積については浅見（2011, p.88, 表18）に示してあるが，ここで，3国以外について再録する．3.7万～18.5万Bq/m^{2}の汚染地面積（km^2）は，スウェーデン1万2000，フィンランド1万1500，オーストリア8600，ノルウェー5200，ブルガリア4800，スイス，1300，ギリシャ1200，スロベニア300，イタリア300，モルドバ60であり，合計で4万5260km^{2}である．

1）岩手県

文部科学省（2011d）によれば，宮城県に接する県南に1万～10万Bq/m^{2}の放射性セシウムによる汚染地が認められる（図11）．

6万～10万Bq/m^{2}の汚染地は，奥州市，一関市でわずかに認められる．

3 万～6 万 Bq / m^2 の汚染地は上記 2 市の他, 平泉町にわずかに認められる.

1 万～3 万 Bq / m^2 の汚染地は平泉町, 一関市の 3 万～6 万 Bq / m^2 以外の全域, 陸前高田市の全域と奥州市の約 4 分の 1, 大船渡市の西側約 4 分の 1, に認められる. また, 金ヶ崎町, 住田町, 釜石市にも斑点状に認められる.

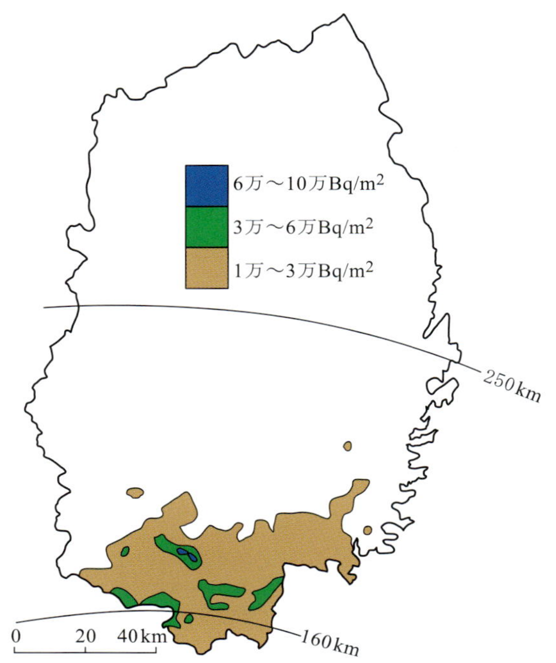

図 11　岩手県の放射性セシウムによる土壌汚染略図 (Bq / m^2)
文部科学省（2011d）により浅見作図

2) 秋田県

文部科学省 (2011e) によれば, 1 万～3 万 Bq / m^2 の放射性セシウムによる汚染地が, 県中央部の秋田市東側とそれに接する仙北市西側および湯沢市の南側でわずかに認められる.

3) 山形県

文部科学省 (2011f) によれば, 県の各所に 1 万～6 万 Bq / m^2 の放射性セシウムによる汚染地が認められる (図 12).

3 万～6 万 Bq / m^2 の汚染地は小国町, 長井市, 飯豊町, 天童市, 山形市, 鶴岡市で斑点状に認められる.

1 万～3 万 Bq / m^2 の汚染地は, 東根市の約半分, 天童市の約 3 分の 2, 南陽市の約 3 分の 1, 山形市, 山上市, 小国町の約 4 分の 1 に認められるほか, 高畠町, 鶴岡市, 朝日町, 白鷹町,

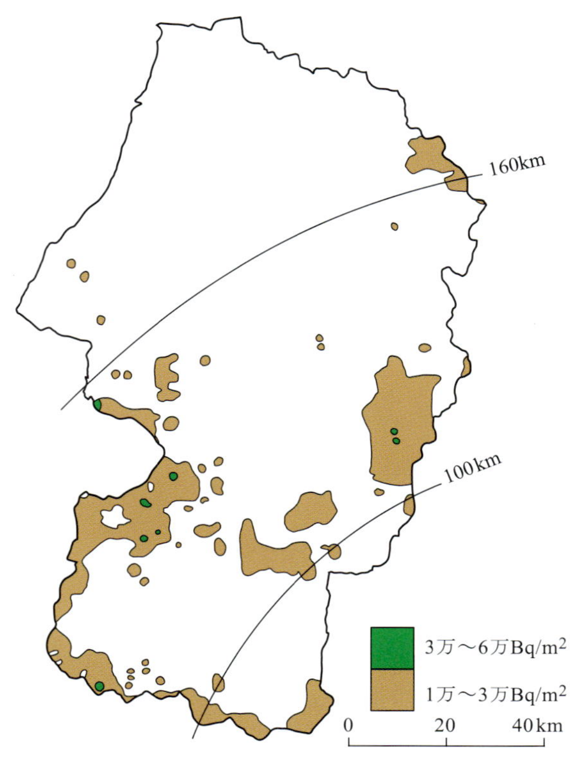

図 12　山形県の放射性セシウムによる土壌汚染略図 (Bq / m^2)
文部科学省（2011f）により浅見作図

長井市，飯豊町，米沢市および北東側の最上町で小面積に認められる．鶴岡市，小国町，飯豊町，米沢市の新潟県・福島県との県境に沿って細長く汚染地が連なっている．

4）新潟県

文部科学省（2011e）によれば，県の東側に沿って，1万～6万 Bq/m^2 の放射性セシウムによる汚染地が認められる（図 13）．

3万～6万 Bq/m^2 の汚染地は，魚沼市の約5分の1に認められるほか，北側の村上市，関川村，胎内市，新発田市，阿賀町，三条市，南側の南魚沼市，湯沢町で斑点状に認められる．

1万～3万の汚染地は，3万～6万 Bq/m^2 以外の魚沼市のほぼ全域，村上市，関川村，新発田市，阿賀町，南魚沼市の約半分に認められる他，胎内市，阿賀野市，五泉市，加茂市，田上町，三条市，長岡市，湯沢町，糸魚川市などでわずかに認められる．

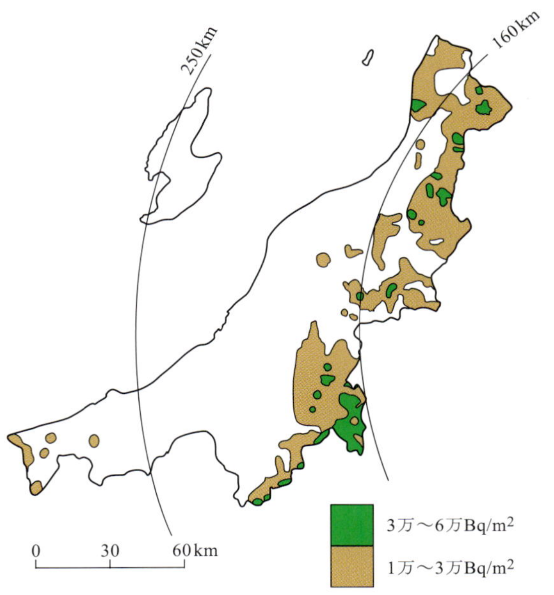

図 13　新潟県の放射性セシウムによる土壌汚染略図（Bq/m^2）

文部科学省（2011）により浅見作図

5）宮城県

文部科学省（2011g）によれば，全県が1万～60万 Bq/m^2 の放射性セシウムによる汚染地である．特に，福島県に接している県南で高濃度汚染地が認められる（図 14）．

30万～60万 Bq/m^2 の汚染地は，丸森町の南端で福島県相馬市に食い込ん

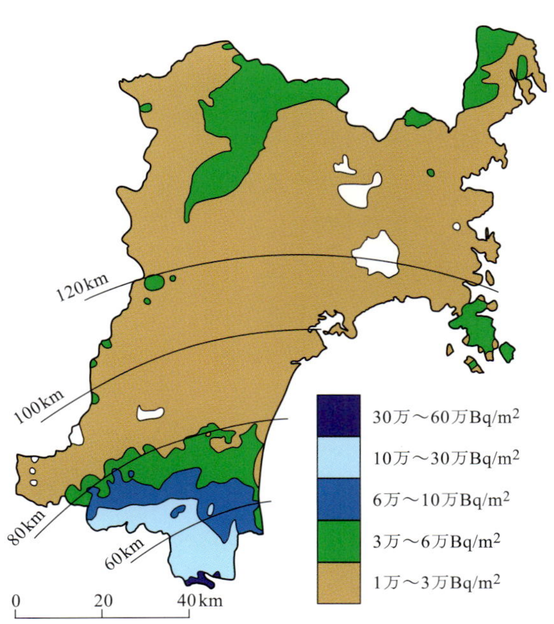

図 14　宮城県の放射性セシウムによる土壌汚染略図（Bq/m^2）

文部科学省（2011g）により浅見作図

でいる小面積で認められる.

10 万～30 万 Bq/m^2 の汚染地は，丸森町のほぼ全域，白石市の約 4 分の 1 および角田市の小面積で認められる.

6 万～10 万 Bq/m^2 の汚染地は，山元町のほぼ全域，角田市の 5 分の 3，白石市の約 4 分の 1，七ヶ宿町で斑点状に認められる.

3 万～6 万 Bq/m^2 の汚染地は，県南では，亘理町のほぼ全域，角田市の約 4 分の 1，柴田町の約 4 分の 3，大河原町のほぼ全域，白石市の約 4 分の 1，七ヶ宿町，蔵王町，村田町，岩沼市の小面積で認められる．また，県北では気仙沼市の約 3 分の 1，栗原市の約半分，登米市，大崎市，加茂町の小面積，男鹿半島（石巻市）ほぼ全域，および大和町，仙台市青葉区・太白区，川崎町に斑点状に認められる.

その他の地域はほとんどすべて 1 万～3 万 Bq/m^2 の汚染地である.

6）茨城県

文部科学省（2011h）によれば，県の約半分が 1 万～ 30 万 Bq/m^2 の放射性セシウムによる汚染地である（図 15）.

10 万～30 万 Bq/m^2 の汚染地は，県北の北茨城市，高萩市，太子町の小面積に認められる.

6 万～10 万 Bq/m^2 の汚染地は，福島県に接する県北の北茨城市の約半分，高萩市と太子町の小面積，および千葉県に接する南側の阿見町のほぼ全域，牛久市の約 3 分の 1，取手市の小面積，土浦市，龍ヶ崎市，稲敷市，美浦村，守谷市に斑点状に認められる.

3 万～6 万 Bq/m^2 の汚染地は，北側の北茨城市の約 3 分の 1，高萩市の約半分，常陸太田市，日立市，太子町の小面積，南側の鉾田市の約半分，かすみがうら市の約 3 分の 2，石岡

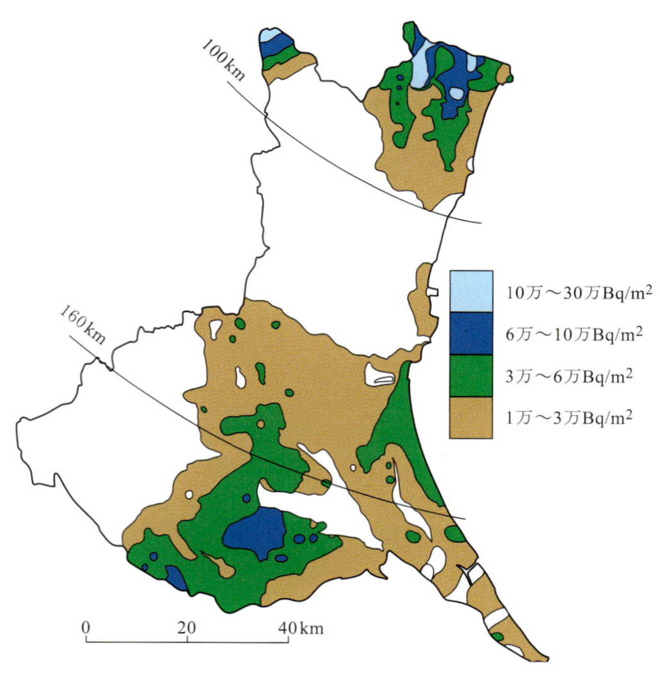

図 15　茨城県の放射性セシウムによる土壌汚染略図（Bq/m^2）

文部科学省（2011h）により浅見作図

市の約 4 分の 1，土浦市の約 4 分の 3，つくば市の約 4 分の 1，つくばみらい市の約 3 分の 1，稲敷市の約半分，龍ヶ崎市，利根町，取手市，守谷市のほぼ全域，牛久市の約 3 分の 2，阿見町の小面積，そのほか笠間市，行方市，潮来市，鹿島市，河内町の小面積で認められる．

1 万～3 万 Bq / m^2 の汚染地は北側の北茨城市，高萩市では上述の汚染地以外の全域，日立市の 3 分の 2，常陸太田市，太子町の小面積で認められる．南側では，笠間市，茨城町，小美玉市，行方市，潮来市，鹿島市，河内村，神栖市のほぼ全域，石岡市の約 3 分の 2，桜川市，つくば市，稲敷市の約半分，東海村，ひたちなか市，水戸市，土浦市，常総市の小面積で認められる．

7）栃木県

文部科学省（2011i）によれば，栃木県北西側の約半分が 1 万～ 10 万 Bq / m^2 の放射性セシウムによる汚染地である（図 16）．

6 万～10 万 Bq / m^2 の汚染地は，那須町の約 4 分の 1，那須塩原市の約 5 分の 1，大田原市，日光市，矢板市，塩谷市の小面積に認められる．

3 万～6 万 Bq / m^2 の汚染地は那須町から日光市の南側にかけて帯状に，すなわち，那須町の約 3 分の 2，那須塩原市，矢板市の約半分，大田原市，塩谷町の約 3 分の 1，日光市，鹿沼市の約 4 分の 1 に認められる．

1 万～3 万 Bq / m^2 の汚染地は，上述の汚染地を除く，那須町，那須塩原市，日光市，大田原市，矢板市，塩谷町の全域，那珂川町の約 5 分の 1，さくら市の約 3 分の 1，宇都宮市の北側の小面積，鹿沼市の約半分，佐野市の約 5 分の 1 に認められる．

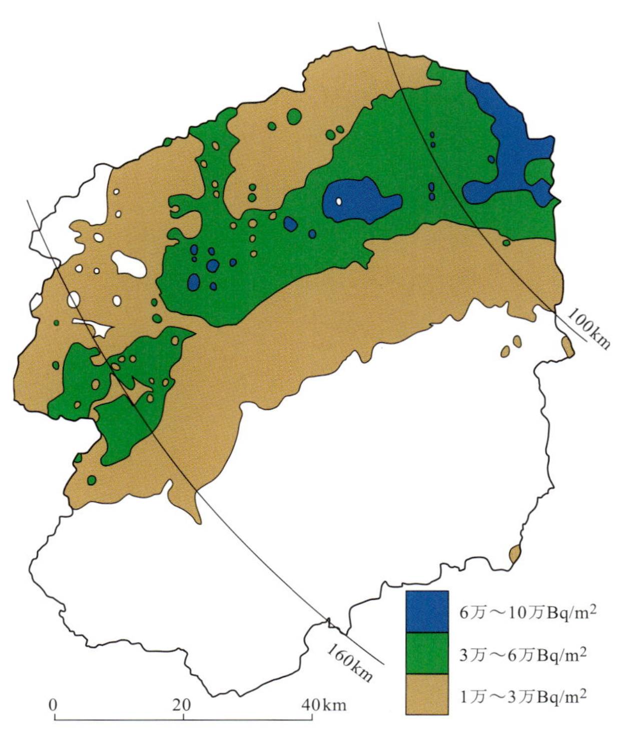

図 16　栃木県の放射性セシウムによる土壌汚染略図（Bq / m^2）

文部科学省（2011i）により浅見作図

8）群馬県

文部科学省（2011j）によれば，放射性セシウムによる 1 万～30 万 Bq / m^2 の汚染地は群馬県南東部を除く約 5 分 4 を占めている

(図 17).

10 万～30 万 Bq/m^2 の汚染地は，みどり市，川場村，桐生市の約 3 分 1，その他，みなかみ町，片品村，高山村，渋川市，中之条町，沼田市，東吾妻町に小面積あるいは斑点状に認められる．

6～10 万 Bq/m^2 の汚染地は，みなかみ町の約 5 分の 3，中之条町の約半分，桐生市，みどり市の約 4 分の 1，川場村の約半分，その他，片品村，沼田市，高山村，渋川市，前橋市，南牧村，上野村，東吾妻町の小面積と高崎市，安中市，富岡市，下仁田町，神流町に斑点状に認められる．

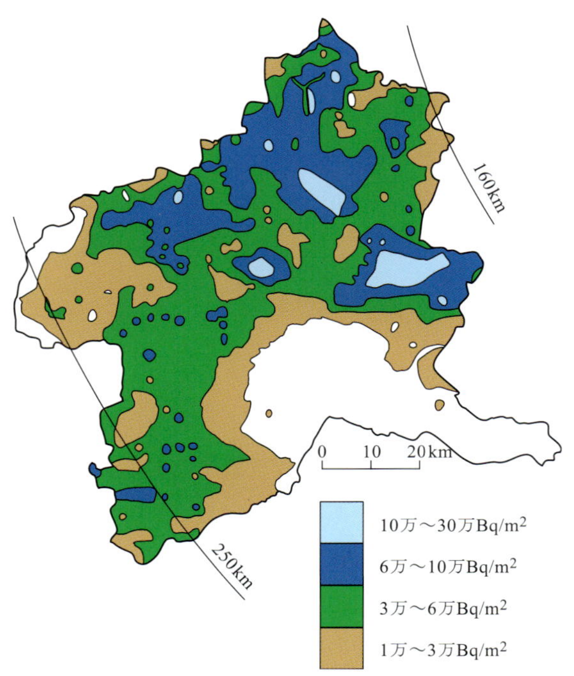

図 17　群馬県の放射性セシウムによる土壌汚染略図 (Bq/m^2)

文部科学省（2011j）により浅見作図

3 万～6 万 Bq/m^2 の汚染地は，上記の汚染地を除いたみなかみ町，片品村，沼田市，中之条町，高山村，昭和村のほぼ全域，安中市，下仁田町，上野村，南牧町，渋川市の約 3 分の 2，東吾妻町，草津町，高崎市，富岡市，甘楽町，神流町の約半分，その他，桐生市，みどり市，妻恋村に小面積が認められる．

1 万～3 万 Bq/m^2 の汚染地は，上記の市町村のほとんどおよび藤岡市，太田市等で認められる．

9）千葉県

文部科学省 (2011k) によれば，放射性セシウムによる汚染地は，県北に 1 万～10 万 Bq/m^2 の汚染地，中央西側に 1 万～3 万 Bq/m^2 の汚染地が認められ，県の約 4 分の 1 が，1 万～10 万 Bq/m^2 の汚染地である（図 18).

6 万～10 万 Bq/m^2 は柏市と流山市の約半分，我孫子市の西側約 3 分の 1，松戸市の北側の小面積に認められる．

3 万～6 万 Bq/m^2 の汚染地は，上記以外の柏市，流山市，我孫子市，松戸市の全域，および白井市の全域，印西市，鎌ヶ谷市の約半分，野田市，市川市，船橋市，八千代市，佐倉市，栄町，成田市の小面積に認められる．

1万～3万 Bq/m² の汚染地は成田市，神埼町，香取市，東庄町，多古町，芝山町，八千代市，船橋市，市川市，木更津市，浦安市のほぼ全域，および佐倉市，四街道市，富里市，酒々井町の約半分，千葉市の一部，銚子市，君津市の小面積に認められる．

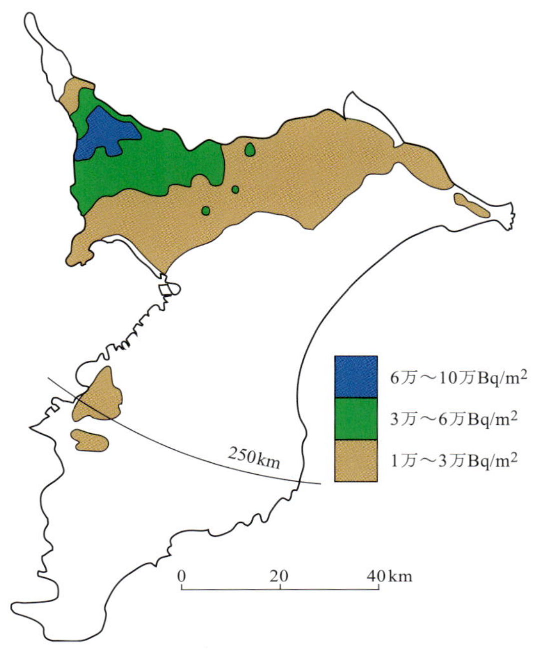

図 18　千葉県の放射性セシウムによる土壌汚染略図 (Bq/m²)

文部科学省（2011k）により浅見作図

10）埼玉県

文部科学省（2011k）によれば，県西側の約5分の1に1万～10万 Bq/m² の放射性セシウムによる汚染地が，また，千葉県の東葛地域に接する小面積に1万～6万 Bq/m² の汚染地があり，さらに，中央部に1万～3万 Bq/m² の汚染地が各所に存在する（図 19）．

6万～10万 Bq/m² の汚染地は秩父市の南側でわずかに認められる．

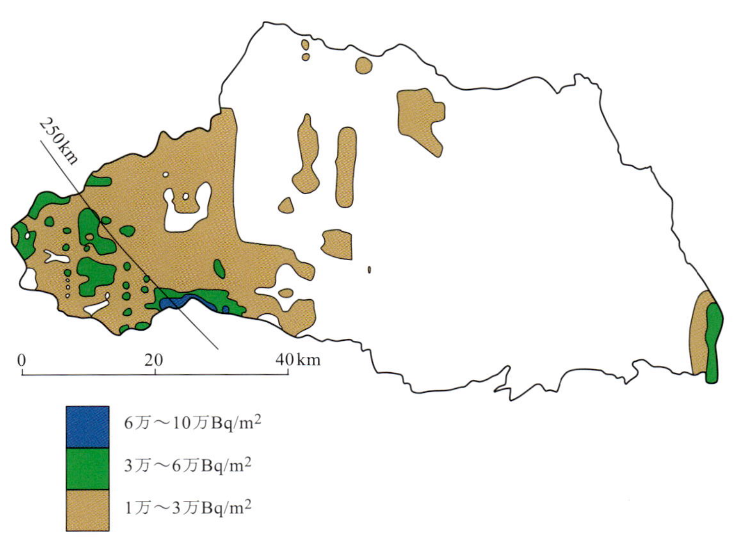

図 19　埼玉県の放射性セシウムによる土壌汚染略図 (Bq/m²)

文部科学省（2011k）により浅見作図

3万～6万Bq/m^{2}の汚染地は秩父市の各所に認められ，また小鹿野町，県東の三郷市の約半分と吉川市の約5分の1で認められる．

1万～3万Bq/m^{2}の汚染地は以上を除く秩父市と小鹿野町，神川町のほぼ全域，皆野町，横瀬町，三郷市の約半分，吉川市，熊谷市の約3分の1で認められる他，本庄市，飯能市，美里町，寄居町，東秩父村，深谷市，小川町，ときがわ町，越生町で小面積または斑点状に認められる．

11） 東京都

文部科学省（2011L）によれば，東京都の約4分の1が1万～10万Bq/m^{2}の放射性セシウムによる汚染地となっている．汚染地は西側のほうが広く，東側の方が狭い（図20）．

6万～10万Bq/m^{2}の汚染地は奥多摩町に点在している．

3万～6万Bq/m^{2}の汚染地は奥多摩町の約4分の1，檜原村と葛飾区，江戸川区，八王子市に小面積または斑点状に認められる．

1万～3万Bq/m^{2}の汚染地は上述の汚染地以外の奥多摩町の全域，檜原村の約4分の3，青梅市，日の出町，あきる野市の約半分，八王子市の約5分の1，葛飾区の全域，江戸川区の約半分，足立区の約4分の1に認められる．

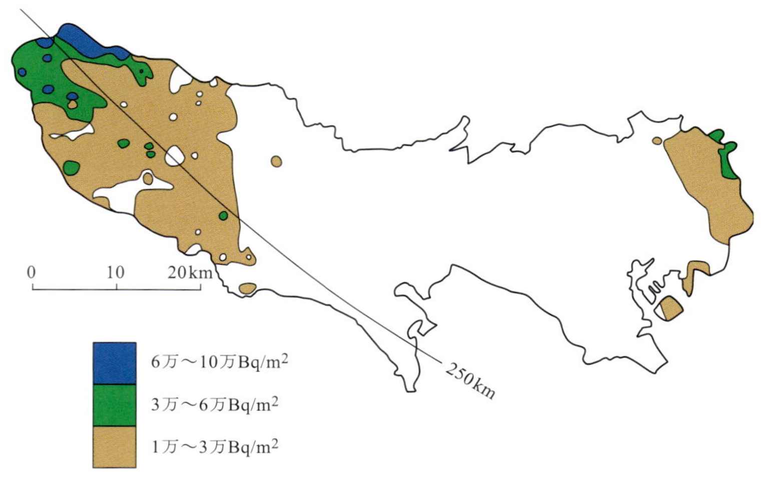

図20　東京都の放射性セシウムによる土壌汚染略図（Bq/m^2）

文部科学省（2011L）により浅見作図

12） 神奈川県

文部科学省（2011L）によれば神奈川県西部に1万～6万Bq/m^{2}の放射性セシウムによる汚染地が小面積に認められる．

3万～6万 Bq/m^2 の汚染地が北山町の北側に斑点状に認められる．

1万～3万 Bq/m^2 の汚染地は相模原市，北山町，清川村に小面積認められる．

13）山梨県

文部科学省（2011d）によれば，山梨県では，丹波山村の北部に3万～6万 Bq/m^2 および1万～3万 Bq/m^2 の放射性セシウムによる小面積の汚染地が認められる．

14）長野県

文部科学省（2011d）によれば，長野県の中央東側に1万～10万 Bq/m^2 の汚染地が小面積認められる．

6万～10万 Bq/m^2 の汚染地は佐久市と佐久穂町の境界東側に斑点状に認められる．

3万～6万 Bq/m^2 の汚染地は軽井沢町，御代田町，佐久市，佐久穂町の東側に斑点状に認められる．

1万～3万 Bq/m^2 の汚染地は，軽井沢町の約4分の3，御代田町，佐久市，佐久穂町に小面積認められる．

文部科学省による調査によれば，これら以外の道府県では1万 Bq/m^2 以上の汚染地は認められていないようである．

しかし，放射性セシウムを100 Bq/kg 以上含む茶葉が，静岡県で多数検出され，また愛知県でも検出されている（資料2）．

Ⅳ. 農耕地土壌の汚染

農耕地土壌の放射性セシウムの濃度分布マップについては，農林水産省 農林水産技術会議事務局（2012）で報告されている．この報告も，2011年以来順次報告された内容をまとめたものである．内容的には，Ⅲ.で放射性物質による土壌汚染について述べた際，農耕地も含めて触れているので，ここではⅢ.で触れなかった問題について紹介する．

1. 福島県の農耕地土壌中の放射性セシウム濃度区分ごとの面積（推定値）

福島県の水田および畑土壌中の放射性セシウム濃度区分毎の面積の推定値を表9に示した（農林水産省 農林水産技術会議事務局，2012）．土壌は作土15cmを採取して分析したとのことである．福島県の水田および畑の面積は，それぞれ10万5285haおよび3万8808haであり，5000Bq/kgDW以上の汚染田は5.9%，汚染畑は5.5%と推定された．5000Bq/kgDW以上の放射性セシウムを含む水田は，玄米の暫定基準値であった500Bq/kgを超える玄米が生産される可能性があるとして2011年度の稲作を禁止された．福島県以外の農地についての汚染面積の報告はされていないようである．

表9　福島県の農耕地土壌中の放射性セシウム濃度区分ごとの面積（推定値）

放射性セシウム濃度	水田		畑		計	
(Bq/kg)	ha	(%)	ha	(%)	ha	(%)
0～ 1000	59942	(56.9)	22022	(56.7)	81964	(56.9)
1000～ 5000	39164	(37.2)	14658	(37.8)	53822	(37.4)
5000～10000	1958	(1.9)	796	(2.1)	2754	(1.9)
10000～25000	2575	(2.4)	751	(1.9)	3326	(2.3)
25000～	1646	(1.6)	581	(1.5)	2227	(1.5)
計	105285	(100)	38808	(100)	144093	(100)

農林水産省農林水産技術会議事務局（2012, p.16）を浅見改変

しかし，後に食品汚染について述べる際に触れるように，作土に 5000Bq/kgDW 以下の放射性セシウムを含むの水田から 500 Bq/kg 以上の玄米が 2011 年に生産された.

2. 放射性セシウム濃度（Bq/kgDW）の放射性セシウム濃度（Bq/m^2）への換算係数

各種土壌の 1 m の高さの空間線量率（Y, μSv/h）と土壌中の放射性セシウム濃度（X, Bq/kgDW）の間の回帰式を表 10 に示した（次に示す計算では，都合上符号 Y と X を入れ替える）. また，空間線量率（X）と未攪乱土壌の放射性セシウム濃度（Z, Bq/m^2）の間の回帰式は，$Z = 225 \times 10^3 X$ である（農林水産省 農林水産技術会議事務局，2012, p.37）. この 2 つの回帰式から放射性セシウムの 2 種の濃度，Bq/kgDW と Bq/m^2 の関係を求めることが出来る.

すなわち，表 10 の未耕起黒ぼく土グループでは，

$X = 3.25 \times 10^{-4} Y$，$Z = 225 \times 10^3 X$

$Z = 225 \times 10^3 \times 3.25 \times 10^{-4} Y = 73.1Y \fallingdotseq 73Y$ となる.

同様にして，他の 4 種の土壌グループについて変換係数を求め，表 11 に示した. 5 種類の土壌グループの変換係数の平均値（最小値～最大値）は 102（66～154）であり，最小値は耕起黒ボク土，最大値は樹園地であった.

浅見（2011a, p.30-31）は，先に Bq/kgDW を Bq/m^2 に変換するための変換係数を求め，水田土壌では 98，畑土壌では 123 としたが，オーダーは同じであった.

したがって，土壌の性質が不明である場合には，深さ 0～15cm の放射性セシウム濃度（Bq/kgDW）に 100 を掛ければ，大まかな放射性セシウム濃度（Bq/m^2）が求められるであろう.

表 10　1m 高さの空間線量率と土壌中の放射性セシウム濃度との間の回帰式

	サンプル数	回帰式	R^2
未耕起 黒ボク土グループ	25	$Y = (3.25 \times 10^{-4}) X$	0.97
耕起 黒ボク土グループ	69	$Y = (2.92 \times 10^{-4}) X$	0.89
未耕起 非黒ボク土グループ	79	$Y = (5.87 \times 10^{-4}) X$	0.91
耕起 非黒ボク土グループ	112	$Y = (3.80 \times 10^{-4}) X$	0.92
樹園地	26	$Y = (6.84 \times 10^{-4}) X$	0.92

Y；1m 高さの空間線量率（μSv/h），X；土壌中の放射性セシウム濃度（Bq/kgDW）
農林水産省農林水産技術会議事務局（2012, p.16）

表 11　放射性セシウム濃度 (Bq/kgDW) の
放射性セシウム濃度 (Bq/m^2) への変換係数

土　　壌	変換係数
未耕起 黒ボク土	73
耕起 黒ボク土	66
未耕起 非黒ボク土	132
耕起 非黒ボク土	86
樹園地	154
平　　均	102

土壌の採取深は 15cm．5cm では 3 分の 1 になる．

浅見作成

V. 放射性セシウムによる河川・湖沼・沿海底質の汚染

土壌を汚染した放射性セシウムは風雨により移動し，河川に流入し，さらに湖沼や海に移送される．環境省は2012年2月までに，福島県（4回），茨城県，宮城県，栃木県，千葉県，群馬県（以上各2回），岩手県，山形県，東京，埼玉（以上各1回）の河川，湖沼・水源池等の底質中放射性セシウム濃度について公表している．なお，東京都と埼玉県については数点の報告しかなく，それほど高い放射性セシウム濃度も認められないので省略した．

調査内容は，河川，湖沼・水源地，沿岸海域，水浴場における水質および底質の放射性物質濃度（ヨウ素-131, セシウム-134, セシウム-137）の測定, 並びにそれらの近傍の周辺環境（河川敷等）の土壌の放射性物質濃度および空間線量率の測定値である．しかし，最初の試料採取が2011年9月15日であるので，ヨウ素-131が存在するはずもなく，また水質に少量の放射性セシウムが検出されたのは福島県内河川のごく一部の試料についてであった．

そこで，以下に各県別に，底質中放射性セシウム濃度について，1万Bq/kgDW（DWは乾泥を表す）以上検出されたすべての地点を，また，それ以外は大きい値から数点について河川・湖沼等の名称および市町村名と放射性セシウム濃度を紹介する．

1. 福島県

福島県については4回報告されている．それ以前に29ヵ所の河川の試料について「速報」が出されているが，その後の4回の報告で多数の試料の分析値があるので，「速報」の内容の紹介は省略した．

試料の採取は，1回目は2011年9月15日～10月14日，2回目は2011年11月15日～30日，3回目は2012年1月5日～27日，4回目は2012年2月25日～3月14日に実施し，放射性セシウムなどの分析を実施した（環境省，2011a, 2012a, 2012b, 2012c）．各報告では，浜通り，中通り，会津地域に分けて記述されている．

試料採取数は，浜通りの河川の試料は48点，湖沼・水源池の試料は17点，中通りの河川の試料は44点，湖沼・水源地の試料は12点，会津地域の河川の試料は21点，湖沼・水源池の試料は17点，合計で河川の試料は113点，湖沼・水源池の試料は46点，その他沿岸海域の試料9点，水浴場の試料25点あり，全部で193点であった．これらを全部紹介することは不可能であるので，浜通りについては，4回の報告のうち1万Bq/kgDW以上が検出された地点について，その他の場合には4回の報告の平均値が大きい値から5地点までについて紹介する．また沿岸海域および水浴場については，表12にまとめた．

表12に浜通りの河川および湖沼・水源池底質中放射性セシウム濃度を示した．河川底質の最大値（Bq/kgDW）は，1回目6万，2回目8万7000，3回目5万2000，4回目9万2000であり，各地点の値はかなり変動していた．河川底質中の放射性セシウム濃度はその地点に到達沈殿し

表12　河川および湖沼・水源池底質中放射性セシウム濃度（福島県浜通り）

Bq/kgDW

河川底質（n＝48）		市町村	1回目	2回目	3回目	4回目	平均
水域	地点						
真野川	真島橋	南相馬市	28000	3400	5800	3400	10150
新田川	木戸内橋	〃	11200	2600	1570	4200	4893
〃	鮭川橋	〃	13000	610	1140	1230	3995
太田川	石渡戸橋	〃	9700	14400	17600	19100	15200
〃	上ノ内橋	〃	33000	22000	16000	17200	22050
〃	益田橋	〃	60000	2900	2900	9700	18875
請戸川	室原橋	浪江町	43000	87000	52000	92000	68500
〃	請戸橋	〃	3300	37000	5000	41000	21575
高瀬川	慶応橋	〃	24000	1650	1460	2400	7378
前田川	国道6号線西側	双葉町	12800	18300	7400	17600	14025
熊川	三熊橋	大熊町	9600	10800	4500	10200	8775
富岡川	小浜橋	富岡町	40000	17600	9500	9400	19125
湖沼・水源池（n＝17）							
松ヶ房ダム（宇田川湖）		相馬市	22000	3600	7500	－	11033
真野ダム		飯舘村	9900	11500	39000	17400	19450
岩部ダム貯水池		〃	8200	12200	－	－	10200
高の倉ダム貯水池		南相馬市	22000	39000	30000	1560	23140
横川ダム貯水池		〃	13800	23000	4500	3500	11200
大柿ダム		浪江町	13100	8400	5100	260000	71650
坂下ダム		大熊町	37000	69000	46000	11800	40950
滝川ダム		川内村	31000	50000	80000	110000	67750
木戸ダム		楢葉町	11400	17600	810	290	7525
沿岸海域（n＝9）			35～800	32～630	102～1240	20～480	－
水浴場　（n＝25）			<20～350	<20～161	<20～550	<20～224	－

環境省（2011a, 2012a, 2012b, 2012c）により浅見作成

た量からその地点から移動した量を差し引いた量であるので，天候はもちろんその地点の底質の状態や水量・流速に影響されると考えられる．また，試料の土性（土壌粒子の精粗）によっても放射性セシウム濃度は異なり，粘土質の試料の方が砂質の試料よりも高い値が検出されると考えられる．

湖沼・水源池では流入量に比べて流出量は少ないと考えられるので，放射性セシウム濃度は増加する傾向にあると考えられる．事実，1回目より2回目の試料の方が減少したのが2地点，増加したのが7地点であった．しかし，3回目，4回目で必ずしも増加してはいなかった．最大値（Bq/kgDW）は，1回目3万7000，2回目6万9000，3回目8万，4回目26万であった．

表13に中通りの河川および湖沼・底質中放射性セシウム濃度を示した．河川底質中放射性セシウム濃度の最大値（Bq/kgDW）は，1回目2万2000，2回目2700，3回目860，4回目1540であり，1回目の値に比べて2回目以降の値が1～2桁低かった．

湖沼および水源池底質の最大値（Bq/kgDW）は，1回目1万1300，2回目2万1900，3回目3万5000，4回目1340であり，増減は一律ではなかった．

表14に会津地域の河川および湖沼・水源池底質中放射性セシウム濃度を示した．河川底質の放射性セシウム濃度の最大値（Bq/kgDW）は，1回目1万3000，2回目2万5000，3回目2260，4回目930であり，全体として徐々に減少する傾向が認められた．

湖沼・水源池底質中放射性セシウム濃度の最大値（Bq/kgDW）は，1回目1450，2回目2020，3，4回目データは1地点しかなかった．

全体として，放射性セシウム濃度の4回測定の平均値（Bq/kgDW）は，河川底質では浜通

表13　河川および湖沼・水源池底質中放射性セシウム濃度（福島県中通り）

Bq/kgDW

河川底質（n＝44）		市町村	1回目	2回目	3回目	4回目	平均
水域	地点						
逢瀬川	阿武隈川合流前	郡山市	13500	690	860	1540	4148
五百川	上関下橋	本宮市	22000	700	590	230	5880
阿武隈川	高田橋	二本松市	20000	610	600	440	5413
松川	阿武隈川合流前	福島市	15200	400	280	690	4143
阿武隈川	大正橋	伊達市	14200	2700	153	1160	4553
湖沼・水源池（n＝12）							
摺上川ダム貯水池		福島市	2300	570	104	116	773
県北（農業用ため池）半田沼		桑折町	3800	21900	35000	－	20233
県北（　〃　）大池		本宮町	2400	4000	1320	1340	2265
羽鳥湖		天栄村	2060	2240	－	－	2150
県南（農業用ため池）泉川		白河市	11300	14200	5800	660	7990

環境省（2011a, 2012a, 2012b, 2012c）により浅見作成

表 14　河川および湖沼・水源池底質中放射性セシウム濃度（福島県会津地域）

Bq/kgDW

河川底質（n＝21）		市町村	1 回目	2 回目	3 回目	4 回目	平均
水域	地点						
湯　川	新湯川橋	会津若松市	8700	3000	500	175	3094
〃	阿武隈川合流前	〃	2300	240	550	420	878
旧湯川	粟ノ宮橋	湯川村	13000	25000	2260	930	10297
旧宮川	丈助橋	会津坂下町	610	520	216	−	449
田付川	大橋	喜多方市	670	199	67	−	312
湖沼・水源池（n＝17）							
日中ダム		喜多方市	298	1380	−	−	839
秋元湖		猪苗代町	440	2020	−	−	1230
雄国沼		北塩原村	1330	1670	−	−	1500
会津（農業用ため池）寺入		会津美里町	510	1640	−	−	1075
大川ダム貯水池		会津若松市	1450	1120	1320	830	1180

環境省（2011a, 2012a, 2012b, 2012c）により浅見作成

りが 3995～6 万 8500，中通りが 4143～5880，会津地域が 312～1 万 297 であった．また，湖沼・水源池底質では，浜通りが 7525～7 万 1650，中通りが 773～2 万 233，会津地域が 839～1500 であった．結局，河川底質，湖沼・水源池底質とも，先述の土壌汚染濃度と同様に，浜通り＞中通り＞会津地域の順に低下していた．

なお，表 12 に示した沿岸海域底質（n＝9）中放射性セシウム濃度（Bq/kgDW）は，1 回目 35～800，2 回目 32～630，3 回目 102～1240，4 回目 20～480 であった．また，水浴場底質（n＝25）中放射性セシウム濃度（Bq/kgDW）は，1 回目＜20～350，2 回目＜20～161，3 回目＜20～550，4 回目＜20～224 であった．両者の値とも河川，湖沼・水源池底質の値より小さい傾向が認められた．

2. 岩手県

岩手県の公共用水域の試料は 2011 年 12 月 21 日～1 月 6 日に採取し，放射性セシウム等の分析を行った（環境省，2012d）．調査地点数は河川 18 地点，海域・水浴場 3 地点であり，いずれも宮城県に近い地点であった．

河川底質中放射性セシウム濃度（Bq/kgDW）は，大川・宮城県境（一関市）で 990，津谷川・千代ヶ原橋（一関市）で 520，北上川水系・衣川・衣川橋（奥州市）で 570，同・磐井川中流・上の橋（一関市）で 370，同・砂鉄川・雲南田橋（一関市）で 420 等であった．海域および水

浴場は3ヵ所とも検出限界（＜23Bq/kgDW）以下であった．河川底質中放射性セシウム濃度は福島県より大分低いようであった．

3. 山形県

山形県の公共水域における試料は2011年10月24日～10月27日に採取し，放射性セシウム等の分析を行った（環境省，2011b）．調査地点数は河川10地点，湖沼・水源池2地点であり，いずれも福島県に近い地点であった．

試料はすべて最上川水系であった．河川底質中放射性セシウム濃度（Bq/kgDW）は，吉野川・簗場橋（高畠町）で132，馬見ヶ崎川・白川橋（山形市）で96，同・妙見寺（山形市）で77であり，他の地点の濃度はさらに低かった．湖沼・水源池底質中放射性セシウム濃度（Bq/kgDW）は蔵王ダム貯水池・ダムサイト（山形市）で470，水窪ダム貯水池・ダムサイト（米沢市）で34であった．山形県の底質中放射性セシウム濃度は岩手県よりもさらに低いようであった．

4. 宮城県

宮城県の公共用水域については，1回目は2011年10月3日～11月7日，2回目は2012年1月23日～2月24日に試料を採取し，放射性セシウム等の分析を行った（環境省，2011c，2012e）．1回目の調査地点数は，河川77地点，湖沼・水源池21地点，沿岸・水浴場40地点，2回目は河川37地点，湖沼・水源池4地点，沿岸12地点であった．1回目の結果は宮城県①（県北）と宮城県②（県南）に分けて，2回目の結果はまとめて表示されていた．

1回目，2回目の河川底質中放射性セシウム濃度（Bq/kgDW）は，県北では面瀬川・尾崎橋（気仙沼市）で2200，2500，北上川水系・迫川水域・迫川・山吉田橋（登米市）で1730，1340，砂押川・多賀城堰（多賀城市）で1530，62，砂押川・念仏橋（多賀城市）で2900，129，貞山運河（旧砂押川）・貞山橋（塩竈市・七ヶ浜町・多賀城市）で1410，95であった．

また，県南では七北田川水系・梅田川・福田橋（仙台市）で1350，300，同・七北田川・高砂橋（仙台市）1万1100，220，名取川水系・増田川・小山橋（名取市）で5200，116，同・増田川・毘沙門橋（名取市）で1140，1390，阿武隈川水系・白石川水域・白石川・砂押橋（白石市）で1730，191であった．

1回目の湖沼・水源池底質中放射性セシウム濃度（Bq/kgDW）は，鳴瀬川水系・二ヶ石ダム・ダムサイト2300，同・南川ダム・ダムサイト2600，天沼・沼出口2200，阿武隈川水系・七ヶ宿ダム・ダムサイト 2160，馬牛沼・沼出口 1810 であった．2 回目で 1 回目と同じ地点での測定値は天沼・沼出口 3000Bq/kgDW しかなかった．

1 回目調査による沿岸底質中放射性セシウム濃度（Bq/kgDW）は，袖浜 210，追波湾（十三浜）350，女川湾（甲）・魚市場前 260，仙台湾地先海域（甲）・内港-4 内 270，阿武隈川河口沖 390 などであった．2 回目調査による沿岸底質中放射性セシウム濃度（Bq/kgDW）は，追波湾（十三浜）390，松島湾（乙）・西浜 830，仙台湾地先海域（甲）・内港-4 内 213，同（乙）・蒲生-3 540，阿武隈川河口沖 230 等であった．

また，水浴場底質中放射性セシウム濃度は最大で 37Bq/kgDW（仙台湾菖蒲田）であり，大半が検出限界以下であった．

河川底質中放射性セシウム濃度は岩手県，山形県よりも高かった．

5. 茨城県

茨城県の公共用水域では，1 回目は 2011 年 8 月 30 日～10 月 8 日，2 回目は 2012 年 2 月 17 日～25 日に試料を採取し，放射性セシウム等の分析を行った（環境省，2011d, 2012f）．1 回目の調査地点数は，河川 93 地点，湖沼・水源池 12 地点，沿岸・水浴場 23 地点であった．河川は茨城県①（県北）と茨城県②（県南）に分けて表示してあった．2 回目は河川 35 地点，湖沼・水源池 12 地点，沿岸 5 地点であり，一括して表示してあった．

1 回目，2 回目測定による河川底質中放射性セシウム濃度（Bq/kgDW）は，県北では多賀水系・大北川・栄橋（高萩市）で 3100, 310，同・境橋（北茨城市）で 2200, 750，那珂川水系・那珂川・下国井（水戸市）で 5500, 78，同・那珂川・勝田橋（水戸市・ひたちなか市）で 4400, 60，同・中丸川・柳沢橋（ひたちなか市）で 4400, 1810 であった．

また，県南では利根川水系・霞ヶ浦水域・山王川・所橋（石岡市・小美玉市）で 1920, 1950，同・同・境川・国道 354 境橋（土浦市）で 2300, 760，同・同・新川・神天橋（土浦市）で 5500, 4400，同・同・清明川・勝橋（阿見町）で 1420，5800，利根川水系・小貝川水域・稲荷川・小茎橋（つくば市）で 1900, 1190 であった．なお，利根川本流では，栗橋（古河市）で 1440, 159，布川（利根町）で 820, 330，佐原（稲敷市）で 1220, 330 であった．

1 回目，2 回目測定による湖沼・水源地底質中放射性セシウム濃度（Bq/kgDW）は，涸沼・広浦で 320, 260，涸沼・親沢で 670, 420，霞ヶ浦・玉造沖で 330, 1300，霞ヶ浦・掛馬沖で 340, 440，牛久沼・湖心で 1840, 1020 等であった．また，海域では大北川河口沖で 173, 165，茂宮川・久慈川河口沖で 155, 230 であり，他は 100 以下であった．

水浴場については 1 回目の測定値しかなく，いずれも 65 以下であった．

6. 栃木県

栃木県の公共用水域では，1回目は2011年10月5日～24日，2回目は2012年2月20日～29日に試料を採取し，放射性セシウムなどの分析を行った（環境省，2011e, 2012g）．1回目の調査地点数は，河川107地点，湖沼8地点であり，河川のデータは3分割して表示してあった．2回目の調査地点は，河川54地点，湖沼4地点であり，一括して表示してあった．

1回目，2回目測定による河川底質中放射性セシウム濃度（Bq/kgDW）は，栃木県①では那珂川水系・高雄股川・高雄股橋（那須町）で650, 1290，同・余笹川・余笹橋（那須町）で1160, 610，同・余笹川・川田橋（大田原市）で610, 112，同・松葉川・末流（大田原市）で780, 199，同・内川・田中橋（矢板市）で1440, 130等であった．なお，2回目が比較的高かった地点での1回目，2回目の測定結果（Bq/kgDW）は那珂川水系黒川・新田橋（那須町）で64, 500，同・蛇尾川・宇田川橋（大田原市）で32, 660，同・荒川・向田橋（那須烏山市）で90, 740であった．

栃木県②では，利根川水系・鬼怒川水系・板穴川・末流（日光市）で4900, 290，同・同・西鬼怒川・西鬼怒川橋（宇都宮市）で1520, 2290，同・同・江川・高宮橋（上三川町）で730, ―，同・同・赤堀川・日光市役所前（日光市）で510, 800，利根川水系・渡良瀬川水系・思川水域・小薮川・小薮橋（鹿沼市）で940, 860等となっていた．なお，2回目が比較的高かった地点の1回目，2回目の放射性セシウム濃度は利根川水系・鬼怒川水系・志渡淵川・筋違橋（日光市）で260, 400，同・同・江川・末流（下野市）で175, 550であった．

栃木県③では，1回目の放射性セシウム濃度（Bq/kgDW）は，利根川水系・渡良瀬川水系・渡良瀬川水域・小俣川・末流（足利市）で350，同・同・同・蓮台寺川・末流（足利市）で195，同・同・同・出流川・末流（足利市）で202，同・同・同・矢場川・矢場川水門（末流）（足利市）で209，同・同・同・三杉川・末流（佐野市）で540等であった．2回目の測定は同じ地点では行っていなかった．

1回目，2回目測定による湖沼・底質中放射性セシウム濃度（Bq/kgDW）は，那珂川水系・塩原ダム貯水池・湖心で2700, 1590，鬼怒川水系五十里ダム貯水池・湖心で4400, 6700，同・川治ダム貯水池・湖心で920, 610，同・中禅寺湖・St-7で153, ―，渡良瀬貯水池で251, ―，等であった．

7. 群馬県

群馬県の公共用水域では，1回目は2011年11月23日～12月16日，2回目は2012年2月

23日～3月2日に試料を採取し，放射性セシウム等の分析を行った（環境省，2012h, 2012i）．調査地点数は，1回目が河川50地点，湖沼・水源池19地点，2回目が河川40地点，湖沼・水源池7地点であった．

1回目の測定による河川底質中放射性セシウム濃度（Bq/kgDW）は，利根川水系・利根川水域・早川・早川橋（伊勢崎市）で370，同・同・休泊川・泉大橋（大泉町）で215，利根川水系・渡良瀬川水域・小黒川・萱野橋（桐生市）で340，同・同・鶴生田川・岩田橋（板倉町）370，同・同・谷田川・合の川橋（板倉町・加須市）で300等であった．

2回目の測定値が高かった地点の1回目，2回目の放射性セシウム濃度は，利根川水系・利根川水域・桜川・大字谷地地内（川場村）で173，330，同・同・利根川・群馬大橋（前橋市）で55，410であった．

1回目測定による湖沼・水源池底質中放射性セシウム濃度（Bq/kgDW）は，利根川水域・奥利根湖（矢木沢ダム）・湖心で2900，同・赤谷湖（相俣ダム）・湖心で1250，吾妻川水域・奥四万湖（四万川ダム）湖心で7100，烏川水域・榛名湖・湖心で2500，渡良瀬川水域・草木湖（草木ダム）・湖心で1450等であった．

2回目測定の7地点は，1地点を除いて1回目の地点と違っていた．利根川水域・赤谷湖（相俣ダム）湖心で1970，烏川水域・碓氷湖（坂本ダム）湖心で970，同・荒船湖（道平川ダム）湖心で233，同・大塩湖（大塩ダム）湖心で280，同・神流湖（下久保ダム）湖心で197，渡良瀬川水域・草木湖（草木ダム）湖心で1860，同・梅田湖（桐生川ダム）湖心で＜20であった．

8. 千葉県

千葉県の公共用水域では，1回目は2011年10月31日～11月4日，2回目は2012年2月13日～20日に試料を採取して，放射性セシウム等の分析を行った（環境省，2011f, 2012j）．調査地点数は1回目が河川41地点，湖沼・水源池8地点，2回目が河川42地点，湖沼・水源池が8地点であった．

1回目，2回目の測定による河川底質中放射性セシウム濃度（Bq/kgDW）は，手賀沼流入河川・大堀川・北柏橋（柏市）で9700，4100，同・大津川・上沼橋（柏市）で5000，9000，同・染井入落・染井新橋（柏市）で3100，5100，印旛沼流入河川・井草水路下流（鎌ヶ谷市）で3500，4100，同・二重川・富ヶ谷橋（船橋市・白井市）で2700，3300，同，桑納川・桑納橋（八千代市）で3300，1250，同・印旛放水路（上流）・八千代橋・（八千代市）で3700，7800，同・手繰川・名無橋（佐倉市）2500，3200，江戸川水系・利根運河・運河橋（流山市）で3200，3100，同・坂川・弁天橋（松戸市）で4900，3900，同・新坂川・さかね橋（松戸市）で4600，4600，同・大柏川・浅間橋（市川市）で970，4700，東京湾内湾流入河川・海老川・八千代橋（船橋市）

で 6400, 340 等であった．1 回目より 2 回目の方が濃度の減少している地点もあるが，逆に増加している地点が多かった．

湖沼･水源池底質中放射性セシウム濃度（Bq/kgDW）は，手賀沼･布佐下で，870, 1090，同･下手賀沼中央で 1350, 1140，同･手賀沼中央で 990, 1670，同･根戸下で 3300, 7400，印旛沼･北印旛沼中央で 730, 880，同･一本松下で 1160, 1070，同･上水道取水口下で 1100, 1250，同･阿宗橋で 1160, 440 であった．

以上述べた数値について，同一地点から採取したと述べられている試料の放射性セシウムの平均値を求め，さらに各県で大きい値から 5 番目までの平均値を求めた．ただし，福島県については浜通り，中通り，会津地域に分けて値を求めた．

その結果，県別の河川底質中放射性セシウム濃度（Bq/kgDW）は，浜通り（30025）＞千葉県（5730）＞中通り（4827）＞茨城県（3337）＞会津地域（3006）＞宮城県（2724）＞栃木県（1451）＞岩手県（574）＞群馬県（319）＞山形県（81）の順であった．

また，各県の湖沼・水源池底質中放射性セシウム濃度（Bq/kgDW）は，浜通り（44588）＞中通り（6682）＞群馬県（3040）＞宮城県（2214）＞千葉県（2043）＞栃木県（1773）＞会津地域（1165）＞茨城県（694）の順であった．岩手県のデータはなく，山形県のデータは 2 ヵ所しかなかった．

千葉県の河川底質濃度が高いことが注目されるが，湖沼・水源池底質中濃度は低い方であった．

ただし，底質中放射性セシウム濃度は採取した時期によって著しい差があるものがあるので，これらの数値や順位は一応の目安でしかあり得ない．

なお，千葉県環境生活部水質保全課･千葉県環境研究センター（2012）によれば，2012 年 5, 6 月に採取した東京湾底質中放射性セシウム濃度（Bq/kgDW）は，荒川・旧江戸川河口沖で 440，490，船橋市沖で 134，木更津市沖で 100，110 であった（図 21）．木更津市が 1 万～3 万 Bq/m^2 の土壌汚染地であることは p.37 で述べたところであり，放射性セシウムが汚染土壌から河川を通して木更津市沖に流出したと考えられる．

また，上述の荒川・旧江戸川河口沖の南から東京湾中央部に向って，115，127，85，46 Bq/m^2 という底質汚染が認められた．今後，各河川を通じて放射性セシウムの東京湾への流入があり，沿岸地域から沖に向って放射性セシウム濃度はさらに増加すると考えられる．

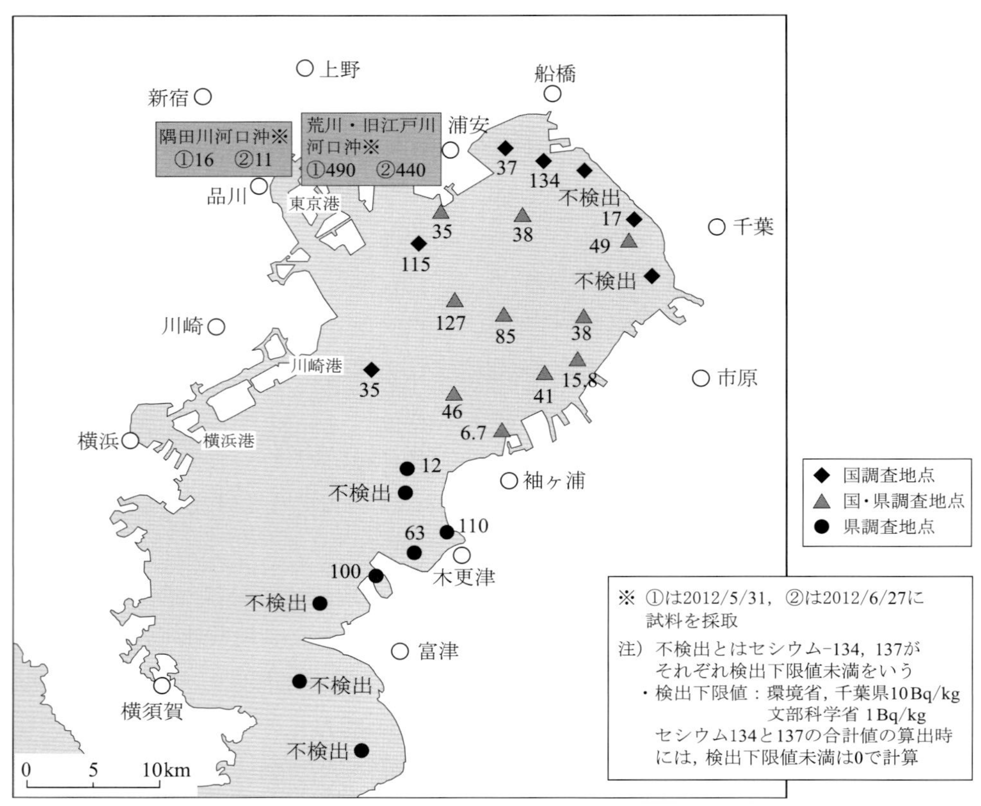

図 21　東京湾底質の放射性セシウム濃度（Bq/kgDW）

千葉県環境生活部水質保全課・千葉県環境研究センター（2012）より作成

VI. 放射性セシウム以外の放射性核種による土壌汚染

文部科学省からは土壌採取して分析したヨウ素-131（文部科学省，2011m），テルル-129m・銀-110m（文部科学省，2011n），プルトニウム・ストロンチウム（文部科学省，2011o）の土壌濃度マップが報告されている．なお，放射性セシウムの土壌濃度マップも公表されている（文部科学省，2011p）．いずれも，福島第一原子力発電所から100km圏内について，約2200ヵ所の表層土壌5cmを採取分析した結果について報告したものである．また，2012年3月にはこれらの調査研究を含む報告書が公表されており（文部科学省 原子力災害対策支援本部・農林水産省 農林水産技術会議事務局，2012），内容は第1編（文部科学省 原子力災害対策支援本部，2012a），第2編（文部科学省 原子力災害対策支援本部，2012b），第3編（農林水産省 農林水産技術会議事務局，2012）と3分割されている．また，文部科学省（2012a）にはこれら報告の要約が掲載されている．

放射性セシウムについてはすでに詳しく報告したので，上述の5核種による土壌汚染について順次紹介する．

1. ヨウ素-131による土壌汚染

文部科学省（2011m）には福島第一原発から主として80km圏内，一部100km圏内の表層土壌5cmのヨウ素-131を分析して，6月14日時点の汚染濃度を9段階に色分けした○と△によって表示している．しかし，同系統の色を濃度を変えて使っているものもあり，判別が困難である．そこで，図22には，5000 Bq/m^{2}以上，2000～5000 Bq/m^2，1000～2000 Bq/m^2，500～1000 Bq/m^{2}の4段階のみを表示した．ヨウ素-131は半減期が8.021日であり，6月には濃度が著しく減少しているので，検出限界以下の場所が多かったようである（浅見注：ヨウ素-131の半減期については，8.025日あるいは8.04日と記述されている文献もあるが，理科年表［平成23年版］にしたがって8.021日を採用した）．

高濃度の地点は放射性セシウムと同様に，福島第一原発近くの双葉町，大熊町，富岡町，楢葉町，広野町，浪江町，飯舘村等に認められるが，福島市，いわき市でもやや高濃度の地点が認められた．以下に土壌汚染濃度とヨウ素-131 とセシウム-137 の比率について述べる．

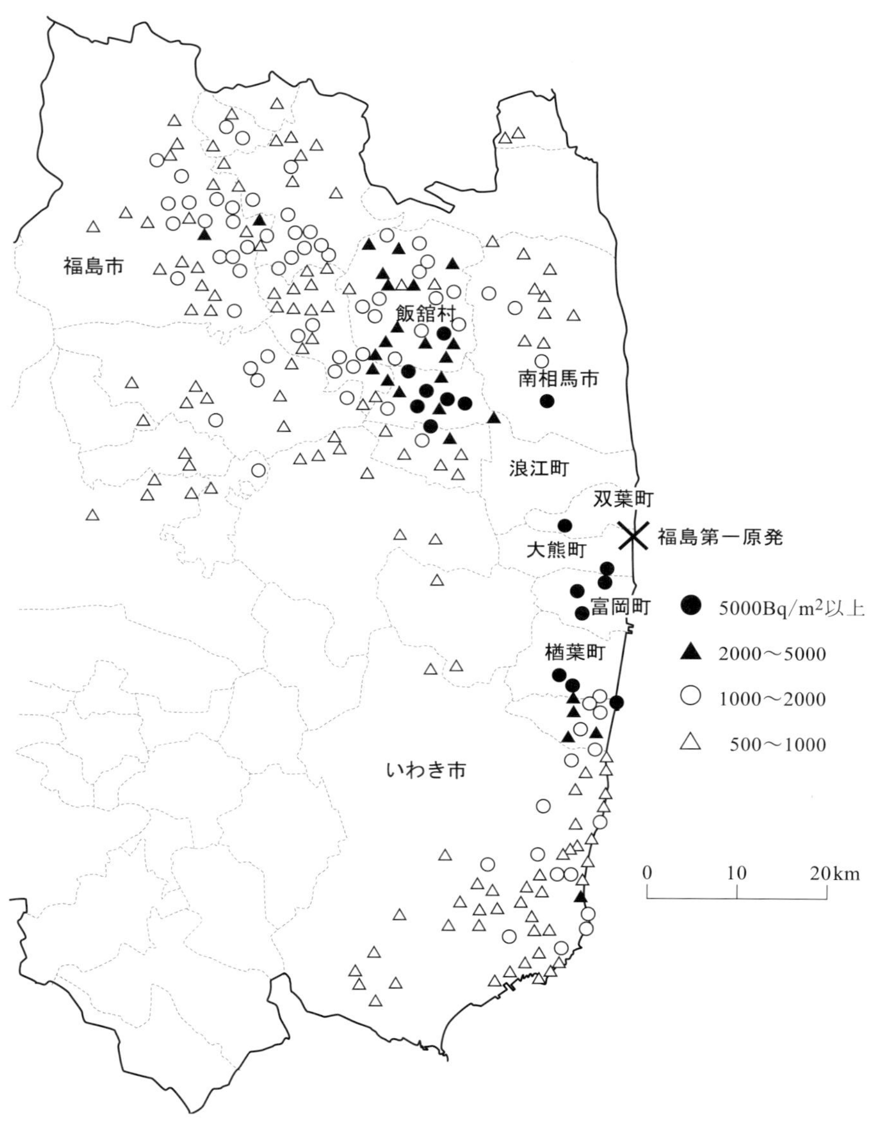

図 22　福島第一原発から 80km 以内のヨウ素-131 による土壌汚染濃度 (Bq/m^2)
― 2011 年 6 月 14 日時点に換算した土壌汚染濃度―
3 月 14 日時点に換算すると，5000 Bq/m^2 は約 1418 万 Bq/m^2 に，2000Bq/m^2 は約 567 万 Bq/m^2 に，1000 Bq/m^2 は約 284 万 Bq/m^2 になる．
文部科学省（2011m）を浅見が改変

1）ヨウ素-131による土壌汚染濃度

図22の値は6月14日時点の土壌汚染濃度であり，3月時点ではこれらよりはるかに高濃度であったことはいうまでもない．福島第一原発の水素爆発は3月12日に1号機で，3月14日に3号機で，3月15日に2号機と4号機で起きたとのことである．そこでヨウ素-131放出の中日をとって3月14日とすると，6月14日までの期間は92日である．92÷8.021＝11.47であり，$2^{11.47}$＝2836である．すなわち3月14日時に換算するためには，6月14日の値を2836倍する必要がある．5000Bq/m^2は1418万Bq/m^2に，2000Bq/m^2は567万2000Bq/m^2に，1000Bq/m^2は283万6000Bq/m^2となる．したがって，それぞれ約1418万，567万，284万Bq/m^2としても良いであろう．

文部科学省(2011q)の「放射線量等分布マップ作製等に関する検討会議(第9回)(2011.9.21)の資料第9-1号参考によると，6月14日時点で5000Bq/m^2以上の市町村名と汚染濃度（括弧内は上記の係数を掛けて3月14時点の汚染濃度に換算した値）(Bq/m^2)は以下の通りである．

楢葉町6474（1835万)，同5715（1621万)，富岡町5万5391（1億5709万)，同1万5424(4374万)，同2万6425（7494万)，大熊町3万1788（9015万)，双葉町3万525（8657万)，浪江町1万6778（4758万)，同1万8（2838万)，同8515（2415万)，同1万9451（5516万)，同5084（1442万)，同7348（2084万)，飯舘村5298（1503万）である．なお，3月16日に双葉町山田でヨウ素-131を測定したところ，1億6000万Bq/m^2であったという（NHK ETV特集取材班，2012, p.38)．この値は，最大値である富岡町の値の3月14日時点への換算値と良く一致しており，最大値でこの程度のヨウ素-131が空気中に存在し，やがて地上に落下したのであろう．空気中に存在している間には，そこに居住していた老若男女がその空気で呼吸しており，また，ヨウ素-131で汚染された野菜を食べ，汚染された牛乳を飲んでいたのであろう．

図23にチェルノブイリ原発事故によるベラルーシのヨウ素-131による土壌汚染濃度(kBq/m^2)を示した(UNSCEAR, 2000, p.463)．この図は限られたデータとセシウム-137のデータからの推定値に基づいて作成されたと説明されている．図23によれば，ゴメリ州のチェルノブイリ近くに，＞3700万Bq/m^2の小面積があり，その周りに1850万～3700万Bq/m^2，1110万～1850万Bq/m^2の地域が環状にある．ここ以外に1110万～1850万Bq/m^2の地域はゴメリ市の北部にあるだけである．ベラルーシで最も汚染が激しいゴメリ州でも，大部分は185万～555万Bq/m^2および37万～185万Bq/m^2である．

したがって，上述の富岡町の1億5421万Bq/m^2，NHKによる双葉町の1億6000万Bq/m^2は著しく高い濃度であり，上述の他の市町村の値もゴメリ州の高濃度汚染地域に匹敵する汚染があったといえるであろう．また，茨城県にはセシウム-137濃度が6万～10万Bq/m^2の地域が若干あり，3万～6万，1万～3万Bq/m^2の地域もかなりある（文部科学省，2011h)．セシウム-137が3万～6万Bq/m^2，1万～3万Bq/m^2の地域は千葉県にもある（文

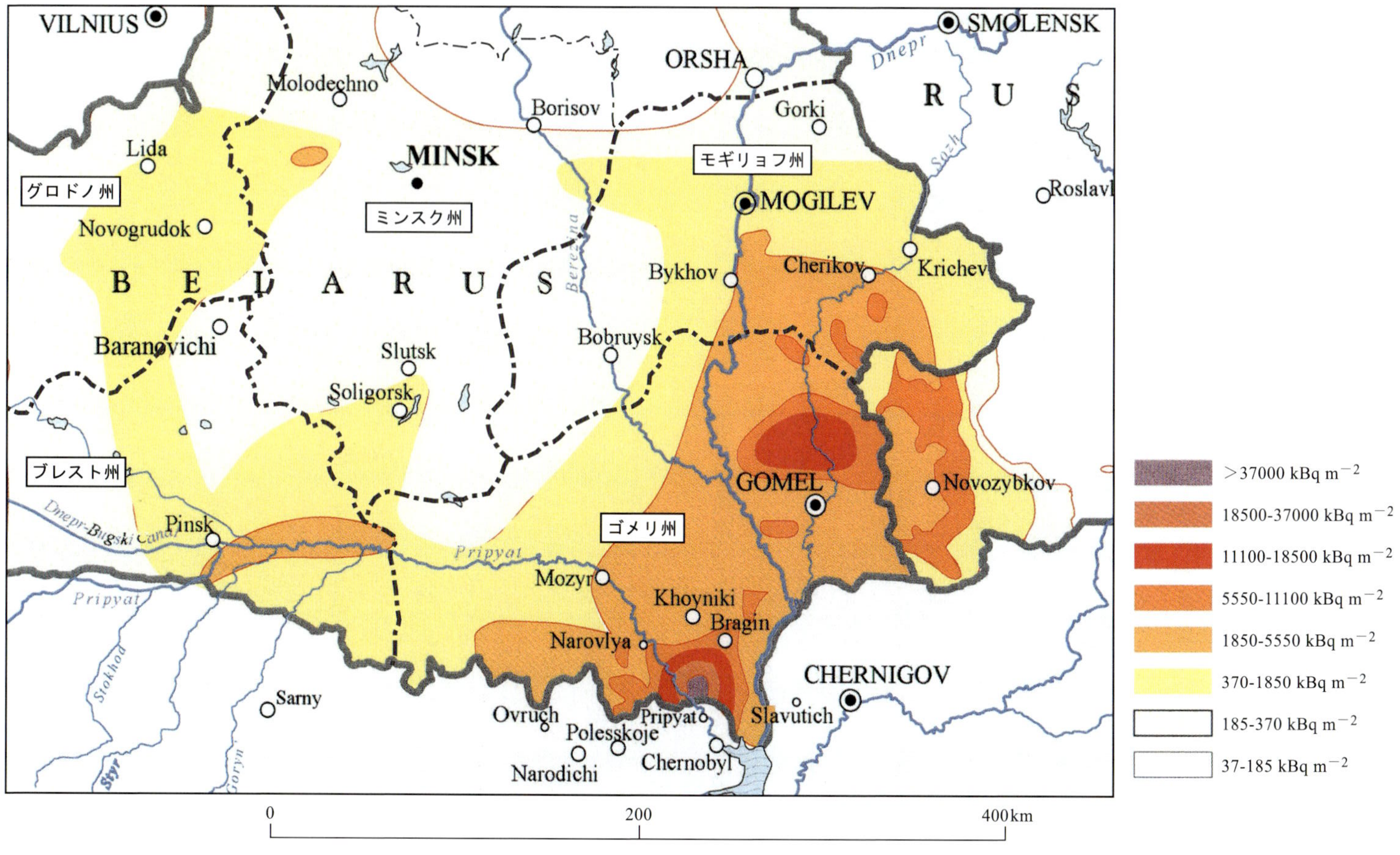

図23 チェルノブイリ原発事故によって放出されたヨウ素-131によるベラルーシの土壌汚染濃度の推定値 (Bq/m^2)

UNCEAR（2000, p.480）浅見改変

部科学省 2011k). 茨城県, 千葉県では上述のようにヨウ素-131/セシウム-137の比を次に述べるように69.2であると仮定すれば, セシウム-137が6万～10万 Bq/m^{2}の地域のヨウ素-131は, 415万～692万 Bq/m^{2}となる. 同様にして, セシウム-137が3万～6万 Bq/m^{2}および1万～3万 Bq/m^{2}の地域のヨウ素-131は, それぞれ208万～415万 Bq/m^{2}および69万～208万 Bq/m^{2}となる. したがって, 茨城県や千葉県の値もゴメリ州の広域汚染濃度に匹敵していると考えられる. これらの点については, 人体被害についての章で再び論じたい.

2) ヨウ素-131とセシウム-137の比率

さて, 放射性セシウムとヨウ素-131とは共に原発の水素爆発の際に大気中に放出されたものであるが, それらがどのような比率で地表を汚染したかについて考察する.

文部科学省(2011m)によれば, 原発からの方向によって比率は異なっている. すなわち, ヨウ素-131/セシウム-137の平均値は北方では0.0059, 南方内陸部では0.0082, 南方沿岸部では0.0244であり, 南方の方がヨウ素-131の比率が高い. ただしこの値は2011年6月14日時点の値であって, ヨウ素-131の半減期を8.021日として3月14日時点に換算(×2836)すれば, 北方が16.7, 南方内陸部が23.3, 南方沿海部が69.2となる.

文部科学省原子力災害対策支援本部(2012a, p.71)に2011年3月21日～23日に文部科学省

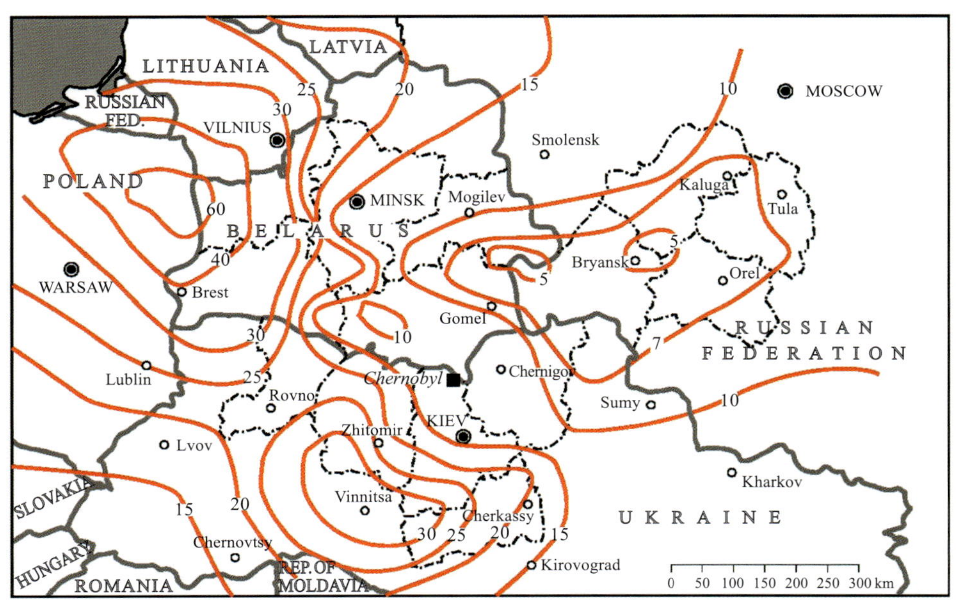

図24 チェルノブイリ事故によって旧ソ連のヨーロッパ地域でのヨウ素-131/セシウム-137の推定値(1986年5月1日に換算)

UNCEAR (2000, p.480)

または福島県による土壌のヨウ素-131とセシウム-137の測定値が掲載されている．それによれば，平均値は北方（n＝24）ではヨウ素-131が6万3565Bq/kg，セシウム-137が1万1132Bq/kgであり，ヨウ素-131／セシウム-137の比率は5.71であり，南方（n＝5）ではヨウ素-131が5万4852Bq/kg，セシウム-137が1517Bq/kgであり，ヨウ素-131／セシウム-137の比率は36.2であった．したがって，両方の値ともヨウ素-131／セシウム-137の比率は北方より南方が高いことが示されている．3月21日と3月23日の中間の3月22日は3月14日から8日間経過しているので，3月14日に換算すれば，北方では5.71×2＝11.4，南方では36.2×2＝72.4となり，両者の結果はさらに近い値となる．

チェルノブイリ原発事故による旧ソ連のヨーロッパ地域でのヨウ素-131／セシウム-137の推定値を図24に示した（UNCEAR, 2000, p.480）．これによれば，東（ロシア）側は5～10と低く，南（ウクライナ）側は15～30とやや高く，西側（ベラルーシ）側が10～60と最も高くなっている．最も高い値は，ベラルーシとポーランド国境地帯の60であった．ポーランドでは15～60であった．これらのデータについては，放射性物質による人体被害を扱う章で，甲状腺ガンとの関連で再び考察したい．

ここで菅谷（2011a, p.41～42）を引用したい．「チェルノブイリ事故が起こった直後，ベラルーシの西隣にあるポーランド政府は，すばらしい対応をしました．事故翌日の（1986年）4月27日夜に，大気の放射能汚染を確認．その80％が放射性ヨウ素であることがわかり，政府は非常事態体制を発動しました．その事故から4日目には，すべての病院，保健所，学校，幼稚園にヨウ素剤を配布．人口の9割を超える1000万人以上の子どもに薬を投与したのです．また，5月15日までは乳牛に新鮮な牧草を与えることを禁止．汚染されたミルクを子どもが飲むことも禁止して，4歳以下の子どもには粉ミルクを配りました．これら政府の敏速な行動が功を奏し，ポーランドでは子どもの甲状腺ガンの発症を避けられたのです．国の対応によって，ベラルーシとは雲泥の差が開きました．…（福島県は）政府にいわれてヨウ素剤を70万人分用意したが，その後『飲め』という指示がないので，指示を待っていると言うことです」

さて，福島原発事故によって放出された放射性核種のうち南に向ったものは一旦海に出て，鹿島灘から陸地に進入し，海岸地帯，霞ヶ浦西側を汚染し，千葉県に入って浅見が住んでいる我孫子市を含む東葛地域を汚染し，さらに東京都と埼玉県の県境に沿って汚染した．柏市，流山市の約半分および我孫子市の西側約3分の1はセシウム-137濃度が3万～6万Bq/m^{2}あり，東京都葛飾区，江戸川区の一部でも1万～3万Bq/m^{2}であったので，ヨウ素-131／セシウム-137を69.2と仮定すれば，セシウム-137が3万～6万Bq/m^{2}地域はヨウ素-131が208万～415万Bq/m^2，1万～3万Bq/m^{2}地域は69万～208万Bq/m^{2}となる．したがって，福島原発事故の直後に，ヨウ素-131が福島県内において伊達市，川俣町，郡山市，南相馬市の水道水から120～220Bq/kg，田村市で348Bq/kg，飯舘村で450Bq/kg検出されたのに対して，福島原発の南方向にある茨城県日立市の浄水場で298Bq/kg，千葉県のちば野菊の里浄水場で 220 Bq/kg，栗山浄水場で 180 Bq/kg，埼玉県川口市の浄水場で 120 Bq/kg，さらに，200 km 以上南に位置する東京都葛飾区金町浄水場で 210 Bq/kg 検出された（赤旗，2011.3.23, 25）ことも理解できる．原発からの距離は図 4（p.17）を見ていただきたい．

2. テルル -129 m による土壌汚染

テルル -129 m や次に述べる銀 -110 m は原子番号と質量数が同じ複数の放射性核種があるので，エネルギー順位が高い放射性核種について準安定状態（metastable）であることを示す「m」をつけて区別する．テルル -129 m と銀 -110m はベーター線とガンマー線を放出するので，ガンマー線によって測定可能な核種である．

文部科学省（2011n）および文部科学省 原子力災害対策支援本部（2012a）によれば，福島第一原発からおおむね 100 km 圏内の約 2200ヵ所のうち，テルル -129 m の測定結果が得られた調査箇所は，約 800ヵ所であった．以下にテルル -129 m による土壌汚染濃度，およびテルル -129 とセシウム -137 の比率について述べる．

1）テルル -129 m による土壌汚染濃度

上記の報告書にはテルル -129m の土壌汚染マップが示されているが，放射性セシウムやヨウ素 -131 等と同様に原発から北西方向に汚染濃度の高い地域があり，また郡山盆地と福島第一原発から南方方向にも分布が広がっていた．

これらの値は，6月 14 日時点に換算したものであるので，福島第一原発の 4 基が爆発した日の中間の日，3月 14 日に換算する．6月 14 日は 3月 14 日から 92 日間経過しており，テルル -129 m の半減期は 33.6 日であるので，$92 \div 33.6 = 2.738$，$2^{2.738} = 6.671$ であるので 6 月 14 日時点の値を 6.671 倍すれば 3月 14 日時点における汚染濃度が得られる．

文部科学省（2011r）の「放射線量等分布マップの作製に係る検討会（第 12 回）（2011.10.31）配付資料の資料 12-1 号（参考）によれば，テルル -129 m が 100万 Bq/m^2 以上あるのは次の地点である．2011 年 6月 14 日時点の換算値と括弧内に 3 月 14 日時点の換算値を示す．富岡町 112万 1637（748万），大熊町 266万 3810（1777万），同 106万 9700（714万），双葉町 124万 3729（830万），同 153万 8963（1027万），浪江町 121万 7808（812万），同 149万 2063（995万）Bq/m^2 である．このように高濃度のテルル -129m が地表を汚染し，地表に落下する前には空気中に漂っており，人々の吸気中に含まれていた訳である．

2）テルル-129mとセシウム-137の比率

テルル-129mの分布もヨウ素-131の分布と似ており，原発の南方沿岸部の比率が他の地域に比べて高い値を示している．テルル-129m/セシウム-137の値は全体では0.40，北方では0.19，南方沿岸部では0.88，南方内陸部では0,23である．また，南方沿岸部のうち，とくにテルル-129mの濃度の比率が高い地域では1.4であった．これらは6月14日時点の値であり，3月14日時点に換算すると，北方は0.19×6.671＝1.267，南方沿岸部が5.870，南方内陸部が1.534となり，南方沿岸部における値がかなり高い．したがって，ヨウ素-131と同様に，事故を起こした福島第一原発から南に流れた放射性物質はやがて鹿島灘付近を汚染してから，霞ヶ浦西側を汚染し，次に東葛地域を汚染し，東京都と埼玉県の境界付近も汚染したと考えられる．柏市，流山市の約半分および我孫子市の西側約3分の1におけるセシウム-137による汚染濃度は3万～6万Bq/m^2であるので，テルル-129mによる汚染濃度はおおむね17.6万～35.2万Bq/m^2となろう．

3. 銀-110mによる土壌汚染

銀-110mによる汚染マップは，テルル-129mと同じ文部科学省（2011n）に掲載されている．銀-110mによる高濃度の土壌汚染は福島第一原発付近に限られ，またヨウ素-131やテルル-129mのように方角による銀-110m／セシウム-137比の相違は見られなかった．

銀-110mの半減期は249.79日であり，3月14日と6月14日の差は92日である．92÷249.79＝0.3683であり，$2^{0.3683}$＝1.291となる．文部科学省（2011r）の「放射線量等分布マップの作製に係る検討会（第12回）（2011.10.31）配付資料の資料12-1号（参考）によれば，6月14日時点で1万Bq/m^2以上あるのは次の地点である．

2011年6月14日時点の換算値（Bq/m^2）と括弧内に3月14日時点の換算値（Bq/m^2）を示す．南相馬市1万3721（1万7700），同1万2774（1万6500），大熊町1万3642（1万7600），双葉町8万3190（10万7500），同5万3740（6万9400），浪江町1万2938（1万6700），同1万2985（1万6800），同1万4255（1万8400），同1万3759（1万7800），同1万1650（1万5100），同1万470（1万3500），同2万8949（3万7400），同1万216（1万3200），同1万1100（1万4300）Bq/m^2であり，双葉町の濃度が最も高いが，6月14日時点で1万Bq/m^2以上の地点数が一番多いのは浪江町である．

なお，全地点における銀-110m／セシウム-137の6月14日時点における値は0.0057であり，3月14日時点に換算すると0.0074となる．したがって，柏市，流山市の約半分および我孫子市の西側約3分の1のセシウム-137の汚染濃度は3万～6万/m^2であるので，銀-110m

による汚染濃度は，おおむね 222～444 Bq/m^2 となろう．

4. 放射性ストロンチウムよる土壌汚染

文部科学省（2011o）および文部科学省 原子力災害対策支援本部（2012a）で報告されているように，放射性ストロンチウムはベーター線放出核種であり，低バックグラウンドベーター線測定装置を用いてストロンチウム-89（半減期 50.53 日）とストロンチウム-90（半減期 28.8 年）を測定し，Bq/m^2 を求めた．検出限界はストロンチウム-89 が約 300Bq/m^2，ストロンチウム-90 が約 40Bq/m^2 である．約 2200 ヵ所の土壌調査地点のうち，100 ヵ所でストロンチウム-89 とストロンチウム-90 の測定を実施した．ストロンチウム-89 の汚染濃度は 6 月 14 日時点で表示されているので，3 月 14 日時点への換算は次のように行うことが出来る．92 ÷ 50.53 = 1.821，$2^{1.821}$ = 3.533 となるので，6 月 14 時点の汚染濃度に 3.533 を掛けることによって 3 月 14 日時点の汚染濃度を求めることが出来る．個々のデータは文部科学省（2011s）に掲載されている．

この調査で検出された最大値は，ストロンチウム-89 で 2 万 2000Bq/m^2（ストロンチウム-90 は 4800Bq/m^2）（浪江町，福島第一原発から約 30 km），ストロンチウム-90 で 5700 Bq/m^2（ストロンチウム 89 は 1 万 7000Bq/m^2）（双葉町，福島第一発電所から約 5 km）であった．

6 月 14 日時点におけるストロンチウム-89 が 1000Bq/m^2 以上あった市町村における汚染濃度（Bq/m^2）および 3 月 14 日時点に換算した汚染濃度（Bq/m^2）を括弧内で示し，さらに，同じ場所でのストロンチウム-90 の汚染濃度（Bq/m^2）も示した．田村市 2400（8500），610，相馬市 7800（2 万 7600），2400，南相馬市 1400（4900），260，同 2500（8800），600，大熊町 6300（2 万 2300），1500，同 2700（9500），620，双葉町 6100（2 万 1600），1500，同 2100（7400），430，同 1 万 7000（6 万 100），5700，浪江町 7800（2 万 7600），2000，同 2100（7400），500，同 9200（3 万 2500），2100，同 1 万 6000（5 万 6500），3700，同 2 万 2000（7 万 7700），4800，葛尾村 1200（4200），280，飯舘村 2800（9900），700，同 2100（7400），530，同 1900（6700），390，同 2300（8100），700，同 2100（7400），500 であった．

ストロンチウム-89 の半減期は 50.53 日と短いので，この調査でストロンチウム-89 が検出された箇所は福島原発事故によって新たに汚染されたと考えられる．

ストロンチウム-89 とストロンチウム-90 が共に検出された土壌試料について，ストロンチウム-90 に対するストロンチウム-89 の比率を求めたところ，1.9～6.6（平均 4.0）であり，おおむね両核種の比率は一定であった．

ストロンチウム-89 が検出された土壌について，セシウム-137 に対するストロンチウム-89 の比率を求めたところ，5.6×10^{-4}～1.9×10^{-1}（平均 9.8×10^{-3}）と大きくばらついていた．

したがって，放射性ストロンチウムおよび放射性セシウムの分布は一様ではないと考えられた．

また，ストロンチウム-90が検出された土壌についてセシウム-137に対するストロンチウム-90の比率は 1.6×10^{-4}～5.8×10^{-2}（平均 2.6×10^{-3}）であった．

5．プルトニウムによる土壌汚染

プルトニウムによる土壌汚染図は，放射性ストロンチウムと同じ文部科学省（2011o）および文部科学省 原子力災害対策支援本部（2012a）に掲載されている．また，個々のデータは文部科学省（2011s）に放射性ストロンチウムと共に掲載されている．約2200ヵ所の土壌調査箇所のうち100ヵ所について，アルファー線放出核種であるプルトニウム-238とプルトニウム-239＋240を定量し，Bq/m^2 で表示してある．検出限界は共に $0.5Bq/m^2$ 程度であった．プルトニウム-239とプルトニウム-240の合量を表示した理由は，これら2核種の放出するアルファー線のエネルギーがほぼ等しいために，アルファー線核種の通常の分析法では区別して定量出来ないためである．

プルトニウム-238が検出された地点の市町村名とプルトニウム-238とプルトニウム-239＋240の汚染濃度（Bq/m^2）は次の通りである．双葉町0.55, 0.66, 同0.57, 不検出, 浪江町2.3, 1.8，同4.0，1.8，飯舘村0.77，0.60，同0.82，2.5であった．

本調査によって検出された最大値は，プルトニウム-238が $4.0Bq/m^2$（浪江町，福島第一原発から約25km），プルトニウム-239＋240が $15Bq/m^2$（南相馬市，福島第一原発から約15km，ここではプルトニウム-238は不検出）であった．これらの値は以前の大気中核爆発実験による土壌汚染の範囲内にあったが，プルトニウム-239＋240（半減期はプルトニウム-239が2万4100年，プルトニウム-240が6564年）に対するプルトニウム-238（半減期87.7年）の比率は，大気中核爆発実験時代には0.026程度であるのに対して，両プルトニウムが検出された5箇所についての比率は0.33～2.2程度であり，原発事故発生以前より比率が大きいことから，これらは今回の事故によって新たに沈着したものと考えられた．

Ⅶ. 地表の植物，土壌を汚染した放射性セシウムの移動

福島第一原発事故により放出された放射性核種は，地表に降り注ぎ植物や土壌を汚染した．その後それらの放射性核種は森林，土壌から移動し，直接あるいは河川水を通じて他の土壌を汚染し，また河川底質中に集積し，やがては海を汚染することになるであろう．文部科学省は大学や研究所に所属する多くの研究者に依頼して，これらの調査研究をして，現在までに個別に報告をしてきたが，2012年3月にまとめの報告書をインターネット上で公開した．それらは，「文部科学省 原子力災害対策支援本部，農林水産省 農林水産技術会議事務局：東京電力株式会社福島第一原子力発電所の事故に伴い放出された放射性物質の分布状況に関する調査研究結果，平成24年3月」であり，3編397頁から構成されている．

これらの報告書のうち文部科学省 原子力災害対策支援本部（2012b）に基づいて，以下に地表に降り注いだ放射性核種特に放射性セシウムによる植生および土壌の汚染の様相と，それら汚染核種がその後どのような運命をたどるかについて，紹介することにする．

なお，土壌およびリター（落葉枝）は100℃で24時間乾燥した後，土壌はそのまま，リターはミキサーで粉砕してから放射性セシウムの分析を実施した．

1. 森林，土壌等における放射性物質の移動

1）森林，畑地，および草地等における土壌中深さ方向の放射性セシウムの分布濃度

試料は福島県伊達郡川俣町の8地点，すなわち畑地，タバコ畑，採草地，水田，牧草地，スギ壮齢林，スギ若齢林，広葉樹混合林において，土壌を深度別に採取し，それぞれの地点における土壌深さ方向の放射性セシウムによる汚染濃度分布の調査を実施した．調査は2011年4月28日および同年8月17日に実施した．

放射性セシウムの汚染濃度は，セシウム-134では20.5万～89.2万Bq/m^2，セシウム-137では25.1万～103.7万Bq/m^2の範囲であった．また，いずれの地点においても，土壌中の放射性セシウムは表層2cmの土壌にその大部分が存在していたが，地点により下記の違いが認

められた．

リター層（落葉枝層）とその下の土壌を分けて測定したところ，スギの壮齢林では，地表面を汚染した放射性セシウムの約50％が，スギの若齢林，および広葉樹混交林では約90％が地表に集積し，リター層に存在していた．畑地や採草地では，地表面を汚染した放射性セシウムの約40～70％がリター層に存在していた．

タバコ畑では，草木，枯葉に放射性セシウムが10％程度しか吸着しておらず，放射性セシウムの90％以上が土壌中に存在した．

水田では，土壌表層よりもやや深い深度（深さ0.5～1.0cm）において，放射性セシウム濃度が最も高かった．

放牧草地では，およそ深さ4.0cmまで放射性セシウム濃度は比較的高く，他の地点と比べて，放射性セシウムが深部まで汚染していることが判った．放牧家畜による表土のかく乱の可能性が考えられた．

2）森林における放射性物質の分布と移動

川俣町山木屋地区をモデル地域として，スギ若齢林，スギ壮齢林および広葉樹混交林内外の高さ別の空間線量率と林床表面の放射性セシウムの汚染濃度の測定，ならびに高度別に，葉，林内雨，樹幹流，落葉等の放射性セシウム濃度を測定し，森林内の放射性セシウムの分布状況とその移動について，2011年7月25日，9月9日，10月21日の3回調査した．結果は以下の通りである．

(1) 森林内の高度別空間線量率，セシウム-134とセシウム-137の計数率（cps）

スギ若齢林では，樹冠中央部において，空間線量率，およびセシウム-134とセシウム-137の計数率が高かった．

スギ壮齢林では，樹冠上部で空間線量率，セシウム-134とセシウム-137の計数率が最も高く，地表面に向って一端減少し，途中から再び高くなった．

広葉樹混交林では，樹冠の空間線量率，およびセシウム-134とセシウム-137の計数率は地表面に向って途中までは一定であり，地表に近づくにつれて高くなる傾向が確認された．

3回の調査における空間線量率，およびセシウム-134とセシウム-137の計数率の変化傾向を比較すると，両スギ林では，樹冠上部において2011年9，10月の値は減少していた．広葉樹混交林では，時間の経過と共に樹冠部で空間線量率およびセシウム-134とセシウム-137の計数率は減少したが，地表面付近では変化がないかやや増加する傾向があった．

(2) 高さ別の葉中放射性セシウム濃度

スギ若齢林において，生葉のセシウム-134濃度は平均で4万2800 Bq/kgDWであり，セシウム-137濃度は平均で5万900Bq/kgDWであった．また，スギ壮齢林ではセシウム-134濃度は平均で3万9600 Bq/kgDWであり，セシウム-137濃度は平均で4万6300 Bq/kgDWであった．

広葉樹混交林では，生葉のセシウム-134濃度は平均で1万4300 Bq/kgDW，セシウム-137濃度は平均で1万5400 Bq/kgDWであった．

スギ林は広葉樹混交林に比べて，生葉に含まれる放射性セシウム濃度は平均で約3倍高かった．

スギ若齢林では，枯葉のセシウム-134およびセシウム-137の濃度は，平均で3万9300 Bq/kgDWおよび4万4900 Bq/kgDWであった．また，スギ壮齢林では，それぞれ10万3900 Bq/kgDW，11万9100 Bq/kgDWであった．

スギ若齢林では，生葉と枯葉で放射性セシウム濃度に大差はなかったが，スギ壮齢林では全ての高度において，枯葉の濃度が生葉より約2倍高かった．

両スギ林では，リター層の放射性セシウム濃度がおおむね10万Bq/kgDW以下であった．一方広葉樹混交林では，生葉の放射性セシウム濃度は，いずれの高度において，おおむね4万Bq/kgDW以下であったが，リター層では35万Bq/kgDWと高い値であった．

(3) 森林外の高度別の空間線量率

森林外において，地表面からの距離と空間線量率の関係を調査した．調査地点は平坦な耕作地で，周囲200 mの範囲内に森林がない場所を選択した．

空間線量率は，高さ5 mまでは高度が上がるにつれて減少し，それ以上の高度ではほぼ一定であった．

(4) 林床の放射性セシウムの分布と時間変化

スギ若齢林では，樹冠下で測定された放射性セシウムの計数率は，樹冠の隙間（以下「ギャップ」という）の計数率に比べて低い傾向があった．また，ギャップにおける計数率は時間と共に減少傾向を示したが，樹冠下では増加傾向を示した．

スギ壮齢林においても，樹冠下の放射性セシウムの計数率は，ギャップにおける計数率より低い傾向にあった．測定した3期間（2011年7月25日，9月9日，10月21日）の比較では，全体的に計数率が増加傾向にあるが，樹冠下においては特に増加傾向が認められた．

広葉樹林混交林においても，樹冠下の放射性セシウムの計数率は，ギャップで測定された計数率より低い傾向があった．3期間の比較では，全体的に計数率が減少傾向にあった．

(5) 森林内における放射性セシウムの移動

① 林内雨と林外雨の放射性セシウム濃度

それぞれの森林において，各林内の7地点（広葉樹混交林のみ5地点）で2011年7月3日～8月23日に雨水サンプラーで収集した放射性セシウム濃度を捕捉水量によって加重平均した結果は次の通りである.

スギ壮齢林で林内雨中のセシウム-134濃度が34.5～243.2 Bq/L，セシウム-137濃度が47.5～327.3 Bq/Lであった.

スギ若齢林では，林内雨中のセシウム-134濃度が14.8～145.4 Bq/L，セシウム-137濃度が17.0～183.8 Bq/Lであった.

広葉樹混交林では，林内雨中のセシウム-134濃度が8.1～67.0 Bq/L，セシウム-137濃度が12.2～86.2 Bq/Lであった.

林内雨に含まれる放射性セシウム濃度は，一定期間に降下する雨量が多いほど低くなる傾向がある．一方，一定期間中に降下する雨量の違いと林内雨に含まれる放射性セシウム総量の間には明確な関連性が認められなかった.

林外雨では，セシウム-137濃度が，スギ林近くでは0.34～0.76 Bq/Lであり，広葉樹混交林近くでは0.08～0.31 Bq/Lであり，林内雨に比べて濃度が非常に低く，おおむね1 Bq/L以下であった.

② 樹幹流の放射性セシウム濃度

次に，それぞれの森林において，3本の樹木から7月3日～23日と7月23日～8月19日に，雨水サンプラーによって採取した樹幹流の放射性セシウム濃度を捕捉水量によって加重平均した結果は次の通りであった.

スギ壮齢林では，樹幹流中のセシウム-134濃度は27.4Bq/Lと33.8Bq/L，セシウム-137濃度は63.9 Bq/Lと83.2 Bq/Lであった.

スギ若齢林では，樹幹流中のセシウム-134濃度が27.5Bq/Lと29.7Bq/L，セシウム-137が42.1 Bq/Lと45.6 Bq/Lであった.

広葉樹混交林では，樹幹流中のセシウム-134濃度が10.5 Bq/Lと15.0 Bq/Lであり，セシウム-137濃度は40.2 Bq/Lと44.4 Bq/Lであった.

③ リターに含まれる放射性セシウム濃度

次に，2011年7月3日～31日と7月31日～8月19日採取したリターに含まれる放射性セシウム濃度について述べる.

リター中の放射性セシウム濃度は，スギ壮齢林では，セシウム-134濃度は9万8000 Bq/kgDWから33万1000 Bq/kgDWに，セシウム-137濃度は11万4000 Bq/kgDWから 39万8000Bq / kgDW に増加していた.

スギ若齢林では，セシウム-134 濃度は 9万5000 Bq / kgDW から 13万5000 Bq / kgDW に，セシウム-137濃度は10万1000 Bq / kgDWから15万5000 Bq / kgDWに増加していた.

広葉樹混交林ではセシウム-134 濃度が 6万2000 Bq / kgDW から 10万7000 Bq / kgDW に，セシウム-137 濃度が 7万6000 Bq / kgDW から 12万6000 Bq / kgDW に増加していた.

以上の調査結果から，林内雨や樹幹流が葉や樹幹に付着した放射性セシウムを洗い流すことによって，徐々に林床に移動していると考えられる．また，樹幹流より林内雨に含まれる放射性セシウム濃度が高いことから，森林内の地表面の放射セシウム増加は，葉に付着した放射性セシウムの降雨にともなった移動の寄与が大きいと考えられる.

なお，森林内の空間線量率を低めるためには，広葉樹混交林では，リター層の放射性セシウム存在量が多いので，生態系への影響を考慮しながら，表面に堆積したリター層を除去することが効果的であると考えられる．他方，スギ林では，樹冠付近の生葉や枯葉に付着した放射性セシウム濃度が高いことから，生葉や枯葉を除去することが効果的であると考えられる．なお，スギ壮齢林では，スギ若齢林や広葉樹混交林に比べて，地表面への放射性セシウム汚染量が多いことから，リター層の除去も効果的であると考えられる.

3）土地利用形態の異なる区画からの土壌浸食による放射性セシウムの移動

土壌浸食による土地利用形態の異なる区画からの放射性物質の移動状況を明らかにするため

表 15　植生と流出土砂量，流出放射性セシウム積算値の関係

	植　生	流出土砂量	流出放射性核種積算値	
			Cs-134	Cs-137
畑 A（緩勾配のタバコ畑）	非常に少ない	非常に多い（920 kg / ha）	非常に多い（10 MBq / ha）	非常に多い（12 MBq / ha）
畑 B（急勾配の畑）	少ない	多い（265 kg / ha）	多い（2.4 MBq / ha）	多い（2.8 MBq / ha）
牧草地 A	多い	少ない（95 kg / ha）	少ない（1.1 MBq / ha）	少ない（1.3 MBq / ha）
牧草地 B	非常に多い	少ない（184 kg / ha）	少ない（0.7 MBq / ha）	少ない（0.9 MBq / ha）
スギ若齢林	リターが多い	非常に少ない（64 kg / ha）	少ない（1.3 MBq / ha）	少ない（1.5 MBq / ha）

文部科学省 原子力災害対策支援本部（2012b, p.161）

浅見注）1MBq は 100 万 Bq

に，緩勾配のタバコ畑（畑 A）および急勾配の畑（畑 B），並びに種々の勾配がある採草地（牧草地 A），放牧草地（牧草地 B）およびスギ若齢林の 5 地点に，ステンレス板による境界区分（以下，「プロット」という）を設置し，境界区分の下流側に三角堰（流量計測）およびタンク（土砂留め）を設置して，土砂および放射性物質の流出量の測定を行った．ステンレス板による境界は 22.13 m × 5 m であり，調査は 2011 年6月5日～9月4日に行った．

結果の概要は表 15 に示した．流出土砂量および放射性セシウム流出量に及ぼす勾配の影響よりも植生量の影響の方が大きかった．また，スギ若齢林では土壌表面の植生が少なかったが土壌がリターで覆われているため，雨水による土砂流出を防止していると考えられた．

本調査期間内における土砂移動にともなう放射性セシウムの移動量は各調査箇所の放射性セシウム存在量の最大でも 0.3％未満であった．しかし，斜面長が長い場合には，流水の集中に伴うガリ浸食（深掘浸食）が発生して，大量の土砂が流出する可能性もあり，今後，長い斜面についての調査が必要である．

4）森林および各種土壌からの放射性セシウムの飛散量

土壌表面や森林等を汚染した放射性セシウムが，風によって大気中に巻き上げられ，飛散（再浮遊）する状況を明らかにするために，水田，タバコ畑，小学校グラウンド（裸地），採草地，放牧地では 1 m の高さで，スギ若齢林では 8 m，および広葉樹混交林では 12 m の高さで，風による放射性セシウム飛散量を 2011 年 6月6日～8月31日に調査した．

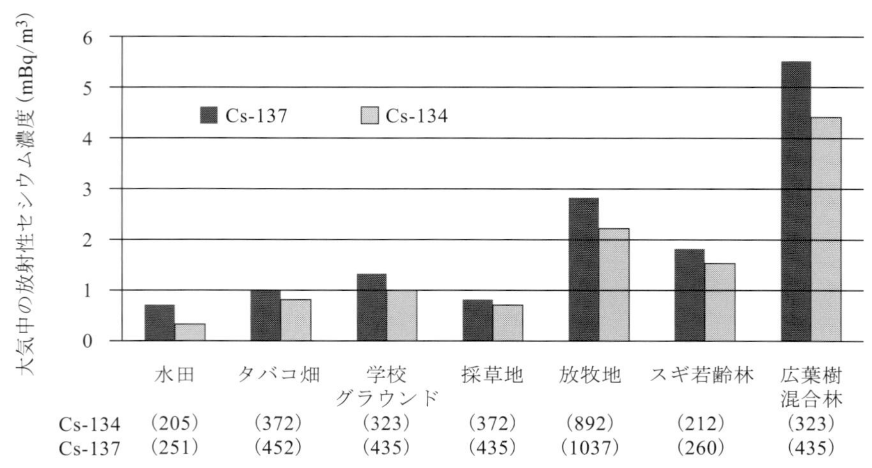

図 25　各調査地点での大気浮遊粉塵中の放射性セシウム濃度の中央値（mBq/m^3）
括弧内の数値は各調査箇所における土壌中のセシウム-134（上）とセシウム -137（下）の汚染量（kBq/m^2）

文部科学省　原子力災害対策支援本部（2012b, p.163）

各調査地点における大気粉塵中の放射性セシウム濃度の中央値を図25に示した（文部科学省原子力災害対策支援本部，2012b, p.163）．土壌中のセシウム-134濃度が32万～37万 Bq/m^2，セシウム-137濃度が44万～45万 Bq/m^2 であったタバコ畑，小学校グラウンド，採草地では，大気粉塵中のセシウム-134およびセシウム-137濃度の中央値は共に1 mBq/m^3 と同程度の値であり，有意な差は認められなかった．これらの地点より土壌汚染放射性セシウム濃度が2～3倍高い放牧地（セシウム-134が89万2000 Bq/m^2，セシウム-137が103万7000 Bq/m^2）では大気粉塵中のセシウム-134およびセシウム-137濃度はそれぞれ2.2 mBq/m^3 および2.8 mBq/m^3 とタバコ畑などで測定された大気粉塵中の放射性セシウム濃度より2～3倍高かった．なお，水田土壌からの飛散量が少なかったことは，水分が多かったためであると考えられる．

またスギ若齢林および広葉樹混交林では，タバコ畑等と放射性セシウムによる土壌汚染量が同程度であったが，大気浮遊塵中放射性セシウム濃度が高い傾向が認められた．このことは樹冠からの放射性セシウムの飛散に基づくと考えられた．

ただし，浅見としては，森林労働者の健康被害を考慮して，両森林においてもその他の地点と同様に1mの高さでの大気浮遊塵中放射性セシウム濃度の測定もすべきであったと考える．

2. 土壌水，河川水，湖沼水，地下水等の水循環に伴う放射性セシウムの移動

1）種々の土地利用形態の土壌からの土壌水，地下水，渓流水，湧水への放射性セシウムの移動

調査は福島県伊達郡川俣町の山木屋地区において，放牧草地，採草地（疣石山），採草地，畑地，スギ壮齢林，スギ若齢林の6地点で，2011年6月6日～8月31日に行った．

放射性セシウム濃度は，土壌水で最大2.48 Bq/kgであり，多くの試料では検出限界以下であり，湧水，地下水ではすべて検出限界以下であった．渓流水では，降雨流出時にセシウム-134が0.8 Bq/kg，セシウム-137が1.2 Bq/kg検出されただけであった．

以上から，本調査時点では，土壌水，地下水，湧水，渓流水による水循環プロセスに伴う放射性セシウムの移動は確認できなかった．

2）水田から河川への浮遊土砂による放射性セシウムの移動

調査は，近接した2種の水田，「通常耕作水田」（510 m^2）および「表面はぎ取り水田」（表

面を 5～10cm 剥ぎ取った後に耕作した水田，731 m^2）によって実施した．両水田とも表土を約 10cm 鋤返した．調査期間（2011 年6月13日～8月29日）の降雨量は約 370mm であった．

(1) 表面を剥ぎ取ることによる放射性セシウム汚染濃度の変化

表面土壌を剥ぎ取る前の土壌のセシウム-137 汚染濃度は 28万 Bq/m^2 であったが，剥ぎ取り後は 7700 Bq/m^2 であった．

(2) 通常耕作水田および表面剥ぎ取り水田からの放射性セシウムの流出

降雨時には放射性セシウムを含んだ土砂が流出しやすいことが認められた．観測期間を通じて流出土砂量は，通常耕作水田では 16.5kg，表面剥ぎ取り水田では 73.1kg であった．浮遊土砂に含まれる放射性セシウム濃度は，通常耕作水田では浮遊土砂流出量の増加に伴って，約 6500 Bq/kgDW から約 1 万 8000 Bq/kgDW に増加したが，表面剥ぎ取り水田では浮遊土砂流出量に関わらず 3800 Bq/kgDW 以下であった．

観測期間中に流出した全浮遊土砂に含まれていたセシウム-137 濃度は，通常耕作水田では約 70 万 Bq（1400Bq/m^2），表面剥ぎ取り水田では 19 万 Bq（260 Bq/m^2）であり，通常耕作水田に対して，表面剥ぎ取り水田からの流出量は約 5 分の 1 であった．

(3) 水田からオーバーフローする泥水による放射性セシウムの移動

水田からオーバーフローした泥水（田面水）について，土壌粒子の粒径ごとに放射性セシウム濃度を測定した．田面水中の土壌粒子の 98％以上が粒径 0.45μm 以上の粒子態として存在していた．通常耕作田面水中に含まれる 63μm 以上の極細砂に付着している放射性セシウムの割合は，3～63μm の粘土粒子に比べて約 2 倍であり，表面剥ぎ取り水田では 63μm 以上の微細砂および 3～63μm の粘土粒子中に付着している放射性セシウムの割合はほぼ同程度であった．

一般的に細粒粒子に放射性核種が多く含まれていると考えられているが，本調査では粒径の大きな粒子中に存在する放射性セシウムの存在割合が多いか，粒径によらず同一であった．その理由は，粘土粒子が凝集している可能性等が考えられた．

また，代掻きによって水田から流出した浮遊土砂量について，濁度計による浮遊土砂濃度および水位計による流量を積算して求めたところ，通常耕作水田では 216.4 kg/ha，表面剥ぎ取り水田では 42.6kg/ha であった．また，代掻きによって流出した浮遊土砂に含まれるセシウム-137 濃度は通常耕作水田では，約 5万 7000Bq/kgDW であり，浮遊土砂流出量とセシウム-137 濃度から計算すると，全流出量は 63 万 Bq に相当する．表面剥ぎ取り水田ではセシウム-137 濃度が約 8000Bq/kgDW であり，全流出量は 2 万 5000 Bq であった．このように，表面土壌のはぎ取りを行うことで代掻き時に流出するセシウム-137 濃度は 7 分の 1 になり，流出総量は25分の1にまで減少する．

以上の調査から，田面水がオーバーフローするような降雨があった場合には，放射性セシウムが水田から河川に移動すると考えられる．また，水田耕作において，代掻きによって排出される浮遊土砂量および放射性セシウム濃度は大きく，通常耕作水田では田面水がオーバーフローするような降雨によって生産された浮遊土砂量は調査期間中の浮遊土砂量の平均値の20倍，また，調査期間中に流出した放射性セシウム濃度の5倍であった．したがって，耕作前に表土を剥ぎ取ることや,水田耕作における代掻き時に浮遊土砂の排出を抑制することにより，放射性セシウムの水田から河川への流出を軽減することが可能であると考えられる．

3）河川から海洋への放射性セシウムの移動

河川から海洋への放射性セシウムの移動量を確認するため，山木屋地区から流下する口太川流域，およびその下流の阿武隈川本流の複数地点において，水位・流量を観測し，浮遊砂サンプラーおよび濁度計を用いて土砂流出量を観測した．また，これらの地点で採水し，セシウム-134およびセシウム-137の移動量を推定した．

⑴ 雨量と濁度との関係

特に上流地点において,降雨量が増加するとともに濁度が高くなることが認められた．また，阿武隈川本流では上流地点で豪雨が発生した時から数時間から1日程度遅れて，濁度のピークが認められた．

⑵ 各地点で測定した浮遊土砂中の放射性セシウム濃度

全期間を通じて浮遊土砂のセシウム-134濃度は1万2000～6万3000Bq/kgDW，セシウム-137濃度は1万2000～6万9000Bq/kgDWであった．また，浮遊砂サンプラーで捕捉された土壌粒子の放射性セシウム濃度は採取された期間ごとに異なっていた．このことは，浮遊砂サンプラーが，流域における異なった土地・土層から流出した放射性セシウム濃度が異なる粒子を捕捉した結果であると考えられる．浮遊砂サンプラーが捕捉した土壌粒子の中央粒径（粒度分布から求められる中央値）は，各観測点において10～50μmであり，水境川および口太川下流地点で約40μm，阿武隈川流域では約15μmであった．

⑶ 放射性セシウム移動量の推定

河川流量および浮遊土砂濃度の時系列変化から，一定期間内の河川水の流出量および浮遊土砂流出量の積算値を求めた．河川水による移動量については，一定期間内の河川水の流出量の積算値に河川水中の放射性セシウム濃度を掛けることにより河川水による放射性セシウムの移動量を算出した．なお，阿武隈川上流の口太川流域の4観測点では2011年6月21日 12:00～8月30日 12:00（70日間）について，阿武隈川本流の2観測点では，2011年8月10日 12:00～8月30日 12:00（20日間）について，放射性セシウム移動量を推定した．

試料採取期間（70日）中の浮遊土砂量および河川流量は，口太川流域の4観測点では，下流ほど多く，25万1000～544万kgおよび12億9000万～167億Lであった．また，阿武隈川本流では，試料採取期間（20日間）中の浮遊土砂量および河川流量は中流の伏黒で3350万kgおよび1900億L，下流の岩沼で1520万kgおよび4200億Lであった．

浮遊土砂および河川水による調査期間中における放射性セシウム移動量は，口太川では下流ほど多く，セシウム-134では 8.54×10^9～152×10^9Bqおよび 0.271×10^9～3.51×10^9Bq，セシウム-137では 9.80×10^9～108×10^9Bqおよび 0.349×10^9～4.51×10^9Bqであった．また，阿武隈川本流では，中流の伏黒ではセシウム-134が 1640×10^9Bqおよび 93.3×10^9Bq，セシウム-137が 1780×10^9Bqおよび 81.8×10^9Bqであり，下流の岩沼でセシウム-134が 456×10^9 および 206×10^9Bq，セシウム-137が 562×10^9 および 181×10^9Bqであった．

放射性セシウム移動量の最大値は伏黒地点であり，セシウム-134で 1.73×10^{12}Bq（20日），セシウム-137で 1.86×10^{12}Bqであった．また，海洋への移動量の推定値を示すと考えられる岩沼地点ではセシウム-134が20日間で 6.62×10^{11}Bq，セシウム-137が 7.43×10^{11}Bqであった．

なお，放射性セシウムの移動量は，浮遊土砂による割合が高く，岩沼地点以外では，セシウム-134が92.7～97.8%，セシウム-137が92.4～97.6%であり，岩沼地点ではセシウム-134が68.9%，セシウム-137が75.7%であった．

本調査では，河底を流れる土砂（掃流砂）による放射性セシウムの移動について調べていないが，河床に沈殿している土砂粒子のセシウム濃度が非常に高いことから，実際の移動量は本調査で推定した放射性セシウムの移動量よりも多い可能性が考えられる．

4）湖沼および貯水池での放射性セシウムの堆積

河川に流出した放射性セシウムの下流にある湖沼や貯水池への移動状況を知るために，農業用貯水池（以下「貯水池」という）4ヵ所（大屋戸，高屋敷，鼠喰池，松沢池）およびダム湖1ヵ所（蓬莱湖，観測点は3ヵ所）から土壌コア採取器によって底泥を採取し，底泥の深さ方向の放射性セシウム濃度の分布を調べた．

(1) 貯水池における放射性セシウムの堆積状況

いずれの貯水池でも，底泥における放射性セシウムの深度分布は，底泥表層で最も高く，深くなると共に急激に濃度が低下した．底泥表層に比べて下層において放射性セシウム濃度が急減することから底泥に放射性セシウムが堆積した後，底泥の攪拌は大きくないと考えられた．大屋戸貯水池以外の3つの貯水池では，セシウム-134濃度が22.3万～27.9万Bq/m^{2}以上，セシウム-137濃度が26.1万～32.1万Bq/m^{2}以上程度であり，流域の森林，畑地，草地の放射性セシウム濃度（セシウム-134で20.5万～89.2万Bq/m^2，セシウム-137で25.1万～103.7万Bq/m^2）より若干低いが，オーダーは同じであった．他方，大屋戸貯水池では，セシウム-134が150万Bq/m^{2}以上，セシウム-137が160万Bq/m^{2}以上であり，他の貯水池よりも濃度が5倍程度高かった．

(2) 蓬莱湖

蓬莱湖では3地点で底泥の採取を行ったが，St.1の底泥中放射性セシウム濃度が特に高かった．調査した20cmまで非常に高い値であり，セシウム-134濃度は290万Bq/m^{2}以上，セシウム-137濃度は320万Bq/m^{2}以上であった．また，底泥下層でも放射性セシウム濃度が8万～12万Bq/kgDW程度であった．このことは，貯水池が接続する広瀬川，口太川に比べて，蓬莱湖が接続する阿武隈川の流域面積が広く，放射性セシウムが付着した土壌粒子が大量に流入沈降していること，もしくは底泥の混合が非常に激しいことによると考えられる．

なおSt.2およびSt.3でも，放射性セシウム濃度が高いことが認められた．

以上で，自然環境における放射性セシウムの移動の紹介を終わる．詳しくは各報告書や文部科学省 災害対策支援本部（2012b）を見ていただきたい．なお，本調査は福島県の1地域で行われたものであって，福島第一原発事故によって放出された放射性核種で汚染された広大な汚染地一般に適用できるかどうかについては検討が必要であろう．

Ⅷ. 土壌中での放射性セシウムの挙動

福島原発事故によって放出された放射性核種のうち，人を含む生態系に影響の大きいものはセシウム-134，セシウム-137およびヨウ素-131であろう．ヨウ素-131の半減期は約8.021日と短いので，事故以来1年以上経過した現在，事故に際して放出されたヨウ素-131はほとんど消滅している．しかし，原発事故当時には大量のヨウ素-131に大勢の人々が曝露されていた可能性があり，ヨウ素-131による健康被害について当分の間注意する必要がある．現在，残留しているのは半減期の長いセシウム-134やセシウム-137である．以下に，放射性セシウム（セシウム-134とセシウム-137）の土壌中における挙動について述べることにする．

1. 粘土鉱物および土壌有機物による放射性セシウムの吸着と固定

土壌は固相，液相，気相から成り立っている．固相中の無機成分には石礫もあるが，2mm以下の部分には，粗砂，細砂，シルト，粘土がある．粘土とは2μm以下の画分をいい，粘土鉱物，岩石・鉱物の小砕片からなっている．なお，粘土とは2μm以下の粒径区分のことであり，粘土鉱物とは一次鉱物（造岩鉱物）から二次的に生成した鉱物のことであって，二次鉱物とも言われている．粘土と粘土鉱物とは概念が異なる．この粘土鉱物と土壌有機物（腐植）が各種イオンを吸着保持している．液相は土壌溶液であり，気相は土壌空気である．土壌溶液には種々の物質が溶解している．土壌空気には気体である種々の物質が存在している．

土壌中に存在する主な結晶性粘土鉱物には，カオリナイトやハロイサイトのような1:1型粘土鉱物（2層型）とモンモリロナイトやバーミキュライトのような2:1型粘土鉱物（3層型）がある．なお，日本に広く分布している黒ボク土には非晶質であるアロフェンや半晶質であるイモゴライトが含まれている．

結晶性粘土鉱物の基本構造はケイ素（Si^{4+}），アルミニウム（Al^{3+}），酸素（O^{2-}）および水酸基（OH^-）の4種のイオンから組み立てられている．1:1型粘土鉱物の基本構造は2つの層からなっている．ケイ素四面体層はSi_4O_{10}の組成を持ち，その底部はほぼ平らになっている．また，アルミニウム八面体層の組成は$Al_4(OH)_{12}$で示される．図26に模式的に示したように，

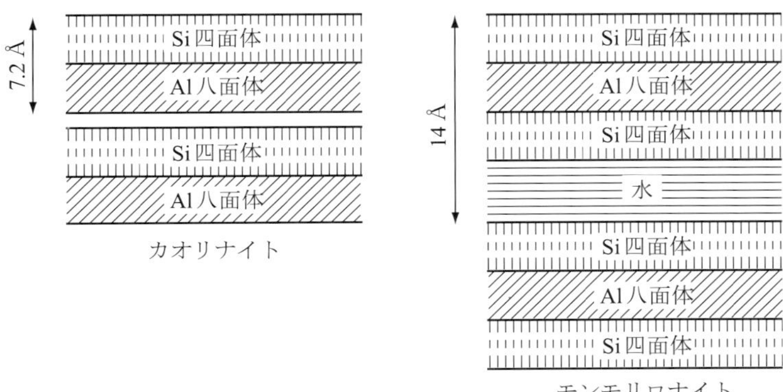

図 26　粘土鉱物の構造
カオリナイト（1：1 型）とモンモリロナイト（2：1 型）の模式図
浅見（2011a, p.54）

ケイ素四面体層とアルミニウム八面体層が結合して単位層となり，それが重なってカオリナイトやハロイサイトのような 1:1 型粘土鉱物を形成している．また，2 枚のケイ素四面体層がアルミニウム八面体層を挟んだ構造が単位層を形成し，それが重なってモンモリロナイトやバーミキュライトのような 2:1 型粘土鉱物を形成している．

粘土鉱物や腐植は，全体として負荷電をを持っている．負荷電にはその起源によって次に述べる 2 種類，pH 依存負荷電と永久負荷電とがある．

粘土鉱物結晶の破壊されている末端の OH 基および Si-OH 基では，H^+ が解離して負荷電が生じる．このような負荷電を破壊原子価という．解離しうる H^+ は他の陽イオンによって交換される．1:1 型粘土鉱物の負荷電のほとんど全部，2:1 型粘土鉱物の負荷電の一部は，破壊原子価によるものである．黒ボク土（火山灰土）の主要な粘土鉱物であるアロフェンやイモゴライトの負荷電も，これと同じような負荷電である．腐植の末端にはカルボキシル基やフェノール性水酸基などがあり，これらの官能基から H^+ が解離して負荷電が発生する．これら負荷電はいずれも H^+ の解離によるものであるので，土壌 pH の変化に応じて負荷電量は変化する．このような負荷電を pH 依存負荷電という．

2:1 型粘土鉱物は，風化によって生成される際に，ケイ素四面体層あるいはアルミニウム八面体層の 4 価のケイ素イオンあるいは 3 価のアルミニウムイオンがそれぞれ同程度の大きさのイオン，例えばケイ素イオンはアルミニウムイオンとアルミニウムイオンは 2 価のマグネシウムイオンと交換することがある．この現象を同型置換という．そのため，粘土鉱物の結晶内で正荷電が減少し，負荷電が現れる．このようにして生じた負荷電は H^+ の解離を伴わないので，pH 変化の影響を受けない．このような負荷電を永久負荷電という．雲母が風化して生成したイライトやバーミキュライトにおける同型置換はケイ素四面体層に起こりやすくモンモリロナイトではアルミニウム八面体層で多く起こる．

通常の土壌 pH では，pH 依存負荷電が生じており，陽イオンを吸着できる．pH 依存負荷電には，カリウムイオンやセシウムイオンよりもカルシウムイオンやストロンチウムイオンの方が吸着されやすい．さらに，カリウムイオンやセシウムイオンとは違って，カルシウムイオンやストロンチウムイオンは腐植の持つカルボキシル基との親和性が高く，腐植と比較的安定な複合体を形成する．pH 依存負荷電は，カルシウムイオンやストロンチウムイオン吸着保持しやすいが，カリウムイオンやセシウムイオンを吸着保持する力は弱い．

2：1 型粘土鉱物の永久負荷電への吸着の強さを決めるのは，イオンの荷電の強さと，イオンの荷電中心と粘土鉱物の負荷電の発現部位との距離である．セシウムイオンのように水和し

表 16 各種土壌型の陽イオン交換容量 (CEC) とフレイド・エッジ・サイト量 (FES)

土壌型	n	CEC：平均（最小～最大）mmol/kg	FES：平均（最小～最大）mmol/kg	（FES/CEC）×100％
1. Andosol	10	245（59～707）	0.642（0.094～1.630）	0.26
2. Arenosol	1	21	1.680	8.0
3. Calcisol	6	284（172～505）	8.100（4.220～12.100）	2.9
4. Cambisol	10	167（51～305）	5.404（0.945～12.900）	3.2
5. Chernozem	6	266（164～391）	6.097（4.510～8.590）	2.3
6. Ferralsol	9	106（35～252）	0.412（0.026～1.410）	0.39
7. Fluvisol	5	158（22～338）	4.150（0.150～9.620）	2.6
8. Gleysol	4	316（115～463）	4.294（0.504～10.100）	1.4
9. Gleyzem	1	204	4.760	2.3
10. Klastanozem	2	171（140～202）	7.055（5.720～8.390）	4.1
11. Luvisol	7	320（67～838）	6.404（1.470～13.300）	2.0
12. Nitisol	7	228（148～309）	2.806（0.324～4.920）	1.2
13. Plaeozem	1	256	6.080	2.4
14. Podzol	7	86（9～291）	0.154（0.0018～0.944）	0.18
15. Podzoluvisol	1	100	3.470	3.5
16. Regosol	4	58（48～76）	4.589（0.744～9.650）	7.9
17. Vertisol	7	393（203～670）	3.859（1.820～8.210）	1.0
土壌型の平均（最小～最大）		199（21～393）	4.115（0.154～8.100）	2.7（0.18～8.0）

浅見注）a. 原報では cmol/kg 表示であったが，mmol/kg に直した．
b. 原報では RIP 表示であったが，その値を 1000 で割り FES 表示にした．
c. 土壌型：1. 黒ボク土，2. 砂質土，3. 石灰集積層を持つ土壌，4. 褐色森林土，5. チェルノーゼム，6. ラテライト，7. 沖積土，8. グライ土，9. チェルノーゼムの様に表層に有機物が集積しているが，構造面が漂白されている土壌，10. 表層にやや有機物が集積し石灰集積層がある土壌，11. ルビソル（塩基飽和度が高く粘土集積層を持つ土壌），12. B 層に粘土が集積した構造面を持つ土壌，13. 表層に有機物が集積しているが石灰集積層がない土壌，14. ポドソル，15. ポドソルビソル（漂白層と粘土集積層を持つ土壌），16. レゴソル（未熟土），17. バーティソル

Vandebroek *et al.*（2012）表 1 より浅見作成

にくいイオンほど，イオンの正荷電中心と粘土鉱物の負荷電発現部位との距離が近くなり，強く吸着されやすい．モンモリロナイトでは八面体層で同型置換しているので，イオンの正荷電中心と負荷電の発現部位との距離が離れているため，イオンの吸着力が弱い．

近年，イライトやバーミキュライトなどのフレイド・エッジ・サイト（frayed edge site: FES）によって，セシウムイオンが特異的に吸着固定されることが明らかにされてきている．Frayedとは「布が綻びた」という意味であり，直訳すれば「綻び末端部位」ということになろう．放射性セシウムがどれだけ土壌に固定されるかをあらわす指標として，Radiocaesium Interception Potential（RIP）が，Cremers *et al.*（1988）により提案された．RIPはFESへのカリウムイオンに対してセシウムイオンがどの程度吸着されやすいかの目安となる選択係数とFES濃度の積として定義されている．この選択係数は約1000であると推定されており，RIPの値を1000で割ればFES量を求めることが出来るわけである．

Vandebroek *et al.*（2012）は各種の土壌型についてRIPを求めたて表にした．浅見はRIPを1000で割ってFESを求め，各土壌型別のCECとFESの平均値を求め，さらにCECに占めるFESの百分率を計算して，表16を作成した．CECに対するFESの百分率が小さい土壌は，Andosol, Ferralsol, Podsolであり，Gleysol, Nitisol, Vertisolもやや小さかった．一方Arenosol, Regosol, Klastanozemの百分率は大きかった．AndosolのFESの最大値は日本の黒ボク土の1.630である．

日本には長期にわたって中国大陸から風成塵（いわゆる黄砂）が飛来しており，Inoue and Naruse（1987）は，最終氷河期以降で0.5～1.0 g/cm^2/1000年（3.6～7.1mm/1000年），大陸の内陸部が乾燥した最終氷期で1.9～3.2g/cm^2/1000年（13.5～22.9mm/1000年）と試算した．この風成塵には白雲母やバーミキュライトが含まれており，そのために日本の黒ボク土のFES値が高と考えられる．

各土壌型については，International Soil Reference and Information Center（ISRIC, Wageningen）によるものであるので，欄外に類似の日本名または説明を記した．

FESやRIPについて詳しく知りたい方は，中尾ら（2011），塚田ら（2011a），塚田ら（2011b），中尾・山口（2012）や山口ら（2012）等を見ていただきたい．また，Zachara *et al.*（2002）やMckinley *et al.*（2004）には，白雲母や黒雲母にセシウムやカリウムが吸着されている様子を示したカラー写真が掲載されている．

なお，セシウムイオンと類似の性質を有するカリウムイオンがイライトの“edge-interlattice” siteに特異的に吸着されることについては，Bolt *et al.*（1963）がすでに述べている．edge-interlattice siteはFESと類似のものであろう．

Ⅸ. 放射性セシウムによる汚染土壌の修復

現在，放射性物質によって汚染された土壌等の除染が進められている．除染といっても，放射性物質がなくなるわけではなく，単に放射性物質を移動して，人を含む生物への影響をなくす，あるいは減らすものである．表面土壌を除去する除染は確実性が高いと考えられるが，汚染土壌の最終処分場はおろか，仮置き場さえ決まっていないのが現状である．

農林水産省（2011b）によると，2011年に福島県飯舘村および川俣町などにおいて，表土の削り取り，水による土壌・攪拌除去，反転耕による汚染土壌の埋め込み，および高吸収植物による除染等の試験を実施した．さらに除染に伴って生じる汚染土壌や植物体の処理・保管技術についても研究を行ったとのことである．これらの調査・研究に基づいて，「農地土壌の放射性物質除去技術（除染技術）作業の手引き　第1版」が出された（農林水産省，2012b）．また，農地以外の建物，道路，校庭・公園等の土壌の除染，草木の除染などについては，環境省（2011g）で述べられている．

以下では，主として農地土壌の除染について，農林水産省（2011b）の内容を紹介する．

土壌からの放射性セシウムを除去する試験は，主として飯舘村で行われた．飯舘村伊丹沢の耕起されていない水田土壌では，放射性セシウムの約95%が表面から2.5cmまでに存在しており，残りも7.5cmより上に存在していた．放射性セシウムは農地土壌の粘土粒子などと強く結合しており，水田土壌・畑土壌から水では容易に抽出されず，また酢酸アンモニウム溶液によっても水田土壌で2.3%，畑土壌で5.3%程度しか抽出されない．

表17　事前サンプリング土壌表層（0～2.5cm，伊丹沢）の粒径別の放射性セシウム濃度の測定結果

試料深さ	国際土壌学会法による粒径区分	組成割合（%）	Bq/kg(各組成)	Bq/ 試料全体	Bq 割合（%）
0～2.5cm	粘土　2μm～	4.8	174300	8400	12.7
	シルト　20～2μm	29.6	103300	30600	46.4
	細砂　200～20μm	45.2	48000	21700	32.9
	粗砂　2mm～200μm	20.4	25900	5280	8.0

注）0～2.5cm 表層全体の放射線濃度は，6万5923Bq/kg である．採土は平成23年6月．

農林水産省（2011b, 別添 4, p.2）

周知のように，放射性セシウムは粘土やシルトのような細かい土壌粒子と多く結合している．一例として，飯舘村伊丹沢の表層土壌（0～2.5 cm）の粒径別放射性セシウム濃度の測定結果を表 17 に示した．この土壌では，単位重量当たり細砂は粗砂の約 1.9 倍，シルトは粗砂の約 4.0 倍，粘土は粗砂の約 6.7 倍放射性セシウムを吸着保持している．

1. 土壌の削り取り

先に述べたように，放射性物質は主として土壌の表層に存在している．したがって，本法は放射性物質を多く含む表層土壌を除去することによって，汚染された農地を修復しようとするものである．

1） 試験方法

試験は福島県相馬郡飯舘村飯樋の水田（8 a）で実施した．作業は，砕土→ 削り取り→ 土壌の搬出・土のう詰めの作業手順で行った．

砕土は，農業用トラクターにバーチカルハローを取り付け，圃場表面を浅く（4～5 cm）砕土し，膨軟にした．削り取りは農業用トラクターにリアブレード（排土板）を付け，砕いた表層土を圃場の短辺方向に 5～10 m 毎に削り取り集積する．排土・土のう詰めは農業用トラクターのフロントローダで，集積した表土をダンプトラックに積み込み，圃場外に搬出し，バックホー等で土のう袋に詰める．

2） 試験結果

水田表土を約 4 cm（10 a 当たり約 40 m^3）削り取ることにより，土壌の放射性セシウム濃度は 1 万 370 Bq/kgDW から 2599 Bq/kgDW に低下した．低減率は 75％であった．除去前後での土壌表面の空間線量率は 7.14 μSv/h から 3.39 μSv/h に低下した．なお，放射性物質濃度が高い農地を削り取る場合には，削り取った土壌の放射性物質濃度が 10 万 Bq/kgDW を超えないよう厚めに削り取る必要があろう．

今後，この水田に作付けしたイネの放射性セシウム濃度の調査をする予定とのことである．

2. 固化剤を用いた表土削り取り

酸化マグネシウムを主材料とする固化剤やポリイオンを圃場表面に吹き付け，土壌表面を固化した後に，表層土壌の削り取りを行った．

1） 試験方法

試験は飯舘村伊丹沢の水田（10 a）でおこなった．マグネシウム系固化剤を水と混合した溶液を圃場に吹き付ける．固化剤が土壌中に浸透し，表層土壌が十分に固化（晴天時 7～10 日間）したことを確認した後，表層土壌の削り取りを油圧ショベルのアームを押しつけながらスイングすることにより行った．バキュームカーで収集した排土をフレコンバッグに移し替えた．

2） 試験結果

表層土壌を削り取ることにより，土壌の放射性セシウム濃度は 9090 Bq/kgDW から 1671 Bq/kgDW に減少した．低減率は 82％であった．土壌表面の空間線量率は，7.76 μSv/h から 3.57 μSv/h に低下した．推定された削り取りの厚さは約 3.0 cm であり，排土量は約 30 m^3 であった．

表層土壌を固化することによって，作業中土壌の飛散を防止することが期待できる．

3. 芝・牧草の剥ぎ取り

芝の剥ぎ取り機であるターフスライサーを用いて，芝地や草地の草と表層土壌を同時に切り取ることによって，除草と除染が同時に可能な汚染土壌の削り取り試験を行った．

1） 試験方法

試験は，畜産研究所沼尻分場でターフスライサーによる芝地の切り取りとフロントローダによる回収試験を実施した．また，飯舘村飯樋の水田転換牧草地でターフスライサーによる牧草地の切り取りとフロントローダによる回収試験を実施した．土壌は 3cm もしくは 5 cm 剥ぎ取った．

2）試験結果

放射性セシウム濃度は飯舘村の試験地では，15cmの深さまでの放射性セシウム濃度1万3630 Bq/kgDWが3cm剥ぎ取り区では327Bq/kgDWに，5cm剥ぎ取り区では177Bq/kgDWに，それぞれ97%および99%減少した．

これは一種の植物による除染とみることが出来るが効果が高かった．

4．水による土壌攪拌・除去

水田において表層土壌を攪拌（浅い代かき）した後，細かい土壌粒子が浮遊している濁水をポンプにより排水し，沈砂池において固液分離を行い，分離した土壌のみを廃棄土とした．この方法はセシウム濃度の高い土壌表層の細粒子を分離し，廃棄土の量を減らすことが期待できる．

1）試験方法

飯舘村伊丹沢の4.2aの圃場で実施した．まず，バーチカルハローで表層約2cmを攪拌する．水田に水を入れ，浅く代かきをする．濁水をポンプによって沈砂池に排出する．凝集剤を投入し，沈砂池において固液分離を行う．上澄液は，放射性セシウム濃度を確認後，排出する．分離した土壌は乾燥後フレコンバックに移し，決められた場所に仮置きする．

2）試験結果

土壌表面攪拌機による小規模の予備試験によって，土壌の放射性セシウム濃度低減率は，土壌の種類によって異なり，29～71%であり，粘土含量が少ない土壌では高い効果が期待できない場合があることがわかった．

本試験によって，土壌中放射性セシウム濃度は，1万5254Bq/kgDWから9689Bq/kgDWへと36%減少した．圃場地表面の空間線量率は7.55μSv/hから6.48μSv/hに低減した．予備試験によって10a当たりの排土量は1.2～1.5tと推計され，表層土壌を5cm剥ぎ取った場合と比較して，排土量は10分の1以下と想定された．沈砂池で固液分離した後の上澄液の放射性セシウム濃度は，検出限界（4～8Bq/L）以下であったので，環境中への排出が可能であった．

5. 反転耕

反転耕は，放射性セシウムで汚染された表層土壌を，プラウ耕によって土壌の下層に反転することにより，作物への移行吸収量を低下させ，あわせて土壌表面の空間線量率を低減させることを目的とした方法である．反転耕では，表土除去の場合に問題となる廃棄物としての排土が発生しない利点があり，施工コストも低いことが期待される．本試験では反転深度の異なるプラウ（耕深 30, 45, 60 cm）について試験した．

1） 試験方法

30 cm 耕深の試験は福島県本宮市の水田（28 a）で行い，その他は中央研圃場で行った．本宮圃場の放射性セシウム濃度は 4100 Bq/kgDW であった．作業は，吸着剤（バーミキュライトなど）の表面散布 →プラウ耕 →踏圧・砕土・均平化 →施肥 →水稲苗の移植の順に行った．

2） 試験結果

反転プラウ（30 cm）では，放射性セシウムは深さ 15～20 cm の層に入り，最表層では濃度が低下した（図 27）．水田表面の空気線量率は，不耕起では 0.66 μSv/h, ロータリー耕では 0.40 μSv/h，プラウ耕では 0.30 μSv/h であった．

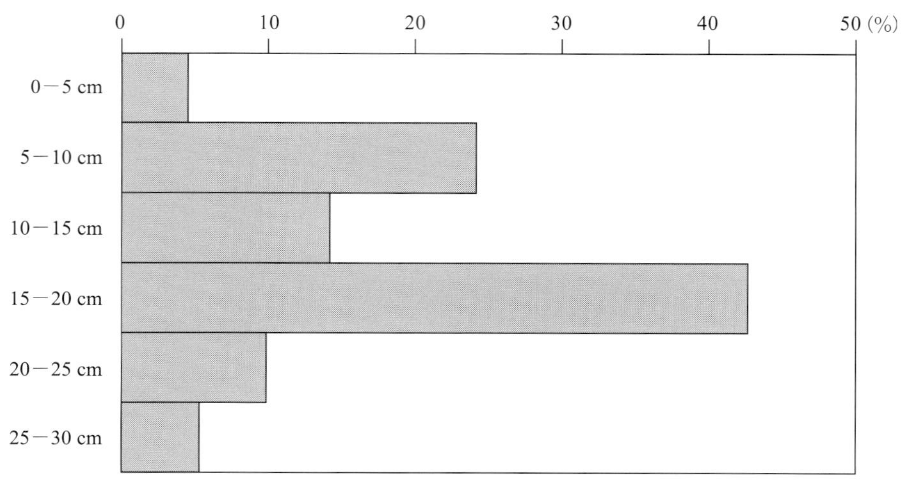

図 27　本宮市における反転プラウ（30 cm）耕後の放射性セシウムの深度分布
農林水産省（2011b, 別添 4, p.12）

耕深 45 cm の反転耕では，表土は 25～40 cm の土層中に，耕深 60 cm の反転耕では表土は 40～60 cm の土層中に移動した.

この方法は比較的軽度の汚染土壌の修復に適している．また，反転深度が深いほど地表面の空間線量率の低下効果は高いが，耕盤を破壊する恐れがあるので，水田には 30 cm 反転耕が適している.

6．植物による除染

放射性セシウムを吸収する能力の高い植物により土壌から放射性セシウムを吸収させ回収する技術（Phytoremediation；植物修復）が検討されている．ヒマワリについての試験結果を紹介する.

1）試験方法

飯舘村二枚橋圃場（15 a, 土壌の放射性セシウム濃度 7715 Bq / kgDW）を用いて，ヒマワリによる植物修復の試験を行った.

2）試験結果

開花時（8月5日）の放射性セシウム濃度は硫安＋無カリ区において茎葉で 52 Bq / kgFW, 根で 148 Bq / kgFW であった．この場合の土壌からの茎葉への移行率は 0.00674 であった.

この土壌の放射性セシウム濃度は，106 万 7820 Bq / m^2 と計算される．ヒマワリの収量（新鮮重）が約 10 kg / m^2，放射性セシウム濃度が 52 Bq / kgFW であるので，520 Bq / m^2 がヒマワリに吸収された計算になり，土壌からの放射性セシウムの除去率は約 2000 分の 1 である．したがって，ヒマワリによる放射性セシウム除去率は小さいものであると考えられる.

3）若干のコメント

以上に述べたように,ヒマワリによる植物修復効果は低いという結果が得られている．他方，福島原発事故による放射性核種による除染にヒマワリを使うと良い，あるいはチェルノブイリではヒマワリによる除染がされているということがインターネットで流布されていた. しかし，チェルノブイリでヒマワリによる除染をしたという論文を見つけることは出来なかった.

ヒマワリによる水耕液中のウラン（Dushenkov *et al.*, 1997）や放射性セシウムの吸収

（Soudek *et al*., 2004, 2006）についての論文がある．水耕液中の放射性セシウムが能率良く吸収されるのであるから，土壌中の放射性セシウムも能率良く吸収されるのではないかと錯覚したために，放射性セシウム汚染土壌の修復にヒマワリを使うと良い，ということになったのであろうか．

上記の試験については次の批判がある．松村ら（2012）は，ヒマワリによるセシウム吸収はカリウムイオンと拮抗関係にあり，土壌中の交換性カリウム濃度が低い（1m.e./100g）とセシウム吸収量が多く，交換性カリウム濃度が高い（2m.e./100g以上）とセシウム吸収量が少ないことを見いだした．この2m.e./100gという交換性カリウム濃度は，一般の畑土壌の濃度であり，上記試験データは，交換性カリウム濃度が高いためにセシウム吸収量が少なかったと結論した．したがって，ヒマワリを用いる土壌中の放射性セシウム除去には，交換性カリウム濃度をヒマワリの生育に必要な最低濃度にすべきであると述べている．

表18　農地土壌除染技術適用の考え方（2011年9月14日公表資料に加筆修正）

<table>
<tr><th>土壌の放射性
セシウム濃度</th><th colspan="2">畑</th><th colspan="2">水　田</th></tr>
<tr><td>～5000 Bq/kg</td><td colspan="4">耕起されていないところでは，●表土削り取りを選択することが可能．農作物への移行を可能な限り低減する観点，また，空間線量率を下げる観点から，必要に応じて○反転耕，○移行低減栽培技術，●水による土壌攪拌・除去の手法を適用．</td></tr>
<tr><td rowspan="2">5000～10000
Bq/kg</td><td colspan="2">地下水位</td><td colspan="2">土壌診断・地下水位</td></tr>
<tr><td>低い場合
（数値は検討）
●表土削り取り
○反転耕</td><td>高い場合
（数値は検討）
●表土削り取り</td><td>低地土

●表土削り取り
●水による土壌攪拌・除去
○反転耕
（耕盤が壊れる）</td><td>低地土以外

●表土削り取り
●水による土壌攪拌・除去
（低地土より効果低）
○反転耕
（耕盤が壊れる）
（地下水位が低い場合のみ適用）</td></tr>
<tr><td>10000～25000
Bq/kg</td><td colspan="2">●表土削り取り</td><td colspan="2">●表土削り取り</td></tr>
<tr><td>25000 Bq/kg～</td><td colspan="2">●表土削り取り．ただし，高線量下での作業技術の検討が必要．
（例えば土ぼこりの飛散防止のための固化剤の使用）</td><td colspan="2">●表土削り取り．ただし，高線量下での作業技術の検討が必要．
（例えば土ぼこりの飛散防止のための固化剤の使用）</td></tr>
</table>

注）●は廃棄土壌が出る手法，○は出ない手法．

農林水産省（2012b, p.4）

放射性セシウム汚染土壌の植物による修復を成功させるためには，土壌中のセシウムを能率良く吸収する植物の検出，その栽培方法，および放射性セシウムを吸収した植物の処理方法の確立が必要であろう．

以上農林水産省による6項目の試験結果に基づいて，「農地土壌除染技術適用の考え方」（農林水産省，2012b, p.4）という表18を作成したようである．また，この報告書には，具体的な作業手順や用いる機械についても説明されている．

7. ゼオライト施用による作物のセシウム吸収抑制

福島第一原発事故による農地の放射性セシウム汚染による作物の放射性セシウム吸収を抑制するため，ゼオライトを施用する試験が行われている．ゼオライトはある種の粘土鉱物と同様に永久負荷電を持っているので，陽イオンを吸着保持する能力がある．ゼオライトには天然ゼオライトと人工ゼオライトとがある．1984年，地力増進法に基づく土壌改良資材の一つに指定され，農畜産方面でのゼオライトの使用は飛躍的に増加しているとのことである（久馬ら，

表19　ゼオライトとカリウムの施用がチンゲンサイへのセシウム吸収におよぼす影響

試験区	褐色低地土				黒ボク土			
	生育量	K_2O	Cs		生育量	K_2O	Cs	
	g/pot	%	μg/kg	比率	g/pot	%	μg/kg	比率
Cs 0mg/kg	31.9	1.8	1830	100	7.4	1.4	1540	100
Cs 0mg/kg+K	14.9	13.6	294	16	3.3	10.5	71	5
Cs 0mg/kg+ゼオライト(C)	27.5	6.0	26	1	4.2	3.8	4	0
Cs 0mg/kg+K+ゼオライト(C)	17.0	9.8	31	2	4.7	6.1	18	1
Cs 0mg/kg+ゼオライト(M)	27.2	6.7	8	0	10.3	5.2	4	0
Cs 0mg/kg+K+ゼオライト(M)	14.0	9.2	11	1	4.9	6.1	4	0
Cs 1mg/kg	28.5	2.1	4800	100	10.8	1.0	11600	100
Cs 1mg/kg+K	15.7	13.2	1040	22	2.5	11.5	1820	16
Cs 1mg/kg+ゼオライト(C)	28.4	6.2	55	1	14.4	5.6	101	1
Cs 1mg/kg+K+ゼオライト(C)	18.3	10.0	118	2	2.4	5.6	60	1
Cs 1mg/kg+ゼオライト(M)	26.2	6.2	101	2	9.9	5.4	25	0
Cs 1mg/kg+K+ゼオライト(M)	24.4	10.7	62	1	3.3	5.9	47	0

ゼオライト(C)：クリノプチロライト系天然ゼオライト
ゼオライト(M)：モルデナイト系天然ゼオライト
Cs-133として0.1mg/kg土壌の塩化セシウムを土壌に添加混合した．
ゼオライトは0または10%(w/w) 添加，KはK_2Oとして0または1.0g/pot添加した．

後藤ら（2011）

1993, p.205).

後藤ら(2011)によれば,(1)天然ゼオライトは水溶液中のセシウムイオンをきわめて敏速に捕捉し,その捕捉力は共存するカリウムイオンの影響を受けにくい.(2)土壌もゼオライトに匹敵するセシウムイオン捕捉性を有するが,ゼオライトよりセシウムイオンを放出しやすい.(3)チンゲンサイのポット栽培試験において表19に示すように,①カリウムの過剰施用が植物へのセシウム吸収抑制に有効であることが確認された.②ゼオライトの施用による植物への顕著なセシウム吸収抑制効果が認められた.③ゼオライト鉱物の違いによるセシウム吸収抑制効果の相違は認められなかった.なお,セシウム無添加区で吸収されたセシウムは,土壌中にもともとあったセシウム-133が吸収されたものである.また,セシウム吸収量は乾物当たりの値である.

後藤ら(2011)による上記試験は,褐色低地土と黒ボク土を用いて,2種類のゼオライト施用により,非放射性セシウムの吸収について試験であった.しかし,非放射性セシウムも土壌ー植物系では放射性セシウムと同様の挙動を示すと認められるので,この試験結果はゼオライト施用による放射性セシウム吸収抑制の有効性を示していると考えられる.

今後,各種土壌と各種作物ついての圃場試験が行われることが期待される.

X. 食品，飼料および肥料・土壌改良資材等の放射性セシウムの基準値

放射性セシウムについて，食品の規格基準および飼料，肥料，土壌改良資材，培土，家畜用敷料の暫定許容値について順次述べる．

1. 食品の規格基準

2012年3月15日付をもって食品衛生法に基づく「乳及び乳製品の成分規格に関する省令（昭和26年厚生省令第52号）」および「食品，添加物等の規格基準（昭和34年厚生省告示第370号）」が改正され，食品中の放射性物質に係る新たな基準値を設定，2012年4月1日から施行された．放射性セシウムの規格基準値は表20の通りである．

なお，この新たな規格基準値が出される前には，「食品中の放射性物質に関する暫定規制値」が放射性ヨウ素，放射性セシウム，ウラン，プルトニウムおよび超ウラン元素について決められていた（浅見，2011a, p.10）．

この新たな規制基準値について厚生労働省医薬食品局食品安全部基準審査課（日付なし）による説明を紹介したい．

表20　放射性セシウムの新基準値*

単位：Bq/kg

食品群	基準値
飲　料　水	10
牛　　　乳	50
一 般 食 品	100
乳幼児食品	50

* 放射性ストロンチウム，プルトニウム等を含めて基準値を設定
2012年4月1日施行
厚生労働省医薬食品局安全基準部基準審査課（日付なし）

1）基準値変更の理由

変更の理由は，食品の国際規格を作成しているコーデックス委員会が年間 1 mSv を超えないように基準値を設定しているので，暫定規制値で許容している年間線量 5 mSv から年間 1 mSv に基づく基準値に引き下げた．（浅見注：ここに述べられているのは，食品摂取による内部被曝の基準値であり，これ以外に外部被曝による基準値 1 mSv がある）

2）食品区分に含まれる食品の範囲

食品区分に含まれる範囲については，

(1)「飲料水」は直接飲用する水，調理に使用する水，および水との代替関係が強い飲用茶とする．

(2)「乳幼児用食品」は「乳児用」に適する旨の表示許可を受けたもの．例えば，乳児用調製粉乳，および乳児の飲用に供することを目的として販売するものであって，乳幼児を対象にした調製粉乳（フォローアップミルク等），乳幼児用食品（たまごボーロ，ソフトせんべいなど），ベビーフード（離乳食，ベビーフード等），乳幼児向けの飲料（ジュース，飲むヨーグルトなど），その他（服薬補助ゼリー，乳幼児用栄養食品など）

(3)「牛乳」は牛乳，低脂肪乳，加工乳等，乳飲料は含まれるが，乳酸菌飲料，発酵乳，チーズは含まない．

(4)「製造，加工食品の基準値適用の考え方」としては，原材料だけではなく，製造，加工された状態でも一般食品の基準値を満たすことを原則とする．ただし，以下の①，②の食品については，実際に食べる状態の安全を確保するため，実際に食べる状態を考慮して基準値を適用する．

①乾燥きのこ類，乾燥海草類，乾燥魚介類，乾燥野菜など原材料を乾燥させ , 水戻しを行い，食べる食品．→食用の実態を踏まえ，原材料の状態と食べる状態（水戻しを行った状態）で一般食品の基準値を適用する．（注）のり，煮干し，するめ，干しぶどうなど原材料を乾燥させ，そのまま食べる食品は，原材料の状態，製造，加工された状態（乾燥した状態）それぞれで一般食品の基準値を適用する．

②茶，こめ油など原料から抽出して飲む，または使用する食品．→原材料の状態と飲用，使用する状態で食品形態が大きく異なることから，原材料の状態では基準値の適用対象としない．茶は，製造，加工後，飲む状態で飲料水の基準値を，米ぬかや菜種などを原料とする油は油で一般食品の基準値を適用する．

3）規制の対象とする核種

規制の対象は，福島原発事故により放出した放射性核種のうち，原子力安全・保安院がその放出の試算値リストに掲載した核種で，半減期1年以上の放射性核種全体（セシウム-134，セシウム-137，ストロンチウム-90，プルトニウム，ルテニウム-106）とする（放射性セシウム以外の核種の線量は，19歳以上で約12%）.

なお，米，牛肉，大豆については経過措置期間を設定していた.

2. ベラルーシとウクライナの食品中セシウム-137の基準値

チェルノブイリ原発事故による大量の放射性物質汚染を受けたベラルーシの食品中セシウム-

表21　ベラルーシにおけるセシウム-137の食品，水の基準値（1999年制定）

（Bq/kg, Bq/L）

食品	基準値
飲料水	10
牛乳・純正乳製品（サワークリーム，発酵乳，ヨーグルトなどを含む）	100
加糖練乳・無糖練乳	200
カッテージチーズ・凝乳製品	50
レンネット（凝乳製品）を使ったチーズ・プロセスチーズ	50
バター	100
牛肉・羊肉ならびにその加工食品	500
豚肉・鶏肉ならびにその加工食品	180
パン・パン製品	40
小麦粉・穀物類・砂糖	60
植物油	40
動物性脂質・マーガリン	100
じゃがいも	80
ジャガイモ以外の野菜	100
くだもの	40
栽培されたベリー類	70
野菜，くだもの，栽培されたベリー類を原料とする濃縮果実食品	74
野生のベリー類とそれを原料とする濃縮果汁食品	185
生きのこ	370
乾燥きのこ	2500
子どもが対象であることを表示している食品	37
その他の食品	370

バベコン著・辰巳訳・今中監修（2011, p.39）

137，およびウクライナの食品中セシウム-137とストロンチウム-90の基準値を表21および表22に示した．チェルノブイリ原発事故から25年以上経過しており，セシウム-134はほとんどなくなっているので，セシウム-137の基準値が設定されている．健康被害に対するセシウム-134とセシウム-137の影響は同じであると考えられる．したがって，日本の放射性セシウムの基準値とベラルーシやウクライナの基準値は相互に比較可能である．

ベラルーシの基準値では，飲料水は日本と同じであるが，日本の米やパンに相当するパンは40 Bq/kg，じゃがいもは80 Bq/kg，子供用食品は37 Bq/kgに設定されている．肉類，きのこ，特に乾燥きのこは高く設定されている．

ウクライナでは食品中のストロンチウム-90の基準値も設定されているが，セシウム-137の基準値よりかなり低く設定されている．セシウム-137の基準値では飲料水が2 Bq/L，パンが20 Bq/kg，野菜が40 Bq/kgと日本の基準値よりかなり低く設定されている．また，幼児食品が40 Bq/kgとなっている．ベラルーシと同様に肉製品や野生イチゴ･きのこ（生,乾燥）の基準値が高く設定されている．

ここで，食品中放射性セシウムの基準値問題について，一言述べることにする．原子力ムラの人々は，食品中基準値について述べる際，意識的にベラルーシやウクライナの基準値には触

表22　ウクライナにおける食品・飲料水中のセシウム-137とストロンチウム-90の許容濃度

（Bq/kg, Bq/L）

品　名	セシウム-137	ストロンチウム-90
パン・パン製品	20	5
ジャガイモ	60	20
野菜（根菜・葉菜）	40	20
果物	70	10
肉・肉製品	200	20
魚・魚製品	150	35
ミルク・乳製品	100	20
卵（一個当り）	6	2
飲料水	2	2*
コンデンスミルク	300	60
粉ミルク	500	100
野生イチゴ・キノコ（生）	500	50
野生イチゴ・キノコ（乾燥）	2500	250
薬草	600	200
その他	600	200
幼児食品	40	5

* 1991年1月1日までは4Bq/L

Nasvit（1998）

れずに，その他の国の高い（緩い）基準値についてだけ述べているようである．ベラルーシやウクライナではチェルノブイリ事故による食品汚染の苦い経験から，徐々に低い（厳しい）基準値を設定してきたことに留意する必要がある．福島第一原発事故を経験した日本としては，原発事故をまだ起こしていない国々の基準値ではなく，現に原発事故の被害を最も受けている国々，すなわちベラルーシやウクライナの基準値こそ参考にすべきである．緩い基準値に比べて，日本の基準値は厳しいと言いたいのであろうが，このような感覚では国民の健康を守ることは出来ないと考える．

3．飼料の暫定許容値

福島原発事故の前年に刈り取られ，野外に放置されて放射性物質で汚染された稲わらを与えられ，牛肉に高濃度の放射性セシウムが含まれてしまった．この牛肉が全国各地に売られて，大きな社会問題になったことは周知の事実である．福島県浅川町の畜産農家が餌として与えていた稲わらから放射性セシウムが最高で9万7000 Bq/kg，南相馬市では7万5000 Bq/kg 含まれていた（毎日新聞，2011.7.15 朝刊）．

表23Aに牛，豚，家きん，馬，養殖魚の飼料の暫定許容値を示した（農林水産省 2012c）．単位は，いずれも製品重量当たりであるが，稲わらなどの粗飼料は水分80％として表示されている．大体は人に対する基準値と類似の80～160 Bq/kg であるが，養殖魚の暫定許容値が40 Bq/kg であり，乳幼児の基準値より低いのが目立っている．

表23A　飼料の暫定許容値

飼　料	暫定許容値
牛	100 Bq/kg（粗飼料は水分含量8割ベース，その他飼料は製品重量）
豚	80 Bq/kg（製品重量，ただし粗飼料は水分含量8割ベース）
家きん	160 Bq/kg（製品重量，ただし粗飼料は水分含量8割ベース）
馬	100 Bq/kg（粗飼料は水分含量8割ベース，その他飼料は製品重量）
養殖魚	40 Bq/kg（製品重量）

農林水産省（2012c）

4．肥料，土壌改良資材，培土，家畜用敷料の暫定基準値

牛など家畜に高濃度の放射性セシウムを含む飼料を供与すれば，それらの糞尿に放射性物質が含まれ，その糞尿から作成した堆肥に高濃度の放射性セシウムが含まれることは当然のこと

であろう．

表 23 B に肥料，土壌改良資材，培土，家畜用敷料の暫定基準値を示した（農林水産省，2012c）．いずれも製品重量で 400 Bq/kg となっている．

表 23 B　肥料・土壌改良資材・培土・家畜用敷料の暫定許容値

	暫定許容値
肥料	400 Bq/kg（製品重量）
土壌改良資材	400 Bq/kg（製品重量）
培土	400 Bq/kg（製品重量）
家畜用敷料	400 Bq/kg（製品重量）

農林水産省（2012c）

XI. 各種食品のヨウ素-131および放射性セシウムによる汚染

2011年3月11日の福島原発事故によって，3月12日から15日にかけて1号機～4号機が次々に水素爆発を起こし，大量の放射性核種を大気中に放出し，また放射性核種を含む汚染水を故意または事故によって海に放出したことについてはすでに述べた．

本章では大量に放出されたヨウ素-131と放射性セシウム（セシウム-134＋セシウム-137）による各種食品の汚染の状況について述べることにする．

用いた資料は，厚生労働省のホームページにある「食品中の放射性物質の検査結果」であり，2011年3月～10月に発表のものは経時的にまとめられており，試料数は4万5808点である．これとは別に，2011年3月から初期には1日2回，その後は1日1回検査結果が報告されているが，最近でも土日を除いて毎日のように報告されている．それらは1ヵ月ごとにまとめられている．

そこで，2011年10月31日までは毎日発表されている表を用い，その後についてはまとめた表の2012年9月発表分までを用いた．また，コメについては，2012年10，11月発表分も用いた．ただし，ある月に発表されたデータには，それ以前の月に採取したものも若干含まれている．全部で10万点以上の試料の分析値があり，しかも，ND（不検出）が多いので，25Bq/kg（現物）以上の汚染食品だけをまとめて考察に用いた．現物当たりとは，通常の食品では新鮮重（FW）当たり，乾燥した食品では風乾重（ADW）当たりである．25Bq/kg以上の試料をまとめた表の作成は，アグネ技術センターの権上かおるさんにお願いした．この表を使って，各月毎に100Bq/kg以上の試料が5点以上ある食品群と，4点以下の食品群に分けて表示し，「資料2」として掲載した（p.177～）．詳細については，資料を見ていただきたい．

政府・自治体などでは100Bq/kgの食品は基準値を超えていないとし，101Bq/kg以上を基準値を超えているとしている．カドミウムの基準値1.0mg/kgについては，1.0mg/kgは基準値を超えているとしたのとの違いがあることに注意したい．

最初に採取された食品は，2011年3月16日に福島県川俣村の原乳であり，ヨウ素-131が1190Bq/kg，セシウム-137が18Bq/kg検出された．野菜では茨城県日立市で3月18日に採取されたホウレンソウにヨウ素-131が5万4100Bq/kg，放射性セシウムが1931Bq/kg検出された．同じ日に，茨城県や福島県の多くの市町村のホウレンソウに多量のヨウ素-131や放射性セシウムが検出された．その後，種々の食品の汚染が次々に明らかにされた．

なお，「資料2」やイノシシ肉についての表27（p.106）を見れば判るように，試料の採取はかなり任意に行われたようである．したがって，表に高い値があれば高い値の食品があったことは明らかであるが，高い値の食品がない場合でも，日本のいかなる地域においてもその食品について高い値がないということを意味しない．その顕著な例はコメの分析値であり，最初にコメについて述べることにする．次に，各種食品の代表的な例についてやや詳しく，その他については簡単に紹介する．なお，以下では福島県下の市町村については県名を省略し，その他の都県については市町村名の名称に都県名を付けた．

福島原発から各都県までどれくらい離れているかを理解していただくために，図28に福島原発から各都県までの距離を示した．

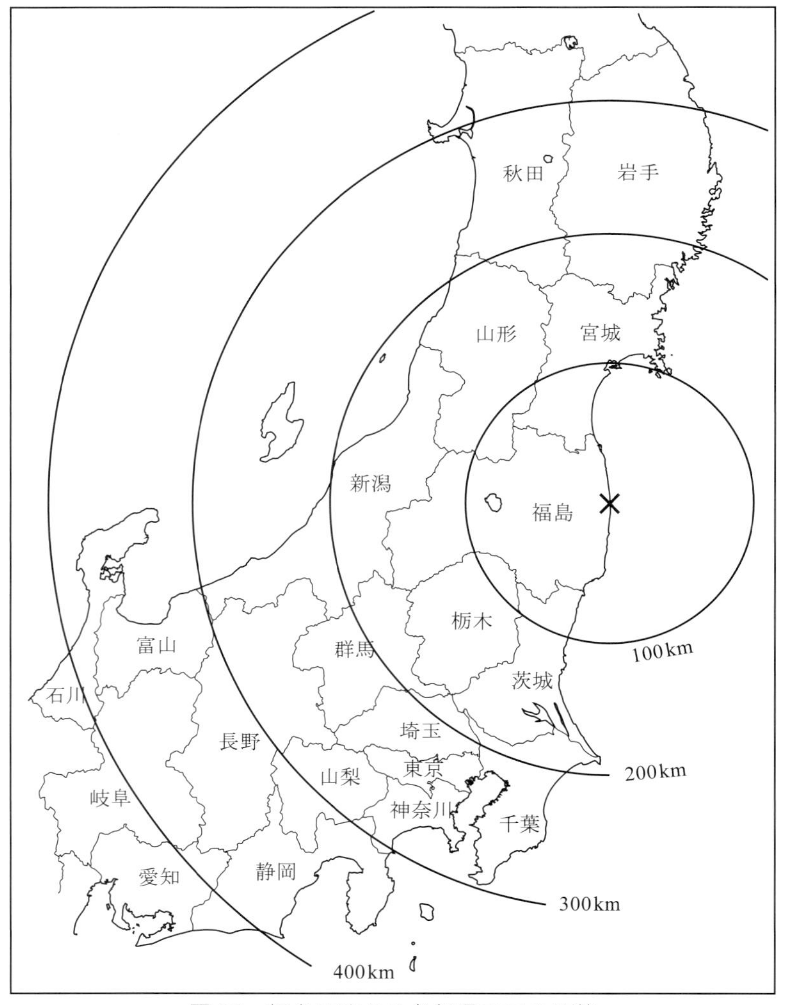

図28　福島原発から各都県までの距離

1. コメの放射性セシウム濃度

農林水産省によるプレスリリース「東日本大震災について～『米の放射性物質調査に関する説明会』の開催について～（http://www.maff.go.jp/j/press/soushoku/syoryu /110802.html)」の「資料 1」に「米の放射性物質調査の基本的な考え方について」がある．調査には予備調査と本調査とがある．

1） 調査方法

予備調査における調査対象地域は，福島県，茨城県，栃木県，群馬県，千葉県，神奈川県，宮城県，山形県，新潟県，長野県，埼玉県，東京都，山梨県および静岡県であり，土壌調査の結果，土壌中の放射性セシウム濃度が 1000 Bq/kg 以上であった市町村（この場合，旧市町村毎に試料を採取），空間放射線量率が 0.15 μSv/h 以上の市町村，および上記以外で都県が選定する市町村とされている．調査は，収穫 1 週間前の前後 3 日間の中で実施する．

調査の結果，玄米中放射性セシウムが 200 Bq/kg を超えた場合には，本調査における「重点調査区域」に，それ以下の場合には，当該市町村を本調査における「その他の調査区域」に，それぞれ設定する．「重点調査区域」では，おおむね 15 ha につき 1 点（おおむね集落毎に 1 点に相当）の試料を採取する．「その他の調査区域」では，旧市町村毎に試料を採取（1 市町村当たり平均 7 点を調査することを想定）．調査の結果，玄米の放射性セシウム濃度が暫定規制値（500 Bq/kg）を超えた場合は，原子力災害対策本部長の指示に基づく知事の要請により，旧市町村（または市町村）単位で出荷制限を実施することになっていた．

2） 本調査と緊急調査の結果

コメの本調査の結果は厚生労働省（2011年 8，9，10，11月）で見られる．主として 9 月，10月発表分に掲載されている．

毎日新聞（2011.10,13 朝刊）には「福島県は 12日，新米を対象にした放射性セシウムの本調査が終了し，県内 1174 地点すべての検体で国の暫定規制値（1 キロ当たり 500 ベックレル）を下回ったと発表した．これにより，作付け制限された避難区域を除く県内 48 市町村でコメの出荷が可能となり，佐藤雄平福島県知事は県産米の安全宣言を表明した」とある．

ところが，福島市旧小国村大波地区の農家が自宅に保管していたコメを JA 新ふくしまに持ち込んで簡易測定器で測定したところ，高い数値が出たため，福島市に連絡した．市と県で検査した結果，630 Bq/kg を検出した（毎日新聞，2011.11.17 朝刊）．その後，福島県はコメの放射性物質緊急調査を実施し，結果を発表している（水田畑作課（福島県），2012）．

表24には，福島県産玄米中放射性セシウム濃度について本調査と緊急調査の結果について，主な市と村について示している．表24では濃度（Bq/kg）を7区分して示しているが，本調査では各調査地点の値が公表されており，緊急調査では旧市町村の最大値が示されている．そこで，各市町について，調査における大きい値から3番目までの値と，3つの平均値も示した．平均値の比で較べると，伊達市の9.0倍，福島市の6.6倍の他，試料数は少ないけれども桑折町の8.0倍，本宮市の7.1倍など緊急調査の方がはるかに高濃度であることが判る．

また，旧市町村について「本調査」→「緊急調査」の結果を示す．福島市では，旧小国村で28, 33 Bq/kg → 1270 Bq/kg，旧福島市で26, 41 Bq/kg → 1540 Bq/kgである．伊達市では，旧石戸村で35 Bq/kg → 400 Bq/kg，旧月舘町で25 Bq/kg → 1050 Bq/kg，旧小国村で47, 163 Bq/kg → 1110 Bq/kg，旧上保原村で161 Bq/kg → 370 Bq/kg，旧掛田町で27, 62 Bq/kg → 950 Bq/kg，旧柱沢村で38 Bq/kg → 580 Bq/kg等となっている．その他の旧市

表24　2011年産の福島県産コメ中放射性セシウム濃度の本調査と緊急調査結果の比較（Bq/kg）

上段：本調査，下段：緊急調査

市町名	25–49	50–99	100–199	200–299	300–499	500–999	1000–	>100の地点	大きい値 3	大きい値 2	大きい値 1	平均	
福島市	7	3	2	0	0	0	0	2	88	104	139	110	〉9.5倍
	2	5	12	2	2	0	2	18	330	1270	1540	1047	
伊達市	7	3	2	0	0	0	0	2	62	161	163	129	〉9.0倍
	0	1	2	2	4	3	3	14	1050	1110	1340	1167	
二本松市	25	2	1	0	1	0	0	2	90	110	470	223	〉2.5倍
	0	2	4	5	3	1	0	13	420	450	780	550	
いわき市	10	1	0	0	0	0	0	0	45	47	50	47	〉1.9倍
	4	3	1	0	0	0	0	1	84	89	100	91	
相馬市	2	1	1	0	0	0	0	1	48	52	103	68	〉1.5倍
	2	5	1	0	0	0	0	1	97	99	115	104	
国見町	4	2	0	0	0	0	0	0	48	84	99	77	〉3.3倍
	0	0	3	1	1	0	0	5	198	206	360	255	
本宮市	1	0	0	0	0	0	0	0	−	−	42	42	〉7.1倍
	1	0	1	2	1	0	0	4	240	260	400	300	
桑折町	2	1	0	0	0	0	0	0	28	28	52	36	〉8.0倍
	0	0	0	2	1	0	0	3	210	260	390	287	
川俣町	1	0	0	0	0	0	0	0	−	−	48	48	〉2.9倍
	3	0	3	0	0	0	0	3	102	144	167	138	

本調査：厚生労働省（2011）食品の放射性物質調査について

緊急調査：水田畑作課（福島県）（2012）米の放射性物質緊急調査の結果について（取りまとめ）[訂正]の別表

浅見作成

町村でもこれほどの差はないものの数倍になっている場合が多い．

福島県以外の各県について，本調査による2011年産玄米中放射性セシウム濃度25 Bq/kg以上の値をまとめたのが表25である．表25において最小値は岩手県一関市の27 Bq/kg,

表25　福島県以外の諸県のコメ中放射性セシウム濃度と生産地
(2011年産米)

県　名	コメ中放射性セシウム濃度Bq/kg（生産地名）
岩　手	27（一関市）
宮　城	45（気仙沼市），102（白石市）
茨　城	52，60（鉾田市），85（北茨城市）
栃　木	51（日立市）
群　馬	53（安中市），61（渋川市）
千　葉	46（市川市）

厚生労働省（2011）食品の放射性物質検査について
（ただし，<24Bq/kgは除く）
浅見作成

最大値は宮城県白石市の102 Bq/kgであり，原発から離れている茨城県で52, 60, 85，栃木県で51，群馬県で53, 61，千葉県で46 Bq/kgとなっている．千葉県市川市は原発から約210 km離れており，すでに述べたように放射性セシウムの土壌汚染濃度は3万～6万または1万～3万 Bq/m^2であり，柏市，我孫子市，流山市などの汚染濃度より低濃度である．したがって，これらの県についても詳細に調査を行なえばかなり高濃度の玄米が検出されるであろうことは否定できない．

3）緊急調査で高濃度の放射性セシウムを含む玄米が検出された理由（福島県，農林水産省）

緊急調査で高濃度の放射性セシウムを含む玄米が生産されたことについて，福島県・農林水産省（2011）は次のように述べている．その内容を要約すれば，

(1) 500 Bq/kg以上の放射性セシウムを含む高濃度汚染米が生産された水田の地理的特徴は，山間部の山林に囲まれた狭隘な水田が多いものの，基盤整備された比較的平坦な水田にも見られた．

(2) 500 Bq/kgを超える放射性セシウムを含む玄米は空間放射線量率が1.4 μSv/hを超える水準の区域に限られていた．

(3) 500 Bq/kgを超える放射性セシウムを含む玄米が生産された水田土壌（0～15 cm）の放射性セシウム濃度は，2321～1万1660 Bq/kgであった．

(4) 土壌の交換性カリウム濃度と玄米の放射性セシウム濃度との間に一定程度の相関が認められた（図29）（浅見注：しかし，回帰曲線に乗らない1100 Bq/kg以上の玄米が生産された4ヵ所の水田［グラフ中○印］について，玄米中放射性セシウム濃度が高くなった理由を明らかにする必要がある）．

(5) 500 Bq/kgを超える玄米が生産された要因として次の諸点が考えられる．

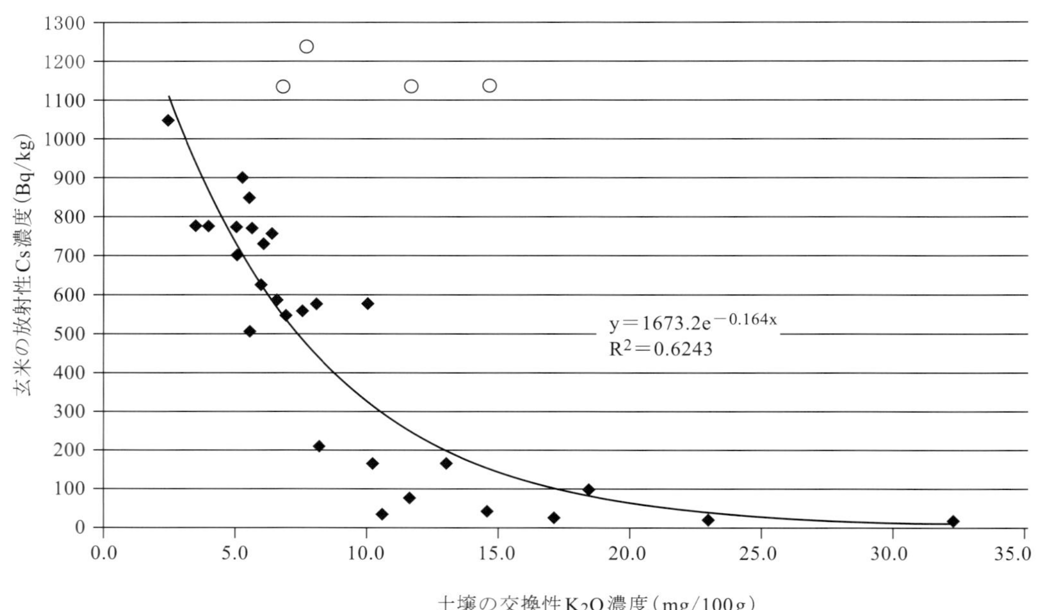

図 29 土壌の交換性カリウム濃度と玄米の放射性セシウム濃度との関係

福島県・農林水産省（2011）浅見改変

①山間部の狭隘な水田では，カリ肥料の施用量が少なかったので土壌中のカリウム含量が少なく，放射性セシウムが根から吸収されやすかったこと．浅い耕耘と常時湛水のため，根張りが浅く，放射性セシウムが集積している表層から放射性セシウムを吸収しやすかったこと．周囲の山林から沢水等によって放射性セシウムが供給されたであろうこと．

②平坦部の水田では，カリ肥料の施用量が少なかったこと．平坦部でも隣接する山林から放射性セシウムを含む水が供給されたこと．

以上である．

なお，通常の水田でも稲の生育の後期には，主に土壌表面の酸化層付近に上根が発達して養分等をよく吸収することが知られている．雨水等によって山林から水田に流入した放射性セシウムが土壌粘土等によって固定される前に，これら上根によって効率よく吸収される可能性は十分考えられる．

4）汚染米の流通させ方

福島県産米を長野県産と偽装表示して販売したとして長野県警は，その会社の社長を不正競争防止法違反（品質等誤認惹起行為）と日本農林規格（原産地表示）違反容疑で逮捕した．彼の会社は，「福島県産あきたこまち」を「長野県産あきたこまち」と印刷された5kg用の袋に入れ「単一原料米長野県産あきたこまち23年産」のラベルを添付し，大阪府の業者に40袋（200kg）を6万円で販売したという（毎日新聞，2012. 9. 27夕刊）．このような不正はほかにもあるようだ．以下にいくつかの例を挙げる「JAと検査担当者の検印が2つ入っている使い古しのコメ空き袋は『一空袋（いちあきたい）』といわれ，この袋に生産者や悪徳業者が，放射能汚染米を詰めて流通させれば，消費者は知らずに福島の汚染米を食べることになってしまう」，「ある米穀卸業者の倉庫に入れてもらうと，そこには，…一空袋が山積みになっていた」，「県内各地のホームセンター，雑貨店などでも一空袋が大量に売られていた」（食品と暮らしの安全 No.272, 2011. 12. 1発行）．

コメの消費者表示はJAS法およびトレーサビリティ法で決まっているが，ブレンド米の場合,国内産ならば「国内産」として販売しても違法ではない（女性自身, 2012. 6. 4）．したがって，汚染米を他のコメとブレンドして「国内産」として販売すれば，違法にはならないという．

5）2012年産米

（1）福島県

福島原発事故から2年目を迎えた福島県では，産米の全袋検査が行われている．検査対象の収穫量は約1200万袋であり，放射線分析機械193台で検査を続けているという．2012年10月19日までに検査が終わったのは，3分の1強の438万袋であるという．1袋当たりの検査時間は15秒とのことであるが，検査が来年に持ち越されるものがかなりありそうである．今年も高濃度汚染田では作付けが禁止され，作付けした多くの田圃では放射性セシウムを吸着して稲による吸収量を減らすことが期待されているゼオライトという粘土鉱物の一種が散布された（東京新聞，2012.10.21）．

厚生労働省が2012年10月と11月に発表した食品中の放射性物質の検査結果に福島県産米の放射性セシウム濃度があった．12月発表分以降にも福島県産米中放射性セシウム濃度の報告があると考えられるが，ここでは10月および11月発表分について述べる．

表26には，25Bq/kg以上の試料について，濃度別試料数を最大値の大きい順に並べてある．試料点数は福島市の464点から西郷村など1点のところまである．全体の最大値は三春町の360Bq/kgであり，100Bq/kg以上の試料が110点ある．100Bq/kg以上の放射性セシウムを含む玄米が生産された市町村は，三春町，大玉村，福島市，本宮市，川俣町，いわき市，郡山市，須賀川市，二本松市の9市町村であり，福島市では74点もの100Bq/kg以上の玄米が生産されている．さらに，白河市，伊達市，西郷村では75～99Bq/kgという100Bq/kgに近い濃度の放射性セシウム汚染米が生産されている．

2012年産米に含まれている放射性セシウムは根から吸収されたものと考えられるので，2013年以降でも100Bq/kg以上の汚染米が生産される可能性は否定できない．

表 26　2012 年福島県産コメ中放射性セシウムの濃度別試料数

市町村名	試料数	濃度別（Bq/kg）試料数						最大値
		25～49	50～74	75～99	100～199	200～299	300～	Bq/kg
三 春 町	3						3	360
大 玉 村	6					6		280
福 島 市	464	12	167	211	73	1		230
本 宮 市	17			3	13	1		230
川 俣 町	8		2		6			160
いわき市	9	4	1	2	2			140
郡 山 市	14	2	1	8	3			120
須賀川市	43		2	40	1			110
二本松市	2			1	1			110
白 河 市	4	1	2	1				81
伊 達 市	21	4	15	2				77
西 郷 村	1			1				77
桑 折 町	85	11	74					73
田 村 市	6		6					63
相 馬 市	1	1						39
昭 和 村	1	1						25
計	685	36	270	269	99	8	3	—

厚生労働省が 2012 年 10 月および 11 月に発表したデータから浅見作成.
市町村別に最大値の大きい順に並べた.

（2）福島県以外の県

福島県以外の県で生産された玄米については厚生労働省から 9 月および 10 月に発表されているが，11月には発表されていない.

9月に発表されたのは，茨城県鉾田市の 27, 29, 44 Bq/kg，群馬県沼田市の 35 Bq/kg，千葉県流山市の 33 Bq/kg，同県松戸市の 28 Bq/kg だけである.

10月の発表では，栃木県日光市および同県那須町産米だけである．2 市における試料数，平均値（最小値～最大値）は，日光市（n＝35），36（25～65）Bq/kg，那須町（n＝43），32（25～56）Bq/kg であった.

日光市の大きい方から 3 点の濃度は，65, 62, 54 Bq/kg であり，那須町では 56, 54, 46 Bq/kg であり，9 月発表中最大値は鉾田市の 44 Bq/kg である．前述の 2011 年福島県産米についての「本調査」と「緊急調査」の結果を勘案すると，これらの地域においても 100 Bq/kg 以上の放射性セシウムを含む玄米が生産された可能性は否定できまい．2011 年産米では福島県に近い宮城県白石市で 102 Bq/kg の放射性セシウムを含む玄米が生産されたことも無視できない．その後，宮城県栗原市で 2012 年産米から 240 Bq/kg の放射性セシウムが検出された（赤旗，2013.1.11）.

2. 各種食品のヨウ素-131による汚染

ヨウ素-131の半減期は8.021日と比較的短いので2011年5月には汚染された食品数と濃度は少なくなり，6月以降は25 Bq/kg以上の汚染食品はないようである．

最初にヨウ素-131で汚染された食品が公表されたのは原乳であり，野菜ではホウレンソウなどであった．食品中のヨウ素-131の基準値は決められていない．あるのは暫定基準値(浅見，2011, p.10)だけである．飲料水および牛乳・乳製品が300 Bq/kg(注がついており「100 Bq/kgを超えるものは，乳児用製粉乳および直接飲用に供する乳に使用しないよう指導すること」とされていた)，野菜類・魚介類は2000 Bq/kgとなっていた．放射性セシウム暫定基準値は，飲料水と牛乳・乳製品が200 Bq/kg，野菜類，穀類，肉・卵・魚・その他が500 Bq/kgであったので，放射性セシウムの新基準値(表20, p.87)によって，飲料水は20分の1，牛乳は4分の1，一般食品は5分の1にされた．したがって，ヨウ素-131も同じように基準値を減らしたとすれば，飲料水は15 Bq/kg，牛乳は75 Bq/kg，その他の食品は400 Bq/kgということになろう．

1) 原乳

原乳とは，乳牛から搾乳し精製される前の乳のことであろう．福島県川俣町で2011年3月16日に採取した原乳に1190 Bq/kgのヨウ素-131と18.4 Bq/kgのセシウム-137が検出された．その後，特に福島県において続々と汚染された原乳が認められた．3月の最大値5300 Bq/kgのヨウ素-131は川俣町で，5200 Bq/kgが飯舘村で検出された．福島県のすぐ南の茨城県でも1000～1999 Bq/kgの原乳が認められ，福島県，茨城県以外でも25～49 Bq/kgが栃木県，千葉県，東京都，埼玉県，群馬県で検出された．

4月以降，原乳から25～49 Bq/kgのヨウ素-131が検出されたのは，飯舘村，いわき市，福島市，川俣町，相馬市であった．

原乳を汚染したヨウ素-131は，飼料に含まれていたとのことである．

2) ホウレンソウ

ホウレンソウ中のヨウ素-131の分析値は3月18日に採取されたものが最初であった．ヨウ素-131濃度は，茨城県内で3月18日採取のホウレンソウから，日立市5万4100，2万5200，1万4500，北茨城市2万4000，常陸大宮市1万9200，1万7800，那珂市1万6100，1万3500，高萩市1万5020，東海村9840，常陸太田市8830，ひたちなか市8420，鉾田市7710，大子町

6100，古河市4200，守谷市2100 Bq/kgが検出された．福島県では，3月21日採取のホウレンソウから，平田村1万6000，小野町8600，中島村6100，泉崎村4600，塙町3200，矢吹町2100，矢祭町2000，二本松市2000 Bq/kgが検出された．また，栃木県でも3月19日採取のホウレンソウから宇都宮市3500，上三川町3600，4600，下野市3200，3900，壬生町5000，5700 Bq/kgを検出，群馬県でも伊勢崎市で2630，2080 Bq/kgが検出されている．先述のようにヨウ素-131は原発から南側を多く汚染したので，南側の市町村で高濃度のヨウ素-131が認められたのであろう．

結局，3月発表のデータでは，1万Bq/kg以上のヨウ素-131が茨城県に10点，福島県に2点，5000～9999 Bq/kgが茨城県に7点，福島県に6点，栃木県に3点検出されている．神奈川県でも最大値1700 Bq/kg（平塚市），東京都でも最大値1300 Bq/kg（立川市）であったのに対して，原発の北側の宮城県では294 Bq/kgが最大値であった．

4月発表分では，全体的に濃度は低下し，最大値は田村市の5200 Bq/kgであった．結局1000 Bq/kg以上は福島県の7点，茨城県の2点となっていた．

ホウレンソウを始めとする野菜類の汚染は，主として葉面に付着した放射性核種が葉面吸収されたと考えられている．根からの吸収はその後行われると考えられる．

ヨウ素-131と放射性セシウムの濃度比については放射性セシウムによる汚染のところで述べたい．

3）その他の食品

その他の食品について，ヨウ素-131濃度が1000 Bq/kgを超えた食品には次のものがあった．福島県下の市町村では県名を省略した．

3月発表の食品中ヨウ素-131濃度（Bq/kg）は，

アブラナ：2100，8200（玉川村），2600（白河市），

イ チ ゴ：1400（いわき市），

カ キ ナ：1500，1700，1970，2000（栃木県佐野市），1910（群馬県高崎市），

キャベツ：5200（南相馬市），1100（浅川町），

コマツナ：5900（鮫川村），2300（矢祭町），1200，2000（鮫川村），1700（千葉県山武市），1700（東京都江戸川区），1100（千葉県茂原市），1000（埼玉県三郷市），

サニーレタス：2300（茨城県古河市），

シュンギク：1200，4340（栃木県さくら市），2200，2300，2300，4300（千葉県旭市），2080（栃木県真岡市），1040（群馬県館林市），

セルリー：1500，2100（千葉県旭市），

チヂレナ：3700（棚倉町），

チンゲンサイ：2200（千葉県旭市），
ナ バ ナ：1200（千葉県旭市），
ネ　　ギ：1400（栃木県那須烏山市），
パ セ リ：1700，2000，3500，3500，4400，7300，12000（茨城県鉾田市），2300，3100（千葉県旭市），
ブロッコリー：4400，17000（飯舘村），2300，8100（いわき市），3300，4400（鏡石町），1400（桑折町），1100（伊達市），
ミ ズ ナ：4900（古殿町），1600（千葉県横芝光町），1200（茨城県鉾田市），
ミ ツ バ：1900（千葉県旭市），
レ タ ス：1100（千葉県旭市），
花ワサビ：2500（伊達市），
茎 立 菜：3000，15000（本宮市），8000（大玉村），
紅 菜 苔：2400，5400（二本松市），
山 東 菜：2100，4900（西郷村），
信夫冬菜：3600，22000（川俣町）であった．

4 月発表分では，ヨウ素-131 濃度（Bq/kg）が 1000 Bq/kg 以上あるある食品は，
イカナゴ：1100, 1200, 1500, 1700, 3900, 12000（いわき市），1600, 1700（茨城県北茨城市），
アブラナ：1000（玉川村），
カ　　ブ：1000（須賀川市），
シイタケ（露地）：1200（塙町），3100（いわき市），3500，12000（飯舘村），
パ セ リ：1430（千葉県旭市），1100（茨城県鉾田市），
信夫冬菜：2100（川俣町）であった．

5 月発表分では，ヨウ素-131 濃度（Bq/kg）が 1000 Bq/kg 以上ある食品は，
ア ラ メ：1100（いわき市），
ヒ ジ キ：2200（いわき市）だけであった．

海産物で「いわき市」とあるのは，いわき市沖で採取され，いわき市に水揚げされたものであろう．

3. 各種食品の放射性セシウムによる汚染

次に，鳥獣類，水産物類（海産，淡水産），野菜類，果樹類，その他の放射性セシウム汚染について述べる．図示した食品は，各月発表で放射性セシウム濃度の大きい方から 3 点の平均値を示した．また，文中には，大きい方から 3 点の平均値と最大値を示した．

1）鳥獣類

鳥獣類については，データが豊富な牛肉とイノシシ肉についてやや詳しく（図30），その他については簡単に述べたい．

（1）牛肉

2011年3月15日採取の天栄村の牛肉に510 Bq/kgという値が記録されているが，多数の値が報告されたのは福島県産牛肉の5月分からである．しかし，6月採取分については，飯舘村と葛尾村産牛肉のそれぞれ31 Bq/kgというものであった．ところが，7月採取分から，牛肉中放射性セシウムの値についての報告数が急激に増加し，福島県からは勿論，北海道，岩手県，秋田県，宮城県，山形県，新潟県，栃木県，群馬県，茨城県，千葉県，埼玉県，静岡県，岐阜

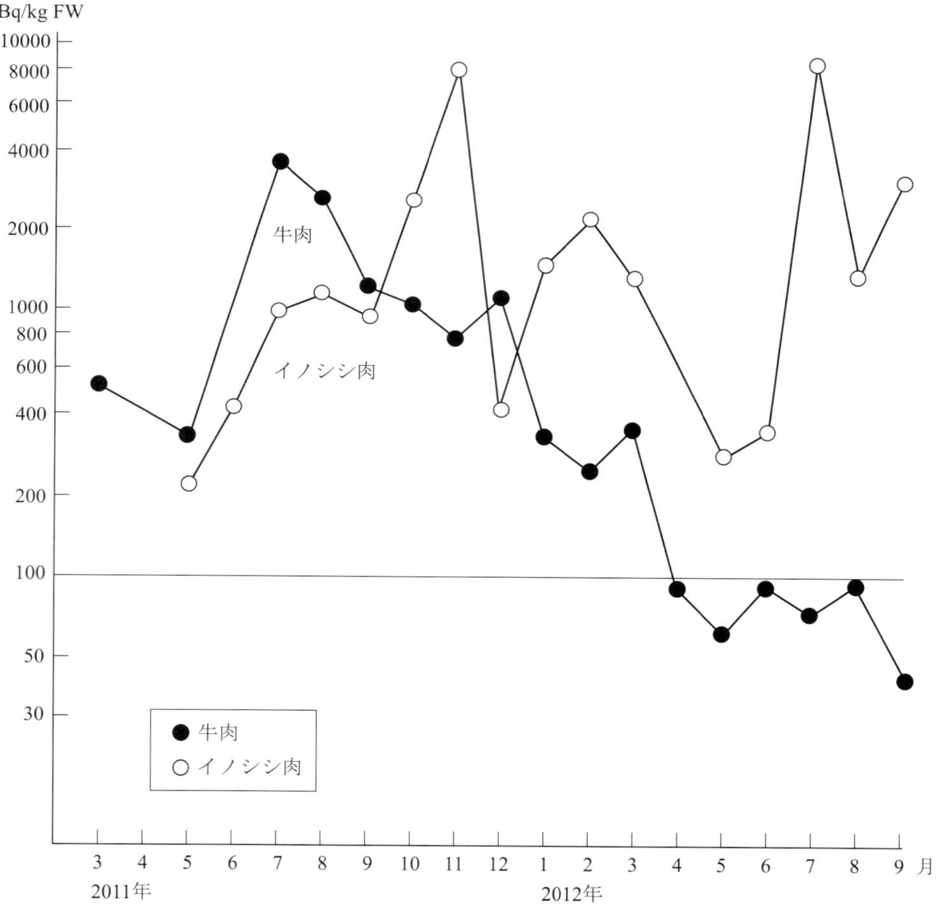

図30　牛肉とイノシシ肉中放射性セシウム濃度 —各月毎の大きい値3点の平均値—

浅見作図

県，三重県から報告されている．その値も異常に高く，最大値は南相馬市の4350 Bq/kgFWであった．この高い値は，野外に放置しておいた高濃度の放射性セシウムを含む2010年産の稲わらを牛に餌として与えたためであると報告されている．浅川町の農家が保有していた稲わらから最高9万7000 Bq/kgの放射性セシウムが検出された（赤旗, 2011. 7. 15）．したがって，汚染された稲わらを購入して牛に与えた場合と，汚染された牛肉を購入した場合に，高濃度の放射性セシウムが検出されることになる．7月に試料を採取し，8月に発表された中には島根県や富山県からも汚染牛肉の報告がある．

農林水産省によると，汚染の可能性のある稲わらが流通したのは北海道，東北地方全県（6県），栃木県，茨城県，群馬県，埼玉県，千葉県，静岡県，岐阜県，新潟県，三重県，島根県の17道県である（毎日新聞，2011. 8. 3夕刊）．農業情報研究所（2011）には，2011年8月18日現在における放射性セシウムで汚染された稲わらの濃度の一覧表がある．それによれば，稲わら中放射性セシウム濃度（Bq/kg）が，栃木県那須塩原市10万6000，栃木県那須町14万7000，栃木県那須塩原市・那須町50万，二本松市8万3000，本宮市69万，郡山市50万，相馬市12万3000，浅川町9万7000，南相馬市9万7000などという高濃度汚染がある．これらのほとんどは地元産の稲わらであった．

汚染牛の内臓にも放射性セシウムは含まれている．また，汚染牛の糞尿にも放射性セシウムが含まれているので，これらを用いた堆肥にも放射性セシウムが含まれているわけである．

牛肉中放射性セシウムについて，大きい方から3点の平均値を月毎に求め図30に示した．3点の平均値の最大値は2011年7月発表の3767（最大値4350）Bq/kgであった．2011年6月採取分では31 Bq/kgが2点あるだけであるが，5月から7月に放射性セシウム濃度が10倍以上増加するとは考えにくく，6月の試料採取に問題があったことを窺わせる．その後2012年9月に向って，放射性セシウム濃度が減少したが，2012年4～8月における大きい方から3点の平均値は100 Bq/kgFWに近い値であって，今後の動向を見守る必要があろう．

2011年8月～11月，警戒区域に指定されていた南相馬市と川内村で捕獲され殺処分した雌の成牛63頭と原発事故後に生まれた仔牛13頭を解剖し，各臓器等の分析を行った．セシウム-137の蓄積量は，平均して仔牛が母牛の約1.5倍，胎児は平均で母牛の約1.2倍であった（河北新報，2013.1.25）．

（2）イノシシ肉

イノシシ肉中の放射性セシウムの値は，5月には群馬県沼田市（195 Bq/kgFW）と棚倉町（240 Bq/kgFW）であり，6月は棚倉町，7月は栃木県矢板市，8月は栃木県那須町の各1点である．9月からデータ数が急増している．牛肉と同様に5月は2点の平均値，6，7，8月は1点の値，9月以降は大きい値3点の平均値を図30に示した．ただし2012年4月の値はなかった．

放射性セシウムの大きい値3点の平均値は2011年11月に最大値8013 Bq/kgを示し，その

表 27　100 Bq/kg 以上の放射性セシウムを含むイノシシ肉の県別・月別試料数

県名＼年月	2011				2012							計
	9	10	11	12	1	2	3	4	5	6	7	
福　島	2	8	36	−	24	26	25	−	−	5	10	136
茨　城	15	−	−	3	9	9	−	−	−	−	−	36
栃　木	8	4	−	−	2	10	−	−	−	−	−	24
群　馬	3	7	2	−	−	−	25	−	−	−	1	38
千　葉	1	−	−	−	−	−	−	−	−	−	−	1
埼　玉	−	1	−	−	−	−	−	−	−	−	−	1
宮　城	−	−	2	−	−	−	−	−	9	2	−	13
山　形	−	−	−	2	−	−	−	−	−	−	−	2
計	29	20	40	5	35	45	50	0	9	7	11	251

注）8 月までは試料数が全体で 1，2 点なので，9 月から表示.

浅見作成

後増減を繰り返した．2012年7月にも，前年11月と同様に高い値（8597 Bq/kg）が認められた．2011年11月および2012年7月の最大値は1万4600および2万5000 Bq/kgであった．しかし，2011年11月の2，3番目に大きい値は5720および3720 Bq/kgであったが，2012年7月の2，3番目に大きい値は420および370 Bq/kgであった．したがって，2011年11月に高い値が認められたのは，地上に落下した高濃度の放射性セシウムを含む木の実やミミズをイノシシが食べたためであろう．2012年7月の高濃度のイノシシ肉は，たまたま高濃度の餌を摂食したためであろうか．「イノシシは基本的には山林に生えている植物の地下茎・果実・タケノコなどと草食に非常に偏った雑食性（植物質：動物質≒9：1）である．動物質は季節の変化に応じて昆虫類・ミミズ・サワガニ・ヘビなどを食べる．食味が良く簡単に手に入れられる農作物を求めて人家近辺にも出没することがある．鳥類・アカシカ・小型哺乳類なども採餌するが，死骸が落ちていれば食餌する」（Wikipedia，イノシシ）

そこで，試料数の多い2011年9月以降の，100 Bq/kg以上の県別・月別試料数の表27を作成した．福島県では，12，4，5月に100 Bq/kg以上のイノシシ肉は報告されていなかった．11月の大きい値3点はすべて福島県産であり，平均値8013，最大値1万4600 Bq/kgである．1月の大きい値3点もすべて福島県産であり，平均値1493，最大値1870 Bq/kgであるので，12月に福島県で捕らえられたイノシシ肉に放射性セシウムがないとは考えられない．同様のことは4，5月についても考えられる．いくら汚染された動植物があっても，採取・分析しなければ汚染濃度の報告はないことを示している．他県についても同様であり，2012年4月には100 Bq/kg以上のイノシシ肉の報告は全くなかった．なお，2012年10～12月には高い値があったが「4. まとめ」の最後（p.124）で述べている．

（3）その他の鳥獣肉

その他の鳥獣肉の放射性セシウムの分析値は，豚，シカ，クマ，ノウサギ，キジ，ヤマドリ，カルガモ，マガモについて報告されている．詳細については，資料2を見ていただくことにして，ここでは500 Bq/kg以上の値（Bq/kg）について述べることにする．また，これらの中にはシカとクマを除いて試料点数が少なかった．なお，イタリックで示した月は2012年である．

シカ1069（7月），545（9月），540（10月），573（*1*月），クマ727，676，640（8月），737（11月），600（12月），1110（*1*月），ノウサギ2030（*1*月），560（*3*月），ヤマドリ736（11月）であり，豚，キジ，カルガモ，マガモでは500 Bq/kgを超える試料はなかった．

2）海産物

海産物には，魚類，無脊椎動物類，海草類がある．魚類には，イカナゴ，シラスなどの沿岸の表層性魚類，スズキなどの沿岸の中層性魚類，アイナメ，エゾイソアイナメ，イシガレイ，シロメバル，コモンカスベ，ババガレイ，ヒラメ，マコガレイ，クロソイ，キツネメバル等の沿岸の低層性魚類，ムラサキイガイ，ホッキガイ，キタムラサキウニ等の無脊椎動物，アラメ，ヒジキ，ワカメなどの海草類がある．海洋や魚類の汚染については湯浅（2012），日本科学者会議（2012, p.62～68）などがある．

以下では，試料数の多い魚類6種類についてやや詳しく述べる．しかし，2011年3月から2012年7月の間に，100 Bq/kg以上の放射性セシウムが一度でも検出された海産物は魚類60種，無脊椎動物14種，海草4種，合計78種もあるので，その他の海産物についての詳細は資料2を見ていただくことにして，個々では最大値が放射性セシウム基準値100 Bq/kgの5倍である500 Bq/kg以上あるもの濃度（Bq/kg）について紹介する．濃度の後に括弧して，検出された月を示した．その際，2012年についてはイタリックで表示した．

（1）魚類

魚類については，表層性魚類であるイカナゴと中層性魚類であるスズキ，低層性魚類であるアイナメ，コモンカスベ，ヒラメ，マコガレイについてやや詳しく述べる．

①イカナゴ（表層性魚類）

放射性物質で汚染された廃水が故意または事故によって海水中に放出され，海洋表面を汚染した．したがって，海水魚類では表層性魚類が真っ先に汚染された．

イカナゴのヨウ素-131と放射性セシウム濃度を図31に示した．この図では，各月について大きい方から3試料の平均値（ただし，1点しかないものはその値，2点あるものはその平均値）を示した．いわき市沖で2011年4月13日に採取されたイカナゴにはヨウ素-131が

1万2000 Bq/kg，放射性セシウムが1万2500 Bq/kg含まれていた．ヨウ素-131の半減期は8.021日と短いので，その後急激に減少し，5月では210 Bq/kgの値が1点あるだけだった．

他方，放射性セシウムは2011年4月の大きい値3点の平均値は1万33 Bq/kgであり，最大値は4月18日に採取されたイカナゴの1万4400 Bq/kgであった．なお，この試料のヨウ素-131濃度は3900 Bq/kgであった．その後，放射性セシウム濃度は減少し，10，11月には25 Bq/kg以上の試料はなく，2012年2月から100 Bq/kg以下となったが，7月に至っても50 Bq/kg前後の値が認められた．8，9月には25 Bq/kg以上の試料はなかった．

②スズキ（中層性魚類）

中層性魚類であるスズキについても図31に示した．スズキの放射性セシウム濃度は2011

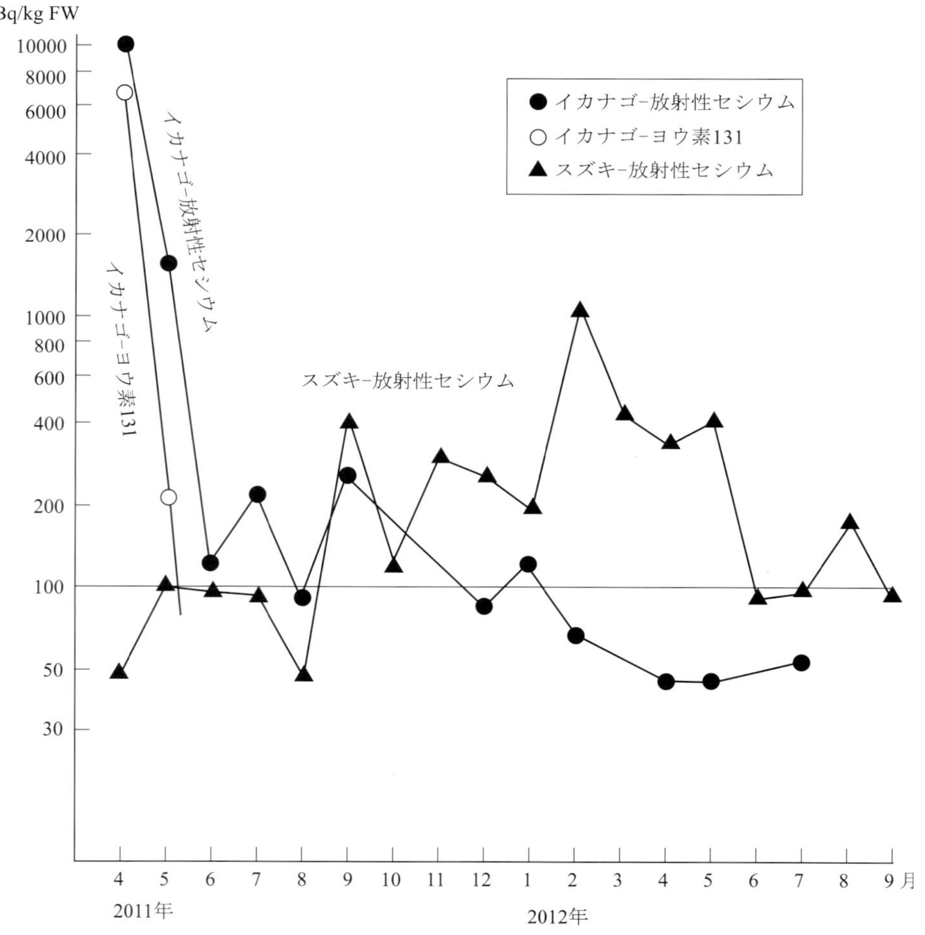

図31　イカナゴのヨウ素-131，イカナゴとスズキの放射性セシウム濃度
—各月毎の大きい値3点の平均値—

浅見作図

年８月までは３点の平均値で100Bq/kgかそれ以下であったが，９月から急激に上昇し，３点の平均値398（最大値670）Bq/kgを示した．最大値は南相馬市沖で９月10日に採取された試料である．その後やや濃度が低下したが，2012年２月には平均値1017（最大値2110）Bq/kgを示した．この時の最大値は2012年１月26日に広野町沖で採取された試料であった．その後濃度は低下したが，6～９月に至っても100Bq/kgに近い値であった．

③アイナメ，コモンカスベ，ヒラメ，マコガレイ（底層性魚類）

低層性魚類であるアイナメ，コモンカスベ，ヒラメ，マコガレイの各月毎の放射性セシウムの大きい値３点の平均値を図32に一括して示した．

アイナメは，2011年７月に大きい方から３点の平均値1904（最大値3000）Bq/kgを示した．この時の最大値は，7月15日にいわき市沖で採取された試料であった．その後漸減したが，12月には増加し平均値1513（最大値1940）Bq/kgを示した．この試料は広野町沖で採取されたものである．その後若干減少したが2012年９月でも平均値280Bq/kgを示していた．ところが，南相馬市の太田川沖合1kmの海域で2012年８月１日に採取したアイナメから２万5800Bq/kgの放射性セシウムが検出された（赤旗，2012. 8. 22）．海底にホットスポットがあ

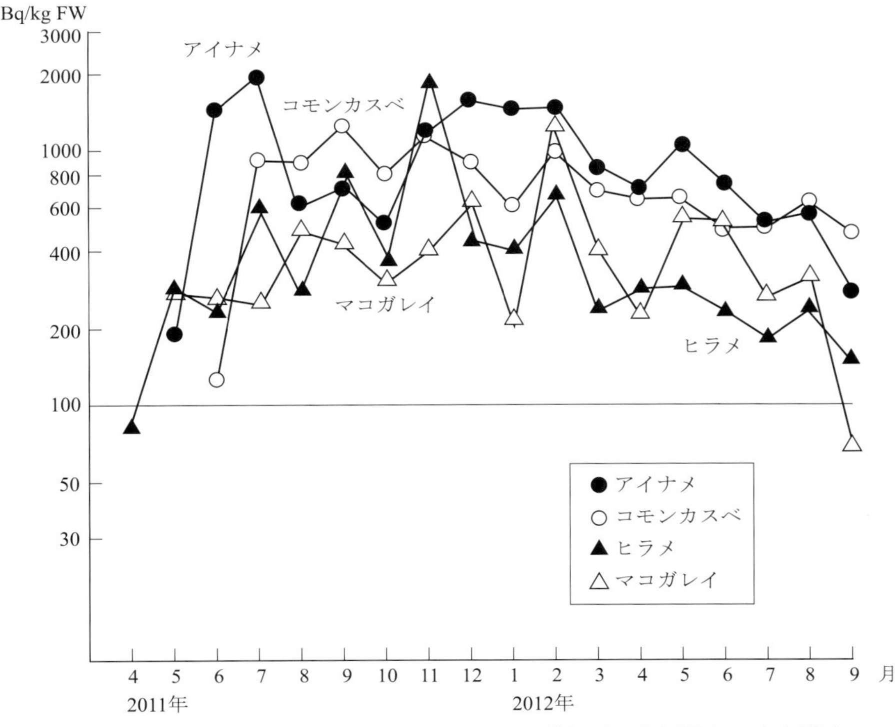

図32　アイナメ，コモンカスベ，ヒラメ，マコガレイの放射性セシウム濃度
―各月毎の大きい値３点の平均値―

浅見作図

るのであろうか．

コモンカスベは，2011年9月に平均値1213（最大値1560）Bq/kgを示した．この最大値はいわき市沖で採取された試料であった．その後若干の増減を繰り返したが，2012年9月になっても平均値で477Bq/kgを示していた．

ヒラメは，2011年11月に平均値1867（最大値4500）Bq/kgであった．この最大値は，いわき市沖で採取された試料であった．その後，平均値は減少したが，9月でも平均値で147Bq/kgであった．

マコガレイは，2012年2月に平均値1233（最大値2600）Bq/kgであった．この時の最大値は広野町沖で採取された試料であった．その後増減を繰り返しながら減少したが，8月でも平均値307Bq/kgであり，9月には68Bq/kgと100Bq/kg以下になった．

以上，表層性魚類であるイカナゴ，中層性魚類であるスズキ，低層性魚類であるアイナメ，コモンカスベ，ヒラメ，マコガレイの放射性セシウムの濃度変化を概観すると，表層性魚類が原発事故後真っ先に汚染され，中層性魚類が次いで汚染され，低層性魚類はその後に汚染が進行するようである．したがって，事故後1年4ヵ月経過した2012年7月で，表層性魚類の濃度は50Bq/kg程度，中層性魚類は100Bq/kg程度であったが，低層性魚類は180～513Bq/kgと100Bq/kgよりはるかに高い値であった．今後，陸域を汚染した放射性物質が河川等を通じて海洋に流入し，また，事故を起こした東京電力福島原子力発電所から放射性物質が海に流入する可能性を考慮すれば，海水魚の放射性セシウムの濃度の推移について関心を持つ必要があろう．

④その他の海水魚類

その他の海水魚類で500Bq/kg以上あった魚種の放射性セシウム濃度（Bq/kg）と採取月は，次の通りである．

シ　ラ　ス：560，640，850（5月），630（6月），

エゾイソアイナメ：890，1150（6月），1540（7月），710（8月），540，1770（9月），860，900（12月），790，1150（2月），570（5月），

キツネメバル：910（12月），1310（1月），970（2月），590（6月），610（7月），500（8月），

ク ロ ソ イ：2190（9月），1420（11月），860，1340（2月），

ババガレイ：720（7月），1140（9月），500, 900, 930, 1020, 1170, 1460（2月），1000（3月），1100（5月），590（6月），520，640，650，720（7月），780（8月），

イシガレイ：680（6月），1220（7月），1030（9月），590，870，1180（11月），600（8月），

シロメバル：520，2060，3200（7月），2200（9月），2400（10月），580，950, 2300（11月），520, 550, 2130（12月），1920（1月），3100（2月）530, 550, 580（4月），1000,

1500, 1600, 1700(6月), 520, 640, 1700(7月), 580, 720, 920, 1700(8月),
ホシガレイ：570(5月),
マ　ゴ　チ：650(5月), 510(8月),
ウスメバル：640, 680(7月), 680(8月), 520, 950(9月), 1630(12月), 1480(1月), 590(3月), 570(4月), 1500(5月), 560(8月), 510(9月),
クロダイ：510, 730(6月), 850, 3300(7月), 680(8月),
ケムシカジカ：710(2月), 510(4月),
ムシガレイ：540(4月), 500, 580(7月),
ムラソイ：870(12月), 560(4月),
ヌマガレイ：550(3月),
サブロウ：880, 1440(2月), 750, 940, 1110, 1210(3月), 690(4月) などであった.

このように2012年になっても高濃度の放射性セシウムを含む魚が捕獲されている.

Buesseler(2012)は，農林水産省発表の2011年3月から2012年3月までの岩手県，宮城県，福島県，茨城県，千葉県沖で捕獲された底棲魚の県別データを図にしている．県別では，福島県沖で捕獲された底棲魚中放射性セシウム濃度がその他の県に比べて高かった．また，底棲魚は他の魚より放射性セシウム濃度が高く，淡水魚と同等であった．放射性セシウム濃度は事故後1年経っても減少せず100 Bq/kgFW以上の魚が未だに捕獲されている.

現在までに捕獲された海水魚中放射性セシウム濃度の最大値は，2012年8月1日に南相馬市の太田川沖合1kmで捕獲されたアイナメの2万5000 Bq/kgFWであった．また，2012年10月10日に福島第一原発の港湾内で捕獲されたマアナゴから1万5500 Bq/kgFWの放射性セシウムが検出された(赤旗，2012. 11. 3)．以上は，事故後1年経った今でも放射性セシウムが食物連鎖に入り続けていることを示している．さらに，2012年12月20日に福島第一原発港湾内で採取した魚から，放射性セシウムをムラソイで25万4000，タケノコメバルで10万1000，アイナメで4万Bq/kgを検出した(赤旗，2013.1.19).

(2) 無脊椎生物類

無脊椎生物類で放射性セシウムが500 Bq/kg以上あったものは，ウニ1280(5月)，キタムラサキウニ680，920(6月)，510，550(7月)，950(8月)，1660(12月)，ホッキガイ940(5月)，530，610，670(6月)，ムラサキイガイ650(5月)であった．なお，5月の「ウニ」は，ただウニとしか書かれていなかった.

(3) 海草類

海草類で放射性セシウムが500 Bq/kg以上あったものは，ヒジキ1100(5月)，ワカメ1200(5

月)，アラメ 970(5 月)，660，940(6 月)，890(7 月)，800(8 月) であった.

3) 淡水魚類

アユやウナギのように海と川で生活するものもあるが，これらも食用としては川や湖沼で捕獲されるので，淡水魚として扱った．2011年3月以降のいずれかの月で放射性セシウム濃度が 100 Bq/kg 以上あった淡水産動物は 25 種類あり，23 種類は魚類，2 種類（ウチダザリガニ，モズクガニ）は非脊椎動物である．ここでも試料が比較的多いアユ，ヤマメ，フナ，ウナギについては高い値 3 点の平均値についてやや詳しく（図 33），その他については簡単に述べた.

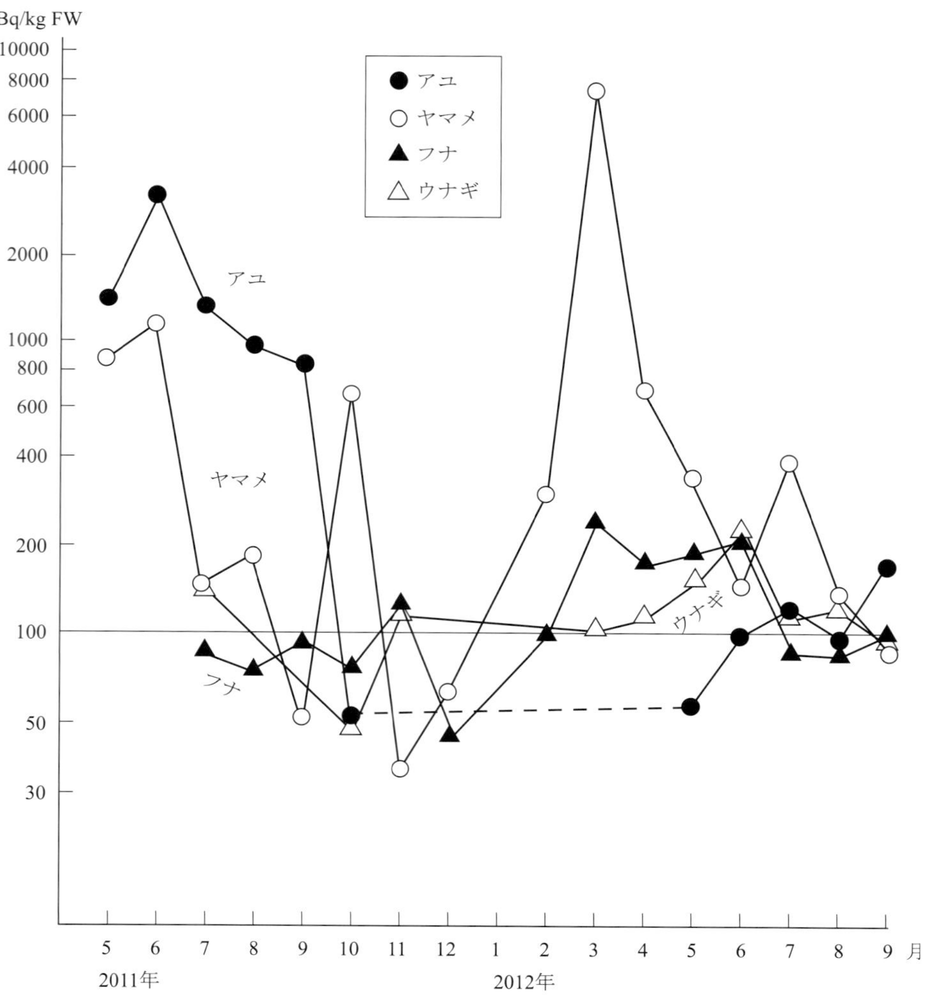

図 33　アユ，ヤマメ，フナ，ウナギの放射性セシウム濃度 ―各月の大きい値 3 点の平均値―
浅見作図

(1) アユ

アユの放射性セシウム濃度は2011年5月～10月と2012年5月以降に報告されている．後者は2012年に海から遡上してきたものであろう．放射性セシウム濃度は2011年5月から高値を示し，大きい値3点の平均値の最大値は6月の3260(最大値4400)Bq/kgであり，その後9月まで漸減し，10月には急激に低下している．2012年5月には57Bq/kgを示し，7月には120Bq/kg，9月には165Bq/kgとなっていた．その後も放射性セシウム濃度が増加する可能性は否定できない．

(2) ヤマメ

ヤマメの放射性セシウム濃度は，2012年1月以外には一応存在し，増減を繰り返している．2011年の3点の平均値の最大値は6月の1113(最大値2100)Bq/kgであり，2012年の3点の平均値の最大値は3月の7300 (最大値1万8700)Bq/kgである．その後も100Bq/kg以上の高い値が続いていたが，9月には83年Bq/kgに低下していた．

(3) フナ

フナ類については，フナ，ギンブナ，ゲンゴロウブナと表示されていたが，ここでは3者を一括して述べる．最初に放射性セシウム濃度が報告されたのは2011年7月であり，2011年の3点の平均値の最大値は11月の123(最大値188)Bq/kgであった．2012年になると値はさらに高くなり，3月には237(最大値400)Bq/kgとなり，7月の値がやや低かったが，その後も高い値が認められ，2012年9月でも97(最大値220)Bq/kgであった．ちなみに，最大値400Bq/kgのフナは，浅見の家から歩いて10分の所にある手賀沼のフナであった．

(4) ウナギ

ウナギの放射性セシウム濃度は断続的に公表されている．3点の平均値の最大値は2012年6月の220(最大値390)Bq/kgであり，2011年よりも2012年の方が高濃度である傾向が窺われる．ちなみに，390Bq/kgは福島市の阿武隈川で，140Bq/kgは霞ヶ浦(西浦)で，130Bq/kgは利根川で採取されたものである．利根川は浅見の家から自転車で20分の所にあり，以前よくコイ釣りに行ったものである．

以上から判るように，淡水魚中放射性セシウム濃度は2012年に入っても100Bq/kg以上のものが認められるようである.陸地を汚染した放射性セシウムが雨などによって川に流入し，途中で流れが遅くなった湖沼に沈着し，やがて海に流出すると考えられる．したがって，河川・湖沼の汚染は今後も続き，当分の間淡水魚を汚染するであろうことは否定できない．

（5）その他の淡水魚類

その他の淡水魚類については，放射性セシウム濃度が500 Bq/kg以上を示したものの放射性セシウム濃度（Bq/kg）と採取月を示した．

イ　ワ　ナ：590（6月），563（9月），692（11月），768（1月），530，560，600（5月），

ウ　グ　イ：800（5月），880，2500（6月），741（9月），659，685（11月），570（3月），

ワカサギ：780，870（5月），640（8月），650（9月），533，556，589（11月），591（1月），

ホンモロコ：1270（7月），モズクガニ：1930（6月）であった．

なお，その他の淡水魚等についても，最大値を示す．コクチバス330，ドジョウ80，ニゴイ110，コイ280，ヒメマス200，モツゴ171，アメリカナマズ320，ニジマス169，ブラウントラウト280，カワマス200，サクラマス130，ナマズ130，オオクチバス110，ウチダザリガニ207，等であった．

淡水魚類も海水魚類と同様に，2012年に入っても高い値が認められる．

4）野菜類と山菜類

野菜類については，データの多いホウレンソウ，キャベツと山菜であるクサソテツ（コゴミ），タケノコについてやや詳しく述べる（図34）．

（1）ホウレンソウ

ホウレンソウのデータは，2011年3～6月と翌年の4月分しかなかった．3月の大きい値3点の平均値は3万200（最大値4万）Bq/kgであった．大きい値3点は，いずれも福島県で採取されたものである．その後，濃度は急激に低下し，5月では206（最大値240）Bq/kgに，6月には76（最大値122）Bq/kgとなっていた．5月，6月とも福島県で採取されたものであった．しかし，翌年4月には221（最大値520）Bq/kgに増加していた．2011年ではホウレンソウの葉面に付着した放射性セシウムが，主として葉面吸収されたものと考えられているようであるが，2012年では根から吸収されたと考えられる．今後の放射性セシウム濃度の推移が気になるところである．

（2）キャベツ

キャベツのデータは2011年3～5月の3月しかない．3月には大きい値3点の平均値は1890（最大値2700）Bq/kgあった放射性セシウムは，5月には373（最大値400）Bq/kgに減少していた．2012年のデータはなかった．

(3) クサソテツ(コゴミ)

クサソテツは山菜である．データは2011年4，5月と2012年4，5月のものがあった．2011年4月に大きい値3点の平均値は316（最大値770）Bq/kgであったが，翌月には827（最大値1460）Bq/kgに増加しており，畑栽培の野菜よりも遅れて放射性セシウム濃度が増加するようであった．また翌2012年4月に600（最大値700）Bq/kg，5月に280（最大値310）Bq/kgと高い値が認められた．次に述べるタケノコも同様であるが，山菜の濃度は畑作物の

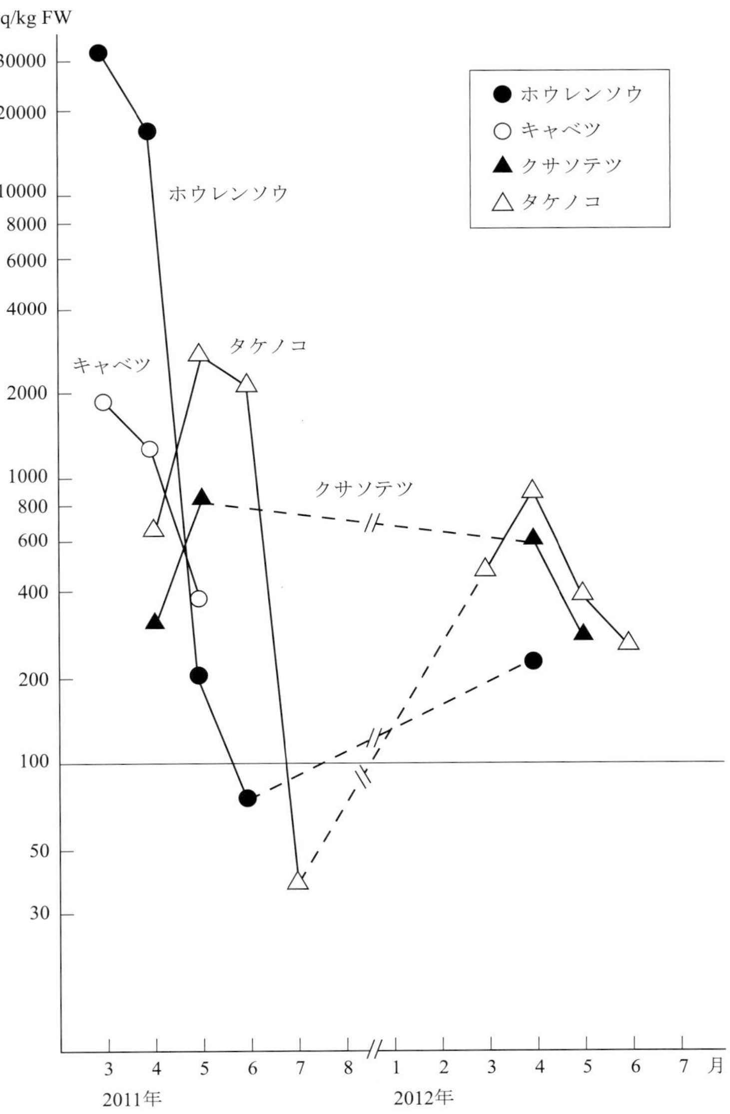

図34　ホウレンソウ，キャベツ，クサソテツ(コゴミ)，タケノコの放射性セシウム濃度 ―各月の大きい値3点の平均値―

浅見作図

濃度と違って，2012 年でも高い値が認められる．

（4）タケノコ

タケノコの値は，2011年4月～7月と翌2012年3月～6月のものがあった．4月には 650 Bq/kg の 1 点のデータしかなかったが，5 月の大きい値 3 点の平均値は 2733（最大値 3100）Bq/kg に増加し，6 月も 2030（最大値 2800）Bq/kg と非常に高い値であったが，7月には 38（最大値 47）Bq/kg になっていた．ただし，3月～6月の試料は福島県で採取されたものであるが，7月の試料は宮城県で採取されたものであった．宮城県は福島県に比べて放射性セシウムによる汚染が少ないことはすでに述べた．翌 2012 年の値はすべて 100 Bq/kg を超えていたが，3月は茨城県で，4 月は福島県で，5月は栃木県と福島県で，6 月は宮城県，群馬県，福島県で採取されたものであった．このように採取場所が異なっているので，増減の判断は難しいが，2012 年でも，基準値以上の放射性セシウムを含むタケノコが福島県以外にもあることは確かである．

（5）その他の野菜類・山菜類

その他の野菜類・山菜類については放射性セシウム濃度が基準値の 5 倍（500 Bq/kg）以上の濃度であったものについて各月の最大濃度を示す．

カキナ 555（3 月），コマツナ 3600（3 月），1690（4 月），パセリ 2110（3 月），1110（5 月），ブロッコリー 1万3900（3 月），2900（4 月），ミズナ 3300（3 月），910（4 月），アブラナ 8900（3 月），2500（4 月），カブ 830（3 月），4100（4 月），570（5 月），チヂレナ 9000（3 月），花ワサビ 670（3 月），580（4 月），1500（4 月），茎立菜 8 万 2000（3 月），6000（4 月），紅菜苔 1 万 800（3 月），3000（4 月），山東菜 2 万 4000（3 月），信夫冬菜 2 万 8000（3 月），1 万 500（5 月），セリ 1960（4 月），ビタミンナ 9600（4 月），コシアブラナ 2800（4 月），2900（5 月），葉ワサビ 640（2 月），ナタネ 720（7 月），畑ワサビ（根）1060（11 月），イモガラ 550（12 月），750（1 月），乾燥キクラゲ 550（11 月），乾燥ドクダミ 3400（11 月），1640（12 月），杜仲茶 660（12 月），切干ダイコン 800（1 月），3000（2 月），乾燥ヤーコンの葉 970（1 月），2 万 290（4 月），タラノメ 590（4 月），ゼンマイ 1100（4 月），700（5 月），ワラビ 620（5 月）等となっている．

2011 年になくて，2012 年に放射性セシウム濃度の高い値があるのは，単に 2011 年に採取・測定をしなかったためであろう．

ここで，ヤーコンについて簡単に述べたい．ヤーコンはアンデス高地原産のキク科の作物であり，サツマイモに似た塊茎は食用に供され，葉は飼料として用いられていた．日本にはニュージーランドを経由して 1985 年に導入された．浅見が勤務していた茨城大学農学部の附属農場においてヤーコン栽培が開始されたのを機会に，ヤーコンの植物栄養学的・食物栄養学的特性を明らかにする目的で，浅見が属していた土壌肥料学研究室が新潟大学農学部植物栄養学研究室の大山助教授（当時）の協力も受けながら研究を進めた．その結果，ヤーコンには，大量のフラクトオリゴ糖が含まれており，デンプンも，それまで含まれているとされたイヌリンも含まれていないことを明らかにした（Ohyama *et al.*, 1990，浅見ら，1991）．その後，塊茎は健康食品として有効であるとして日本各地で栽培されるようになった．日本では，葉をヤーコン茶として販売利用している．

前述のように，ヤーコン茶から高濃度の放射性セシウムが検出されたという．2012年4月に宮城県蔵王町で採取したヤーコン茶に2万290，1万8260，1万6210，1万4970 Bq/kgの放射性セシウムが検出された．同月に宮城県加美町で採取された乾燥ヤーコン葉からは55 Bq/kgの放射性セシウムが検出された．2012年1月には二本松市で採取した乾燥ヤーコンの葉から970 Bq/kg，2月には塙町で採取されたヤーコンの葉から120 Bq/kgの放射性セシウムがそれぞれ検出された．

もしも，本当にヤーコンの葉が2万Bq/kg程度の放射性セシウムを吸収するならば，植物による土壌中の放射性セシウム吸収による土壌修復法の実現可能性について検討する価値があると考える．

(6) ホウレンソウのヨウ素-131とセシウム-137の比率

VI-1-2)でヨウ素-131とセシウム-137による土壌汚染濃度の比率は，福島第一原発4基の水素爆発の中間日2011年3月14日時点に換算して，北方が16.7，南方内陸部が23.3，南方内陸沿岸部が69.2であることを述べている．そこで，水素爆発直後の試料が多いホウレンソウについてヨウ素-131／セシウム-137の比率を求めた．水素爆発時から時間が経過すると風雨その他による放射性核種の減少が考えられるので，爆発から1週間以内の試料を使った．また，測定誤差を考慮してヨウ素-131は100 Bq/kg以上，セシウム-137は25 Bq/kg以上のものを用いた．なお，セシウム-134とセシウム-137の合量で表示されている場合は，合量の2分の1をセシウム-137として計算した．また，水素爆発の中間日（3月14日）から時間が経過しているので，土壌の場合と同様に3月14日時点に換算した．

結果は図35に示した．県別に試料数（n），平均値（最小値～最大値）を表示したが，試料数に偏りがある．

福島県，茨城県，埼玉県は比率の範囲が広いので，下記では平均値と中央値を併記した．その他の県では平均値と中央値が同じであった．福島県（n＝8）では，平均値，中央値（範囲）は12，3.7（1.8～44）であり，大きい値が二本松市（44）と平田村（27）であった．これら2つの市と村で高い比率が出た理由はわからない．茨城県では84，66（37～274）であり，100以上の比率を示したのは，北から日立市（114），東海村（119），ひたちなか市（170），鉾田市（274），また海岸沿いの小さな町である大洗町の西側，鉾田市の北側に位置する茨城町（143）であり，

福島 n＝8
12(1.9～44)
福島第一原発
栃木 n＝7
21(18～23)
群馬 n＝2
26(25～26)
茨城 n＝22
84(37～274)
埼玉 n＝5
39(34～50)
千葉 n＝2
32(24～40)
神奈川 n＝2
22(16～27)

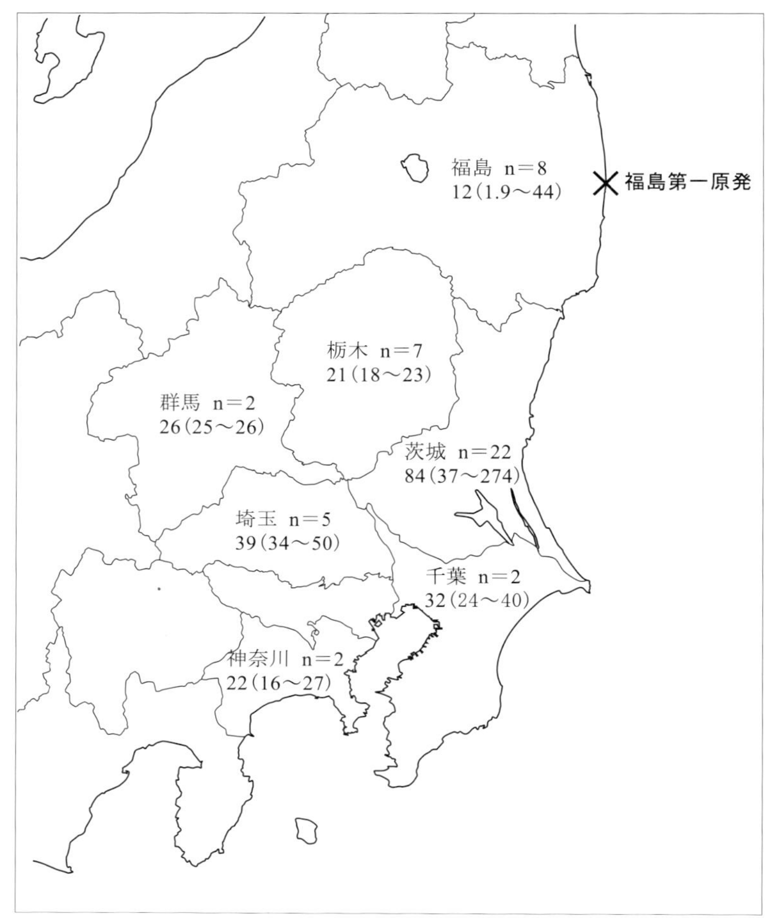

図35　ホウレンソウのヨウ素-131とセシウム-137の比率
水素爆発から1週間以内，I-131は100 Bq/kg以上，Cs-137は25 Bq/kg以上の試料を使用，Cs-134＋Cs-137表示の場合はセシウム-137を2分の1として計算

浅見作図

茨城町以外はすべて海岸沿いに位置している．茨城県の西側に位置する栃木県（n＝7）では21(18～23)，群馬県(n＝2) 26(25～26)，千葉県(n＝2) 32(24～40)，埼玉県(n＝5) 39，35(34～50)，神奈川県(n＝2) 22(16～27) であった．

Ⅲ-2で述べたように，関東地方を汚染したのは，原発から北西に流れた放射性物質が，福島市付近から南西に向きを変え栃木県，群馬県を汚染した．これが南方内陸部に相当するであろう．次は南に流れたものが一端海上に出て，茨城県に上陸し，南下して千葉県等を汚染した．これが南方沿岸部に相当するのであろう．なお埼玉県のデータは本庄市，熊谷市，深谷市の試料であり，南方内陸部に相当するのであろう．

したがって，ホウレンソウにおけるヨウ素-131とセシウム-137の比率は土壌の比率と一

応対応していることが判る．このように原発の南側特に茨城県は大量のヨウ素 -131 によって汚染されたことは明らかであろう．2 試料しかないが，千葉県も同様であろうと考えられる．

5） キノコ類と果樹類

キノコ類については，原木シイタケと乾シイタケについて，果樹類についてはウメとユズについて少し詳しく述べる（図 36）．

（1） 原木シイタケ

原木シイタケの放射性セシウム濃度のデータは，2011年4月～2012年9月まで連続してある．大きい値である 3 点の平均値が 2011 年 4 月には 3653（最大値 7200）Bq/kg あったが，

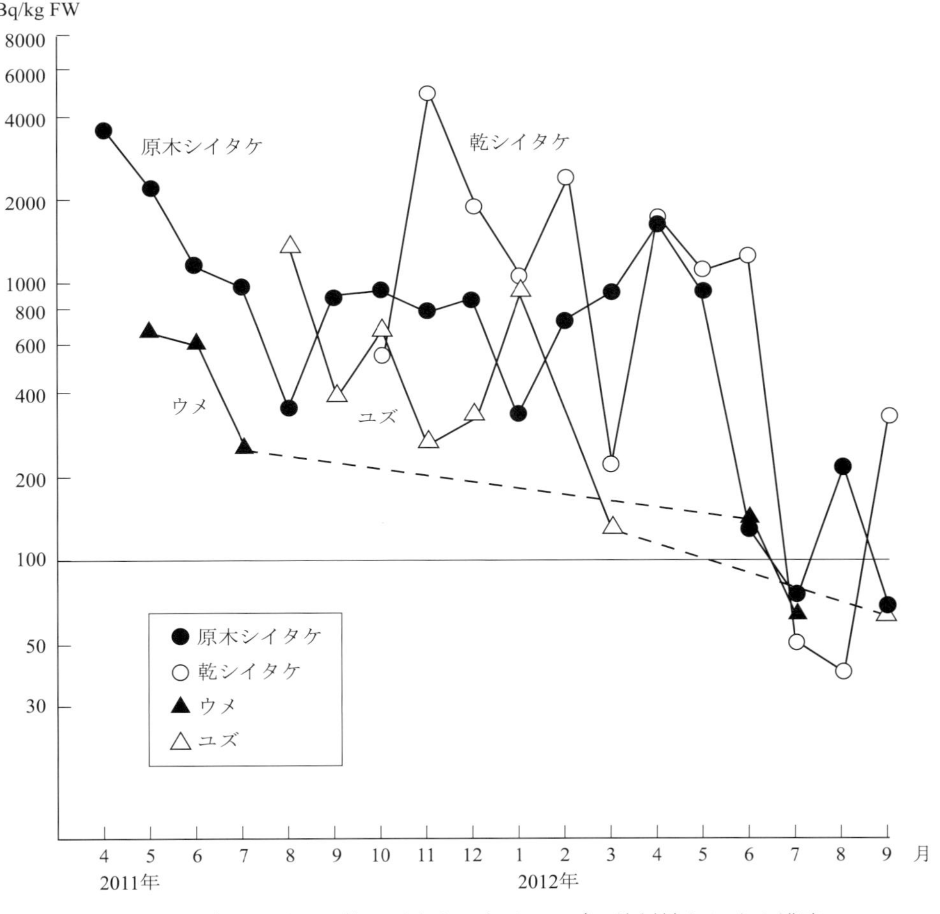

図 36　原木シイタケ，乾シイタケ，ウメ，ユズの放射性セシウム濃度
—各月の大きい値 3 点の平均値—

浅見作図

その後，8月まで減少を続けた．9月から放射性セシウム濃度は再び高い値に転じ，2012年1月に若干減少するが，4月に1633 Bq/kgまで上昇してその後減少した．2011年4月の試料の最大値7200 Bq/kgは飯舘村産であった．8月までの試料はほとんど福島県産であった．2011年9月の最大値1955 Bq/kgは，浅見の住む千葉県我孫子市産であった．この頃から福島県以外の千葉県，埼玉県，宮城県，栃木県産のデータが出るようになった．2012年1月には宮城県産がほとんどを占め，同年4月には岩手県，栃木県，茨城県，千葉県産のものが高濃度となっていた．

このように，原木シイタケはかなり長期間にわたって高濃度の放射性セシウムを含んでいるようである．

（2）乾シイタケ

乾シイタケのデータは2011年10月～2012年9月まで連続してあった．大きい値3点の平均値の最大値は2011年11月の4980（最大値6940）Bq/kgであり，栃木県，福島県，神奈川県産に大きい値のものがあった．その後減少して2012年3月には極小値を示したが，この月の乾シイタケは3点のみであり，すべて岩手県産であった．4月は茨城県産，5，6月は岩手県産，7，8月は福島県産，9月は岩手県，福島県，群馬県産であった．

（3）ウメ

ウメのデータは2011年5月～7月および2012年6，7月のものがあった．大きい値3点の平均値の最大値は2011年5月の667（最大値690）Bq/kgであり，福島県産であった．その後減少したが，2012年産のウメにも100 Bq/kgを超えるものが認められた．ウメのほとんどが福島県産であった．

（4）ユズ

ユズのデータは2011年8月～2012年1月および3，9月のものがあった．大きい値3点の平均値の最大値は2011年8月の1330（最大値2400）Bq/kgであった．ほとんどのユズは福島県産であったが，2012年3月は群馬県産，同年9月は栃木県産であった．

（5）その他のキノコ類および果樹類

上述以外のキノコ類および果樹類で，最大値が500 Bq/kg以上のものの各月の最大濃度（Bq/kg）と生産された月を列挙する．

キノコ類では，シイタケ（露地）1万3000（4月），チチタケ3200（8月），原木ナメコ4600（8月），ハツタケ1万9900（9月），コウタケ1330（9月），アミタケ810（9月），520（10月），マツタケ3300（9月），マイタケ2800（10月），ナメコ759（10月），517（11月），クリタケ

1040（10 月），1908（11 月），ハタケシメジ 820（10 月），チャナメツムタケ 1320（10 月），原木ムキタケ 1400（11 月）などであった．

果樹では，イチジク 520（7 月），ビワ 530（7 月），ザクロ 560（10 月），カキ 670（11 月），キウイフルーツ 1120（11 月），590（12 月）等があった．

6）茶

茶には，「生茶」「茶」「荒茶」「茶葉」「製茶」「粉茶」という表示があった．これらの内，その実態が一応理解でき，データが比較的多かった生茶，荒茶および製茶についてやや詳しく述べることにする（図 37）．なお，8 月には荒茶および製茶があったので，8 月にだけあった「茶」は生茶であると判断した．

（1）生茶

生茶とは，摘み取って乾燥前の茶葉であろう．生茶のデータは 2011年5 月～8 月のものがあった．大きい値の 3 点の平均値の最大値は，5 月の 1440（最大値 1550）Bq/kg であった．5 月の生茶（100Bq/kg 以上）の生産地は，神奈川県，茨城県，千葉県，福島県，栃木県，群馬県，静岡県，東京都，山梨県と広範囲に汚染が認められた．6，7 月には濃度は減少したが，8 月（全部千葉県産）には再び上昇した．

（2）荒茶

荒茶とは，摘み取った生茶を茹でて乾燥しただけのものであろう．最大値は 5 月の 3000Bq/kg であり，神奈

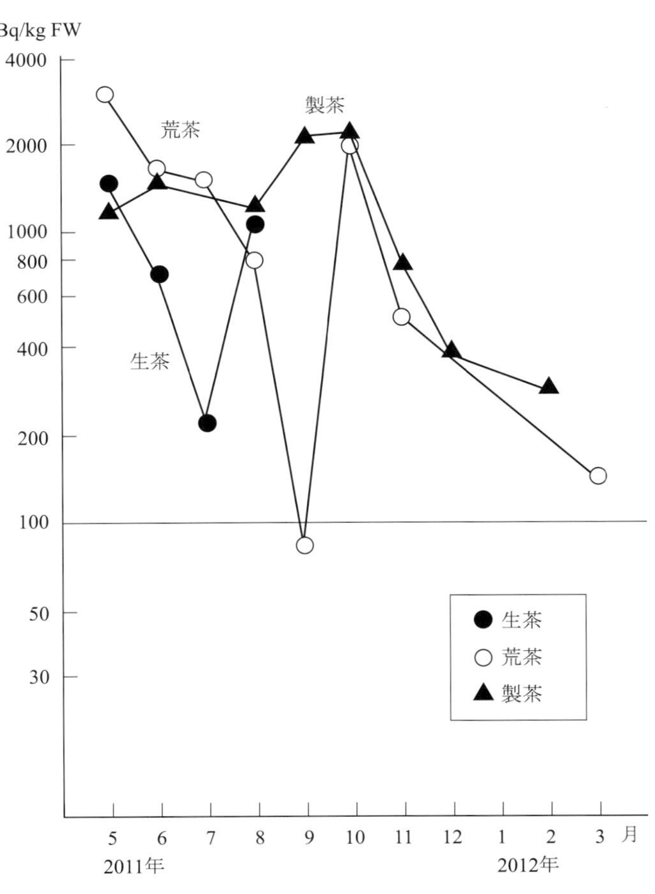

図 37　生茶，荒茶，製茶の放射性セシウム濃度
—各月の大きい値 3 点の平均値—
浅見作図

川県南足柄市産である．5月のもう1点は17Bq/kgであり，新潟県村上市産であった．6月には3点の平均値が1640（最大値2300）Bq/kgであり,10月には1980（最大値2700）Bq/kgであった．6月の荒茶の産地（100Bq/kg以上）は，千葉県，神奈川県，群馬県，宮城県，愛知県，静岡県，山梨県であり，7月には以上の県以外に栃木県，東京都，埼玉県が加わった．文部科学省（2011t）によれば，愛知県における放射性セシウムによる土壌汚染は1万Bq/m^2以下であった．この程度の汚染であっても荒茶に放射性セシウムが360Bq/kg（愛知県新城市）含まれていた．2012年3月でも茨城県で100Bq/kg以上の荒茶が検出された．

（3）製茶

製茶のデータは，2011年5，6月，同年8月～12月，2012年2月のものがあった．大きい値3点の平均値が最大であったのは，9月の2033（最大値2063）Bq/kgであり，100Bq/kg以上の製茶は，埼玉県，千葉県，静岡県産であったが，ほとんどが埼玉県産であった．6月はほとんどが静岡県産であった．10，11，12月はほとんど埼玉県産であった．なお，荒茶と同様に2012年2月になっても100Bq/kg以上の製茶が検出された．

7）穀類

穀物のコメについてはすでに述べた．その他の穀物では，小麦，六条大麦，ソバ，大豆のデータがやや多いので，この4種類について述べる（図38）．いずれも，今まで述べた食品に比べて，放射性セシウム汚染の程度は低いが，それでも100Bq/kgを超える試料がこれら4種類の穀物について認められた．

（1）小麦

小麦のデータは2011年7，8，10，11月および2012年1月のものがあった．大きい値3点の平均値の最大値は7月の423（最大値630）Bq/kgであり，産地は福島県と茨城県であった．その後増減があったが，11月（福島市産）以降100Bq/kg以下となり，1月（群馬県産）ではさらに低くなった．

（2）六条大麦

六条大麦は一般的な大麦であり，このほかにビールの原料になる二条大麦がある．六条大麦のデータは，2011年7，8月および2012年1月のものがある．大きな値3点の平均値の最大値は7月の116（最大値165）Bq/kgであった．産地は茨城県と栃木県であった．その後減少し8月（岩手県，栃木県産）で100Bq/kg以下となり，1月（群馬県産）ではさらに濃度が低下した．

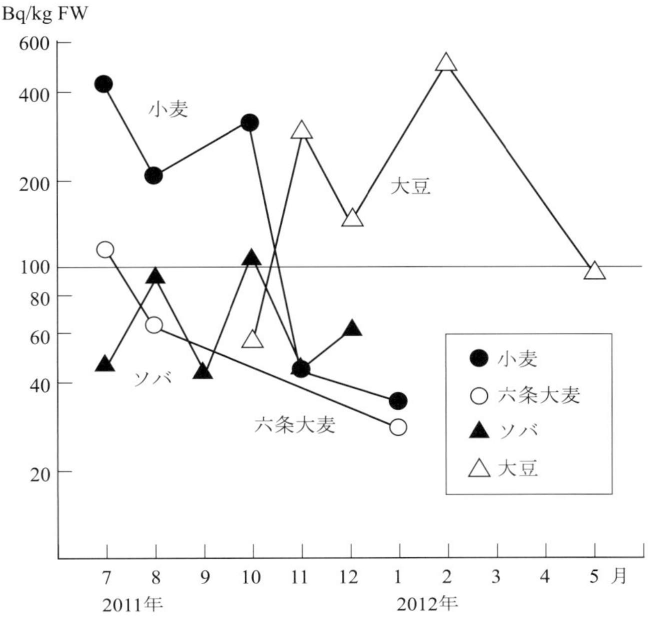

図 38　小麦，六条大麦，ソバ，大豆の放射性セシウム濃度
—各月の大きい値 3 点の平均値—

浅見作図

(3) ソバ

ソバのデータは 2011 年 7 月～12 月まであった．大きい値 3 点の平均値の最大値は 10 月の 107（最大値 144）Bq/kg であり，産地は福島県であった．その前後には平均値が 100 Bq/kg を超えるものはなく，11 月（福島県産）には 45 Bq/kg になった．

(4) 大豆

大豆のデータは 2011 年 10 月～12 月および，2012 年 2 月，5 月のものがあった．1 点しかなかったが，最大値は 2012 年 2 月の 490 Bq/kg であり産地は福島県であった．3 点の平均値の最大値は 2011 年 11 月の 293（最大値 400）Bq/kg であり，産地は福島県と宮城県であった．5 月（宮城県産）は 100 Bq/kg 以下であった．

4．まとめ

以上のヨウ素-131 および放射性セシウムによる食品汚染について俯瞰すれば，次のように考えられる．

ヨウ素-131 の半減期は 8.021 日と短い．ヨウ素-131 による汚染は福島第一原発事故直後には著しかったが，事故後約2年経った2012年1月にはほとんど消失している．今後は，事故直後におけるヨウ素-131被曝による健康障害について注意する必要があろう．

次に，放射性セシウムによる食品汚染について述べる．

コメは日本人が最も多く摂取する主食であり，2012年産米でも，福島県では100Bq/kgADW以上のものが，9市町村から110点検出されており，100Bq/kgADWに近い75～99Bq/kgADWも269点検出されている．さらに，福島県以外でも，宮城県栗原市で240Bq/kgADWという汚染米が検出されている．その他の県でも数十Bq/kgADWのコメが検出されている．したがって，コメの放射性セシウム汚染については今後も十分注意する必要がある．

2012年産の普通畑作物中放射性セシウム濃度にはあまり高濃度のものはないようである．しかし，栽培キノコ類や野生キノコ類には非常に高い濃度が認められる．また，果樹にも高い濃度が認められる．タケノコにも高い濃度が認められる．

海水魚類では，2012年になっても，特に底棲魚類に高濃度の放射性セシウム汚染が認められた．今後，福島第一原発からの放射性セシウムに汚染された廃水の放出や，河川を通じての流入があるので，当分の間これらの魚類には十分注意する必要があろう．なお，東京湾の汚染はこれから多くなると考えられるので，今後，東京湾産魚類の汚染にも十分注意する必要があろう．

淡水魚類については，陸地からの河川への放射性セシウムの流入が続くので，特に水流が緩くなる湖沼では，魚類の汚染に十分注意する必要があろう．

野生動物，特にイノシシには2012年にも非常に高い放射性セシウムが認められるので，野生動物の放射性セシウム汚染については十分注意が必要であろう．

2012年10～12月について，汚染濃度が大きい食品について述べる．

イノシシ肉が最も汚染されており，各月の大きい方から3点の平均値（最大値）（Bq/kg）は，10月3500（6500），11月1万1800（3万3000），12月4800（1万1000）であり，相変わらず高濃度であった．

その他の食品について500Bq/kg以上のものは，クマ肉760，640（10月），1100，660（11月），シカ肉820（10月），マガモ肉860（11月），ヤマドリ肉500（11月），カルガモ肉4000（12月），アイナメ550（12月），イシガレイ1200（10月），800（12月），キツネメバル720（12月），ケムシカジカ600（12月），コモンカスベ550（10月），シロメバル810，700（11月），1700，1200，700，630（12月），スズキ620（10月），600（11月），ババガレイ840（11月），900，510（12月），ヒラメ690（10月），ムラソイ1100（11月），アミタケ1900, 590, 580, 560（10月），チャナメツムタケ2100（10月），ナラタケ620（10月），ハイイロシメジ560（11月），ハツタケ3000（10月），ムキタケ590（11月），クルミ700（10月），大豆530（12月）等となっている．

これら食品中放射性セシウム濃度には当分の間高い値が認められると考えられる．

XII. 原発事故による人体被害

原発事故による人体およびヒト以外の生物の被害は，主としてチェルノブイリ原発事故について知られている．福島原発事故によって大量に放出された放射性核種による人体および各種生物の被害は今後現れる可能性は否定できない．したがって，本章では主としてチェルノブイリ原発事故により放出された放射性核種による人体被害について紹介するが，福島については甲状腺ガンおよび甲状腺異常についても述べることにする．

原子力発電所事故に伴う被害に対する見解には，原子力発電を推進する立場の多数の政府，国際組織，および原子力技術に責任のある公的機関に属するいわゆる原子力ムラの人々と健康・環境被害を真に明らかにしている人々との間には明確な乖離がある．

「放射線の健康影響については，発ガン，ガン死以外に，有症率，死亡率，加齢，良性腫瘍，循環器・内分泌・呼吸器・消化器・泌尿生殖器・骨格筋肉系・神経系・皮膚の異常や，感染症，遺伝子損傷，先天性形態異常，幼児死亡，出生率低下，知能指数低下など，考えうるさまざまな影響のすべてを検討した上で，その評価がなされるべきである．また，物理化学的有害因子による疾患は非特異的症候を来すことが多く，疾患などの客観的データのみならず，各種の自覚症状も収集すべきである」，「東日本一帯で子どもたちにみられたといわれている鼻出血や下痢などについても，このような事故による『被曝』と『健康障害』については，既知の知識は踏まえつつも，未知領域の存在を謙虚に認め，精神的不安など他の要因によるものと安易に決めつけず，科学者らしく被曝と健康障害に関する徹底的な調査を行うべきである」（高岡，2012）

このXII章では，主としてチェルノブイリ原発事故によって放出された放射性核種による人体被害について，後者の立場の調査・研究結果を紹介する．

次に述べるIAEAによる調査報告は原子力ムラの人々の典型的な見解の例であり，その後も大きな影響を与えている．福島以降における日本政府，財界，電力会社，御用学者など日本原子力ムラのムラ人の発言はこの報告書の延長線上にある．

1. チェルノブイリ原発事故の影響についてのIAEAによる調査報告

1）IAEAによる調査報告の内容

1990年から1991年にかけてIAEA（国際原子力機関）はチェルノブイリ原発事故の被害について大々的な調査を行い，その結果を1991年5月に発表している．その報告書はInternational Advisory Committee（1991）であり，この委員長は重松逸造であった．

報告書の内容は，広河（1995, p.68～101）によって詳しく述べられているので，それによって報告書の内容を紹介する．

「住民には…放射線被曝に直接関係があると見られる健康障害はなかった」，「ガンや遺伝的影響の自然発生率が将来上昇するとは考えにくい」，「放射線に起因する健康上の悪影響が報告されているが，適切な現地調査でも，このプロジェクトでの調査でも実証されなかった」，「データからは，事故後の白血病または甲状腺ガンの顕著な上昇は証明されなかった」，「食品の規制は，不必要に行われたといえる．移住よりも食品基準の緩和を優先して検討すべきである」というものであった．この要約は，「日本原子力文化振興財団：チェルノブイリ事故の放射線影響について― IAEAチェルノブイリ・プロジェクト概要」からの引用であるという．

核戦争防止国際医師会議ドイツ支部（2012, p.106）によれば，2011年春，UNSCEARは再三延期されていたチェルノブイリ事故によってもたらされた放射線障害に関する2008年の報告書（UNSCEAR, 2011）を公表した．その中で「事故発生後134名の原発労働者とリクビダートルが緊急作業に携わり，急性放射線障害を発症した」，「28名が急性期に死亡し，1996年までに何らかの病気で19名が死亡した」，「このグループの他に，数十万人が除染作業に従事したが，放射線被曝により健康を害したと証明されたものはおらず，わずかに高線量被曝群で白血病と白内障が増加しただけである」，「事故当時子どもあるいは10代の若者だった者から6000名の甲状腺ガンが発生した」，「2005年までにそのうち15名が死亡したが，それ以外に健康を害した者はおらず，一般住民にも放射線の影響で健康をそこなった者は見られていない」，以上である．UNSCEARは2011年になって，ようやく子どもの甲状腺ガンとリクビダートルの白血病と白内障の発生だけを認めたわけである．

このように，チェルノブイリの放射線被害を，最初はすべて否定し，27年後にやっとごく一部の被害について認めた国際機関が，福島原発事故後27年後にどのような見解を表明するか，憂慮に堪えない．また，日本政府についても同様のことが言えるであろう．

2）原爆症・公害病の「認定作業」を主導した医学者

International Advisary Committeeの委員長であった重松逸造（1917. 11.25～2012. 2.6）

は都築正男の後継としてABCC（Atomic Bomb Casualties Commission；原爆傷害調査委員会）の日本側代表，国立公衆衛生院疫学部長，財団法人放射線影響研究所理事長，ICRP委員，厚生省研究班班長などを歴任した（Wikipedia，重松逸造）．

彼はこれまでに，広島県，広島市共同設置の「黒い雨に関する専門家会議」の座長を務め，「人体影響を明確に示唆するデータは得られなかった」との調査結果をまとめた．要するに，広島への原爆投下の後に降った放射性物質を含んだ「黒い雨」による人体影響はなかったと報告したわけである．

水俣病では重松を班長とする委託研究班は「頭髪水銀値は正常」であるとして，水俣病被害者とチッソの因果関係はないと発表した．

イタイイタイ病に関しては，イタイイタイ病について環境庁の委託で原因を調査していた「イタイイタイ病およびカドミウム中毒に関する総合研究班」の班長として中間報告を発表したが，「カドミウムとの関係について，さらに研究を続ける」としてイタイイタイ病の発症過程を曖昧にした．

スモン病に関しては，厚生省スモン調査研究班班長であった重松はスモン病とキノホルムとの因果関係はないと発表した．

また，岡山県の動燃人形峠事務所が計画している大規模な回収ウラン転換試験の安全性を審査していた「環境放射線専門家会議」の委員長であった重松はゴーサインを出した．このように，あらゆる鉱・公害問題において政府，企業側の利益になる決定に，重松が責任者となっていることが判る（以上は，広河（1995），p.88～91）．

また，土呂久のヒ素公害について，原田（1995, p.215～228）は次のように述べている「宮崎県によって調査専門委員に委嘱されたのは国立公衆衛生院の重松逸造疫学部長，慶応大学土屋健三郎教授で他に環境庁，宮崎医師会，環境衛生部等が参加している」．その中間報告には次のように書かれていた「病気の内容については，砒素に関係あると思われるものは見あたらない」，「今後砒素によって新しい健康被害が起こる危険は一応ないものと思われる」．しかし，土呂久について上野（2006, p.118）は，「認定患者数173人（死亡者118人，生存者55人）で，進行性の鉱毒の被害は若い人にまで及んで，今日に至っている」．土呂久公害については，浅見（2010, p.352～354）にも述べられているが，その中で原田（1995）の内容も詳しく引用している．

コメ中カドミウムの基準値を1ppm（mg/kg）に決めたときにも，重松は主要な役割を果たしている．厚生省はカドミウム汚染地について「要観察地域におけるカドミウムの摂取と蓄積に関する研究（班長 重松逸造）」（日本公衆衛生協会，1970）を行い，その結果に基づいて，世界最高のカドミウム基準値（1ppm）を作成した．ここでも重松の名前が出てくる．なお，カドミウムの基準値についての国内的および国際的動向については浅見（2010, p.145～204）に詳しく述べられている．

以上から明らかなように，重松が調査・研究についての責任者になれば，政府・企業・関係する国際機関に有利な報告を出すであろうことは始めから判っているようである．したがって，チェルノブイリ事故による人体被害についての報告書の内容も上述のようになったということであろう．

2. チェルノブイリ原発事故による人体被害

チェルノブイリ原発事故によって放出された大量の放射性物質によって多くの人的被害が発生した．それらについて簡単に紹介したい．

1）リクビダートル

リクビダートルとは事故処理労働者のことである．彼らは自らの命と健康を引き替えにチェルノブイリ原発事故の被害を食い止めるために働いた．リクビダートルの人数は約83万人と推定されている．Yablokov (2009a) は様々な研究に基づいて，11万2000人から12万5000人のリクビダートルが2005年までに死亡したと推定している．この数はリクビダートル83万人の約15%に相当する．これらの死亡はガンだけでなく，複数の重症の非ガン性疾患によっても起こっている．

リクビダートルの1986年から2003年までにおける12の疾患群の10万人当たりの発症

表28　リクビダートルにおける12の疾患群の発症率（10万人あたり）

疾患／臓器グループ	1986	1987	1988	1989	1990	1991	1992	1993
感染症と寄生虫症	36	96	197	276	325	360	388	414
腫瘍	20	76	180	297	393	499	564	621
悪性新生物	13	24	40	62	85	119	159	184
内分泌系	96	335	764	1340	2020	2850	3740	4300
血液と造血器官	15	44	96	140	191	220	226	218
心理的変化	621	9487	1580	2550	3380	3930	4540	4930
神経系と感覚器	232	790	1810	2880	4100	5850	8110	9890
循環器	183	537	1150	1910	2450	3090	3770	4250
呼吸器系	645	1770	3730	5630	6390	6950	7010	7110
消化器系	82	487	1270	2350	3210	4200	5290	6100
泌尿器生殖器系	34	112	253	424	646	903	1180	1410
皮膚と皮下組織	46	160	365	556	686	747	756	726

Burlakova, E. B. *et al.*（1998），IPPNW（2011, p.26），崎山（2011），
核戦争防止国際医師会議ドイツ支部（2012, p.38）

率を表 28 に示した．この表は，浅見の知る限り Yarilin（1996）によるロシア語の概説から Burlakova *et al.*（1998）が引用し，その後 IPPNW（2011, p.26），その訳本である核戦争防止国際医師会議ドイツ支部（2012, p.38），崎山（2011）等がさらに引用したようである．表 28 から明らかなように，心理的変化では 1987 年に一端増加し，翌 1988 年に減少したが，その後は増加し続けている．その他の疾患では，1986 年から継続的に発症率が増加している．1993 年では，神経系と感覚器，呼吸器系，消化器系，心理的変化，内分泌系，循環器系の発症率が高い．腫瘍・悪性新生物も年を追うにつれて増加している．

次に，これら疾患の一部について，核戦争防止国際医師会議ドイツ支部（2012, p.26～39）を引用することによって説明する．詳しくは本書または原本を見ていただきたい．

（1）早期老化

旧ソ連のリクビダートルに関する研究では，生存者はさまざまな疾患が正常な老化プロセスから予期されるより 10～15 年早く起きることが明らかにされている．発現する可能性のある病的状態には次のものがあるとされている．①血管，特に脳血管と冠状動脈の加速された老化，②老年性白内障，眼底血管の動脈硬化症と早発の近視，③中枢神経の障害による高度な知的認識機能の喪失，④細胞外要因による染色体損傷の修復を担う抗酸化システムの不安定化である．

（2）ガンと白血病

長期にわたって高い線量の放射線に曝されたリクビダートルは，ガンの発症率が有意に高かった．またベラルーシのゴメリ州の高濃度に汚染された地域に住むリクビダートルの間でも発がん率は有意に高かった．

（3）神経系の障害

チェルノブイリ原発事故の後，IAEA や旧ソ連政府は「放射能恐怖症」という病名を考え出し，事故後に問題になったさまざまな健康問題は放射線によるものではなく，単なるヒステリー反応を起こした人々の問題だと断言した．しかし，チェルノブイリ地域の住民と動物から採取した神経細胞に関する調査では，観察された神経系障害の多くが放射線被曝がもたらした深刻な器質的障害に起因しており，放射線への恐怖心に起因するものは非常に少なかったことが明らかにされている．

多くのリクビダートルが訴えるめまいの症状は，中枢神経系の損傷によるものだということである．

（4）神経疾患

発語障害，うつ病，記憶機能障害，集中力低下に苦しんでいるリクビダートルは数万人いると考えられている．リクビダートルの精神症状の原因は，何らかの理由で脳への血流が減少し，それが恐らく今でも続いていることによる，との説明もある．

リクビダートルは，思考の停滞，疲労の増加，視覚・言語・記憶機能の減退，高次運動機能の減退などが見られ，高次の認知的心理的機能が損なわれていることが明らかにされている．これらは早期老化で発現するものと類似しているという．

(5) 心臓と循環器の疾患

ロシアのリクビダートルの大半は現在病気を患っており，心臓と循環器の疾患などに苦しんでいる．ロシアのリクビダートルの心血管疾患のリスクが 40％増加しているという．

ベラルーシのリクビダートルでは 1992～1997 年の調査期間中に，リクビダートルの間で致死性の心血管疾患が，一般人（2.5％増）より大幅に増加（22.1％増）したという．この心血管疾患が，放射線によって血管が傷つけられたために起きたものであるかどうかについて，現在議論中であるという．

(6) その他の疾患

その他，リクビダートルは胃腸炎，感染症，寄生虫疾患や，白内障，黄斑変性症，慢性結膜炎などの眼疾患に罹患している．

(7) リクビダートルの子どもたち

リクビダートルの子どもたちの遺伝子に，多くの突然変異が発見されている．彼らの変異はチェルノブイリで作業に従事する前に受胎した兄・姉の遺伝子より 7 倍も多いという．このような遺伝子の変異によって直ちに重大な病気が発症するわけではないが，この遺伝子変異の増加は，将来の世代に引き継がれていく．

また，リクビダートルの子どもたちの間で一般の子どもより頻度が高まるのは，特にガンと白血病，先天性形態異常，内分泌と代謝の疾患，精神障害と行動障害であった．また，泌尿器や生殖器，神経系，感覚器の疾患に有意な増加が見られた．罹病率は 1999 年がとりわけ高かったという．

2) 甲状腺ガン

ここではチェルノブイリ原発事故による甲状腺ガンについて紹介する．0～18 歳までの福島県民の甲状腺検査が 2011，2012 年に実施されたが，その検査結果については後で紹介する．

甲状腺ガンは子どもでは希な病気である．ベラルーシ全体についてみると，事故前 11 年間（1975～1985）で子ども（15 歳未満）の甲状腺ガンはわずか 7 名であったが，大人（15 歳以上）

では1342名であった．事故後11年間（1986～1996）では子どもの甲状腺ガンは508名と顕著に増加していたが，大人では4006名であった．事故前に比べて子どもでは73倍にも達していたが，大人では3倍に増加していた(Sugenoya *et al.*, 1998).

甲状腺ガンは体内に入った放射性ヨウ素によって発症する．体内に入ったヨウ素は放射性ヨウ素(主としてヨウ素-131)でも非放射性ヨウ素であっても10～30%が血液を経て短時間の間に甲状腺に集まる．残りは尿や大便と一緒に速やかに排泄される．甲状腺中に入ったヨウ素の生物学的半減期は成人で80～120日，乳児で11日，5歳児で23日であり，この日数で半分になる．体内に入った放射性ヨウ素の10～30%が重さ数gの小さな甲状腺に集中することになり甲状腺の被曝量は膨大になる（医療問題研究会，2011, p.12, 28)．放射性ヨウ素，主としてヨウ素-131はやがて体外に排出されるが，その間に甲状腺の細胞を傷つけ，やがて甲状腺ガンやその他の甲状腺異常が発症するわけである．

図39はベラルーシにおける1985年から2004年までの間の甲状腺ガン発病人数である(IPPNW, 2011, p.50)．年齢は調査年のものである．子どもと18歳以下の若者の発症数は，事故翌年の1987年には若干高くなり，1990年(チェルノブイリ事故後4年目)から増加し，1995年に最大発症数を示し，その後漸減している．漸減している理由は，子どもと若者が年をとり，19～45歳のグループに入っていくからである．19～45歳のグループでも1988年に甲状腺ガンが若干増加し，1990年から発症数は急激に増加し始め，2004年にやや減少しているように見える．それに対して，45歳以上のグループでは，2004年まで発症数が増加し続けている．

図40はチェルノブイリ事故があった1986年に0～18歳であった子どもと若者のその後における各年の甲状腺ガン発症数である(Belarus National Report, 2006, p.44)．甲状腺ガンは，

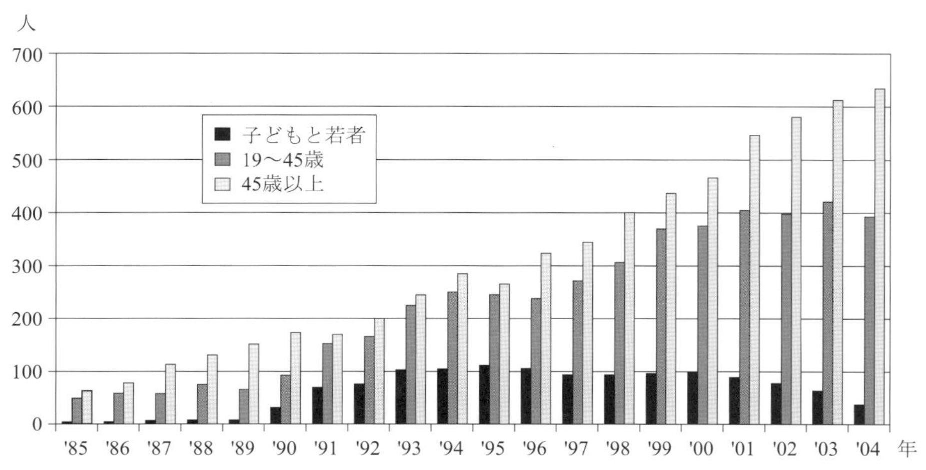

図39　ベラルーシにおける甲状腺ガンの新規発病人数（1985～2004)
年齢は調査年のもの

IPPNW（2011, p.50)

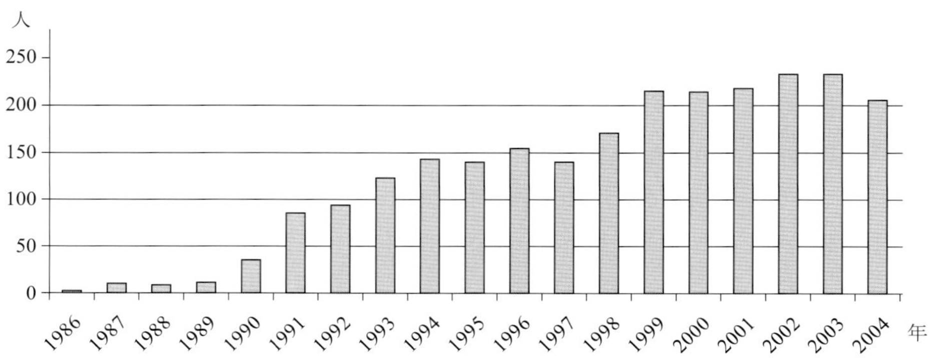

図 40 1986 年に 0～18 歳で放射線で曝露された人々の甲状腺ガン患者数
(Belarus National Report, 2006, p.44)

すでに 1987 年に増加が認められ，1990 年から急激に増加し始め，1999 年以降ほぼ横ばいになっているようである．

表 29 はベラルーシにおける小児甲状腺ガンの州別，年齢層別発症数である (Sugenoya *et al.*, 1998)．小児甲状腺ガン数ではチェルノブイリ原発に最も近いゴメリ州が最も多く，その西側のブレスト州がそれに次いで多く，ゴメリ州の北側のモギリョフ州はそれほど多くはない．ヨウ素-131 によるベラルーシの土壌汚染濃度推定値（図 23, p.56）では，モギリョフ州の汚染濃度の方がブレスト州の汚染濃度より高いように見られる．一方，Belarus National Report（2006, p.37）による「ベラルーシの子ども（0～18 歳）の放射性ヨウ素による甲状腺平均被曝量分布」を示した (図 41)．Gy (グレイ) は Sv とほとんど同じであると考えられている．0.01～0.03 Gy の郡は，ビテブスク州の東南側 3 郡，グロードウノ州の東側の 3 郡，ミンスク

表 29 小児甲状腺ガン患者の事故当時の年齢分布（1986～1995)

地 域	人 口 (万人)	小児甲状腺ガン数	年齢別甲状腺ガン数		
			0～4	5～9	10～14
ブレスト州	152	97	68	27	2
ビテブスク州	130	7	4	3	0
ゴメリ州	167	225	149	72	4
グロードゥノ州	116	24	12	11	1
ミンスク州	141	20	14	5	1
モギリョフ州	127	21	14	6	1
ミンスク市	163	26	17	8	1
ベラルーシ全体	996	420	278	132	10
%		100	66.2	31.4	2.4

注）人口は 1986 年の値で大人も含まれる

Suganoya *et al.*（1998）

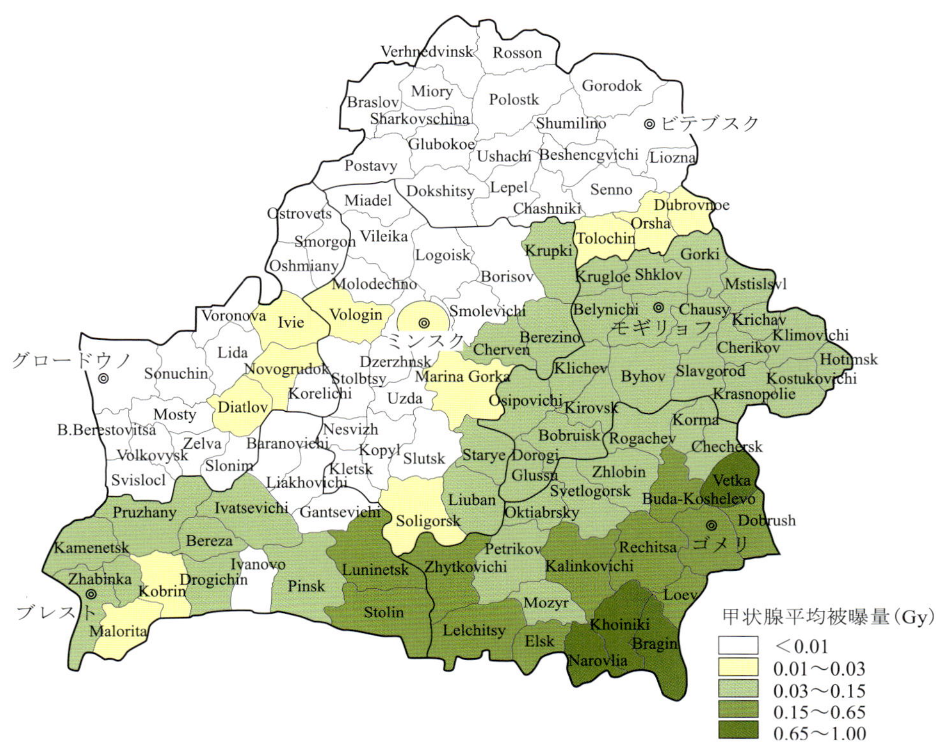

図 41　ベラルーシの子ども（0～18 歳）の放射性ヨウ素による甲状腺平均被曝量分布
（Belarus National Report 2006, p.37）

州のミンスクとその東側，西側および南側に各 1 郡，ブレスト州の西側の 2 郡に認められた．ゴメリ州と接しているブレスト州の東側の 2 郡（Luninetsk 郡と Stolin 郡）に放射性ヨウ素による甲状腺被曝量が 0.15～0.65 Gy という高い地域が認められる．このような高濃度被曝はモギリョフ州では認められていなかった．これらのことは，ブレスト州の子どもはモギリョフ州の子どもよりも放射性ヨウ素被曝量が多かったことを示している．なお，図 41 では州都の名称が示されているが，ベラルーシの州名は州都名と同じようである．

表 29 から明らかなように，年齢層別では圧倒的に幼い子どもの発症数が多く，事故当時 0～4 歳だった子どもの発症数が 66.2％を占めていた．事実，幼い子どもの方が甲状腺への被曝量が明らかに多かった（表 30）．

図 42 によると，ミンスク州，グロードノ州，ビテブスク州ではそれぞれ 56 人，29 人，7 人の小児甲状腺ガン患者が 1996年までに認められているが，これらの州では甲状腺平均被曝量がほとんど＜0.01 Gy すなわち 10m Sv 以下であり，首都と若干の郡で 10～30 mSv であった．これらの数値は，日本における状況を判断する際の参考になるであろう．この図はベラルーシ各州の 1986～1996 年における 508 人の小児甲状腺ガン分布である（Sugenoya *et al.*, 1998）．表 29 より 1 年後の数字であるので人数が若干増加している．

表 30　ベラルーシ住民の誕生年・居住地別平均甲状腺被曝量

(Gy)

州/市	誕生年								
	1968	1969	1970	1971	1972	1973	1974	1975	1976
ブレスト	0.025	0.021	0.025	0.024	0.031	0.035	0.038	0.041	0.044
ゴメリ市	0.118	0.102	0.120	0.136	0.152	0.167	0.185	0.195	0.212
ゴメリ*	0.134	0.115	0.135	0.129	0.169	0.188	0.207	0.218	0.237
グロードゥノ	0.003	0.003	0.003	0.003	0.004	0.004	0.005	0.005	0.005
ミンスク市	0.024	0.020	0.024	0.027	0.030	0.033	0.036	0.038	0.042
ミンスク*	0.005	0.004	0.005	0.005	0.006	0.007	0.008	0.008	0.009
モギリョフ	0.027	0.023	0.027	0.028	0.035	0.038	0.042	0.045	0.049
ビデブスク	0.003	0.003	0.003	0.003	0.004	0.005	0.005	0.006	0.006

州/市	誕生年								
	1977	1978	1979	1980	1981	1982	1983	1984	1985
ブレスト	0.052	0.061	0.069	0.061	0.067	0.080	0.093	0.104	0.116
ゴメリ市	0.251	0.291	0.330	0.293	0.324	0.386	0.449	0.499	0.556
ゴメリ*	0.281	0.325	0.368	0.326	0.361	0.431	0.499	0.561	0.624
グロードゥノ	0.006	0.007	0.008	0.007	0.008	0.010	0.011	0.013	0.014
ミンスク市	0.049	0.058	0.065	0.058	0.064	0.077	0.089	0.099	0.110
ミンスク*	0.010	0.012	0.013	0.012	0.013	0.016	0.018	0.020	0.023
モギリョフ	0.057	0.067	0.076	0.067	0.074	0.088	0.103	0.114	0.127
ビデブスク	0.007	0.008	0.009	0.008	0.009	0.011	0.013	0.014	0.016

＊市以外の州

Belarus National Report（2006, p.36）

3）白血病と他の血液疾患

表 31（核戦争防止国際医師会議ドイツ支部，2012, p.78）はベラルーシで放射性物質による汚染が著しいゴメリ地域における白血病等の発生数と増加率を示している．ここでは，チェルノブイリ事故発生前の 1981～1985 年，発生後の 1986～1990 年，1991～1995 年に分けて統計を採っている．事故発生前 5 年間に比べて，増加率が高い白血病は急性白血病，慢性骨髄性白血病，赤白血病などであり，全白血病は事故前 5 年間に比べて最初の 5 年間は 34.0%，次の 5 年間は 56.0%増加していた．なお，小児白血病の増加率は大人よりも低いようである．

4）乳ガン

現在，電離放射線の影響によって，原子爆弾投下後に生き延びた女性および放射線治療を受けた患者に乳ガンがかなり発症しているという強力な証拠がある．そこで，チェルノブイリ事

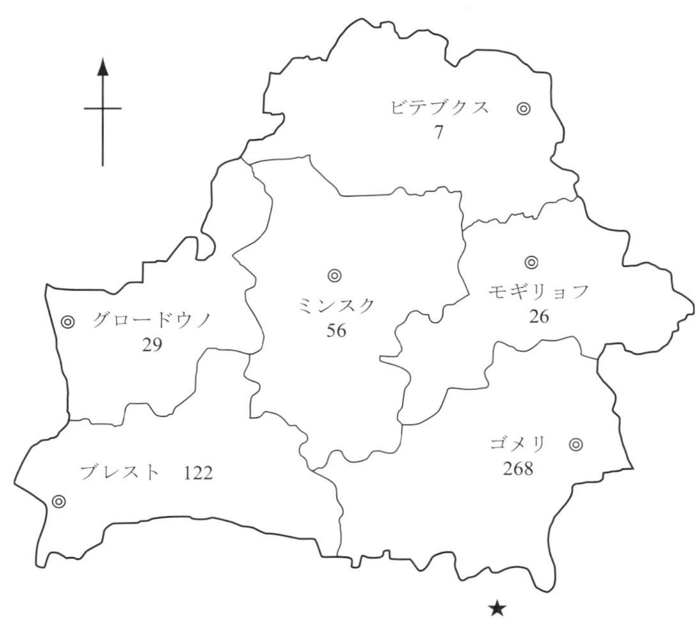

図 42　ベラルーシにおける小児甲状腺ガンの地域分布
（1986～1996, 508 件）

Suganoya *et al*.（1998）

表 31　ベラルーシ，ゴメリ地域の血液疾患発生数と増加率

疾患名	5 年期		
	1981～1985	1986～1990	1991～1995
急性白血病	115	162（40.9%）	210（82.6%）
うち小児の急性白血病	55	71（29.1%）	66（20.0%）
慢性リンパ性白血病	191	255（33.5%）	266（39.2%）
慢性骨髄性白血病	84	95（13.1%）	147（75.0%）
赤白血病	42	64（52.4%）	63（50.0%）
他の慢性白血病	50	70（40.0%）	64（28.0%）
全白血病	482	646（34.0%）	752*（56.0%）
多発性骨髄腫	50	79（58.0%）	82（64.0%）
骨髄異形成症候群	n.d.	8　—	43　—
再生不良性貧血	24	38（58.3%）	22（−8.3%）

括弧内の数字は 1981～1990 年，1991～1995 年の患者増加率
＊ 752 は 750 の間違い．ただし，合計が間違っていたか，個々の白血病患者数が間違っていたか不明であるのでそのままにした．ドイツ語版，英語版も同じ．

核戦争防止国際医師会議ドイツ支部（2012, p.78）の表 6-2，表 6-3 から浅見作成故によって外部被曝および内部被曝によって，最も影響を受けたゴメリ地域に住んでいる女性の乳ガン発症について研究することは重要である．

図 43 に示すように，セシウム-137 汚染が 555 kBq/m^2 以上の地域に住んでいる女性は対照地域（ビテブスク地域）や汚染程度の低い地域に比べて乳ガン発症率が有意に高い（Belarus National Report 2006, p.50）．対照地域およびセシウム-137 汚染が 37～185 kBq/m^2 の地域では平均年間発症率（average annual growth of incidence）が 1.2%および 5.7%であった

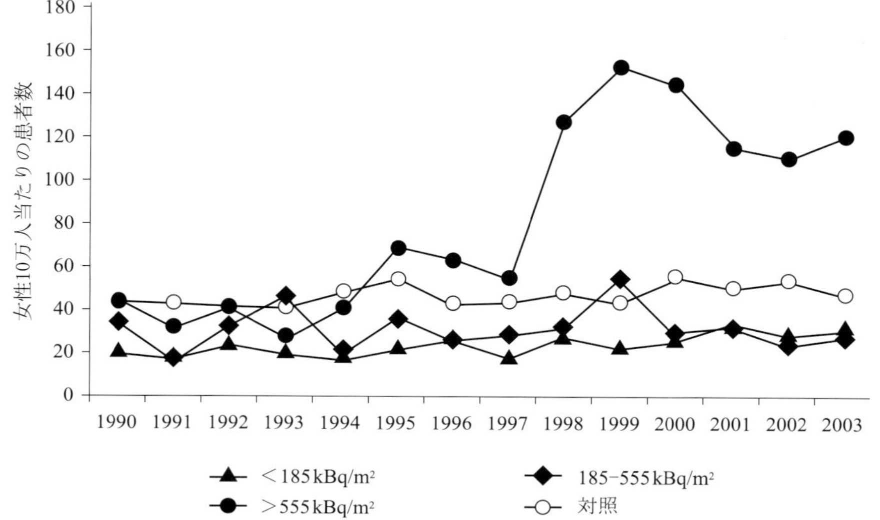

図 43 ゴメリ地域および汚染度が 37-185 kBq/m^2, 185-555 kBq/m^2, 555 kBq/m^2 以上，対照地（ビテブスク）に住んでいる女性の乳ガン発症数

（Belarus National Reoprt 2006, p.50）

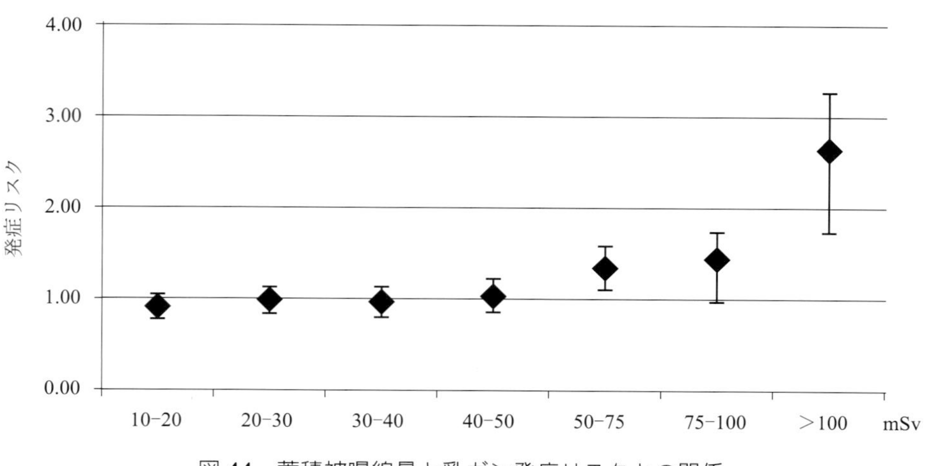

図 44 蓄積被曝線量と乳ガン発症リスクとの関係

（Belarus National Report 2006, p.51）

が，セシウム-137 汚染が 555 kBq / m^2 以上の地域では年間発症率がかなり高く 32.7％であった．また，乳ガン発症についての年齢調査によると，555 kBq / m^2 以上の地域では発症ピークは 55～59 歳（女性 10 万人当たり 193.5 ± 49.7 人）であったが，対照のビテブスク地域では 70～74 歳（女性 10 万人当たり 94,9 ± 6.8 人）であった．

図 44 には，蓄積被曝線量と乳ガン発症リスクとの関係を示した．被曝量の増加と共に女性の乳ガン発症の増加が認められた（Belarus National Report 2006, p.51）．この図から，蓄積被曝線量 50～75 mSv ですでに乳ガン発症率が約 30％増加していることが読み取れる．

5）各種疾病

放射線被曝の影響には，それがすぐ現われるものとすぐには現われないものとがある．表 32（核戦争防止医師会議ドイツ支部, 2012, p.85）は，すぐには現われない疾患の罹患率が，チェルノブイリ原発事故の後，北ウクライナ住民についてどのように変化したかを概観したものである．いずれの疾患も時間の経過と共に増加しており，多くの住民が複数の疾患に悩まされていることが分かる．

表 32　チェルノブイリ原発事故で被曝した北ウクライナ住民にあらわれた精神，神経，身体の疾患

疾患・罹患臓器	住民 10 万人あたりの罹患数（成人および青少年）					
	1987 年	1988 年	1989 年	1990 年	1991 年	1992 年
Ⅲ　内分泌疾患	631	825	886	1008	4550	16304
Ⅴ　精神疾患	249	438	576	1157	5769	13145
Ⅵ　神経疾患	2641	2423	3559	5634	15518	15101
Ⅶ　循環器疾患	2236	3417	4986	5684	29503	98363
Ⅸ　消化器疾患	1041	1589	2249	3399	14486	62920
XII　皮膚結合組織疾患	1194	947	1262	1366	4268	60271
XIII　筋骨格疾患	768	1694	2100	2879	9746	73440

核戦争防止国際医師会議ドイツ支部（2012, p.85）

表 33　ウクライナのさまざまな住民集団の健康低下状態

被曝集団	健康な者の比率（%）									
	1987 年	1988 年	1989 年	1990 年	1991 年	1992 年	1993 年	1994 年	1995 年	1996 年
Ⅰ　リクビダートル	78.2	74.4	66.4	53.3	35.8	28.8	23	19.8	17.6	15
Ⅱ　避難民	58.7	51.6	35.2	26.2	29.7	27.5	24.3	21.1	19.5	17.9
Ⅲ　汚染地域住民	51.7	35.4	35.2	26	31.7	38.2	27.9	24.5	23.1	20.5
Ⅳ　被曝親の子	80.9	66.8	74.2	62.9	40.6	n.d.	36.9	32.4	32.1	29.9

核戦争防止国際医師会議ドイツ支部（2012, p.85）

また，表 33（核戦争防止国際医師会議ドイツ支部，2012, p.85）は，ウクライナについての同様の調査であるが，4 つの集団における健康な人々の比率が年々減少していることが分かる．例えば，健康なリクビダートルの比率は 1987 年の時点では 78.2％であったが，1996 年には 15％に低下していた．最も憂慮すべき集団は，被曝した親から生まれた集団（Ⅳ）である．これらの子どもたちは直接チェルノブイリ事故による放射線を被曝していないが，親が事故に遭遇している．時間の経過と共に子どもたちの健康が大きく損なわれていくことが判る．このことは，すでに遺伝子異変が生じている可能性を示唆していると考えられるが，まだ多くの問題が未解決のままである．

表 34（核戦争防止国際医師会議ドイツ支部，2012, p.86）は，ベラルーシのゴメリ地域における小児の健康状態の変化を示している．チェルノブイリ事故前年の 1985 年のデータの正確度は不明である．1985 年のデータを除いても，1990～1997 年の疾病率の急上昇を見るだけでも，さまざまな病気が増加したことが判る．増加した病気の多くは非ガン性疾患である．多くの子どもが同時に複数の病気を発症していることが分かる．

放射線被曝が非ガン性疾患を引き起こす仕組みについては今後の検討課題である．

表 34　ゴメリ地域（ベラルーシ）の小児の疾病発症率

（10 万人あたり）

疾　患	1985 年	1990 年	1993 年	1994 年	1995 年	1996 年	1997 年
全診断数	9771.20	73754.20	108567.50	120940.90	127768.80	120829.00	124440.60
感染症	4761.10	6567.70	8903.30	13738.00	11923.50	10028.40	8694.20
腫瘍*	1.40	32.50	144.60	151.30	144.60	139.20	134.50
内分泌・代謝・免疫異常	3.70	116.10	1515.50	3961.00	3549.30	2425.50	1111.40
血液疾患	54.30	502.40	753.00	877.60	859.10	1066.90	1146.90
精神疾患	95.50	664.30	930.00	1204.20	908.60	978.60	867.60
神経疾患	644.80	2359.60	5951.80	6666.60	7649.30	7501.10	7040.00
循環器疾患	32.30	158.90	375.10	379.80	358.20	422.70	425.10
呼吸器疾患	760.10	49895.60	71546.00	72626.30	81282.50	75024.70	82688.90
消化器疾患	26.00	3107.60	5503.80	5840.90	5879.20	5935.90	5547.90
泌尿器疾患	24.50	555.20	994.80	1016.00	961.20	1163.70	1198.80
皮膚疾患	159.20	4529.10	5488.30	6748.20	7012.60	6455.00	7100.40
筋骨格疾患	13.40	266.00	727.70	937.70	847.40	989.90	1035.90
先天性形態異常**	50.80	121.90	265.30	307.90	210.10	256.20	339.60
事故・中毒	2590.20	3209.70	4122.70	4409.80	4326.10	4199.10	4343.70

＊ 1985 年は悪性腫瘍のみ．　＊＊流産のために報告されない症例が非常に多い可能性あり．

核戦争防止国際医師会議ドイツ支部（2012, p.86）

6）先天性形態異常

新生児および胎児の先天性形態異常（congenital malformations: CM）に関する研究がベラルーシ先天性形態異常登録に基づいて実施された．結果は表35（Belarus National Report 2006, p.56）に示した．表35では，汚染17地域と対照30地域について，チェルノブイリ事故前6年間（1981～1986）と事故後3年間（1987～1989）と次の5年間（1990～2004）に分けて出生および死産総数，先天性形態異常の子どもと胎児の総数，先天性形態異常の発生頻度（千分率），さらに，先天性形態異常の種類とダウン症について総数と発生頻度を示している．汚染地域における多指症，四肢欠損および複合的先天性形態異常の発生頻度は有意に高い（p<0.01）．なお，表35の下段にある個々の先天性形態異常の数を足すと，上段の「先天性形態異常の子どもと胎児の総数」より少し多くなる．一人で複数の形態異常の人がいるためであろうか．原文には説明はなかった．

ベラルーシにおける先天性形態異常発生頻度の増加に対する最も可能性がある理由は複合したマイナス因子である．電離放射線の影響と並んで胎芽発生と先天性形態異常におよぼすマイナス因子，すなわち貧栄養，ビタミン・タンパク質欠乏，可溶性セレン欠乏，不十分な甲状腺機能を持つ人口が多いことなど他の因子も除外できないであろう．しかし，放射性核種の最大

表35　ベラルーシの汚染17地域と対照30地域における時期別の先天性形態異常（CM）の頻度

地　域	汚染地域（N=17）			対照地域（N=30）		
年	1981～1986	1987～1989	1990～2004	1981～1986	1987～1989	1990～2004
出生および死産総数	58128	23925	76278	98522	47877	161972
先天性形態異常の子どもと胎児の総数	237	187	601	430	239	1295
頻度（千分率）	4.08	7.82*	7.88	4.36	4.99	8.00

先天性形態異常	総数	‰	総数	‰	総数	‰	総数	‰	総数	‰	総数	‰
無脳症	16	0.28	8	0.33	57	0.75	35	0.36	14	0.29	115	0.71
脊椎髄膜瘤	33	0.57	21	0.88	88	1.15	68	0.69	46	0.96	228	1.41
口唇・口蓋裂	38	0.65	26	1.09	82	1.08	63	0.64	40	0.84	199	1.23
多指症	13	0.22	30	1.25*	84	1.1	32	0.32	24	0.5	148	0.91
四肢欠損	10	0.17	14	0.59*	37	0.49	22	0.22	6	0.13	56	0.35
食道および/または肛門閉鎖	8	0.14	5	0.21	16	0.21	19	0.19	13	0.27	37	0.23
ダウン症	52	0.89	14	0.59	77	1.01	63	0.64	42	0.88	175	1.08
複合的先天性形態異常	74	1.27	71	2.97*	176	2.31	133	1.35	59	1.23	376	2.32

＊事故後最初の3年では対照地域と比べて汚染地域のCM頻度が統計的に有意に過剰であった（P<0.01）．

Belarus National Report（2006, P.56）

汚染地帯における形態異常頻度の著しい増加は，放射線が重要な役割を果たしていることを示している．

7）その他の疾病

以上に述べなかった疾病について簡単に触れる．

(1) 糖尿病

核戦争防止国際医師会議ドイツ支部（2012, p.87～88）によれば，高度汚染のゴメリ地域（643例）と比較的汚染軽微なミンスク地域（302例）でのデータを比較したところ，チェルノブイリ事故前（1980～1986）には両地域で糖尿病発生率に差はなかった．ところが，事故後（1987～2002）には両地域の発症率に有意な発症率の差がみられた（$p < 0.001$）．ミンスク地域では事故前後における発症率の有意の変動は見られなかったが，汚染の高度なゴメリ地域では事故後にインスリン分泌が絶対的に欠乏するⅠ型糖尿病を発症する子どもや若者がおよそ2倍になったという有意な変化が見られた（$p < 0.05$）とのことである．

(2) 精神遅滞（知的障害）

医療問題研究会（2011, p.56-57）によれば，スウェーデンの調査であるが，生後18ヵ月までに頭部に放射線治療をしたことが判明している3091人の男性について，18歳ないし19歳の時点で，高校への進学率と認知テストによる知能の程度を調査した．高校への進学率は被曝していない人では32%，被曝した人では17%であった．また，認知テストは，被曝量と比例して認知能力が低下していた．脳への被曝線量が100～250 mSvの範囲から，確かに障害が出ているが，それ以下でも可能性があることが示唆されている．

また，チェルノブイリ事故による放射線被曝が，より少ないキエフから避難した子どもと，放射線被曝が多かったプリピャチから避難した子どもの知能指数（IQ）を比較した研究がある．胎児の被曝線量推定はICRPの方法で行われているが，プリピャチの胎児被曝量は66.6（10.4～269.2）mSv，キエフの胎児被曝量は1.3（0.2～2.7）mSvであった．知能指数（WISC法）の総合点数は，プリピャチの子どもの平均値が112.2，キエフの子どもの平均値は119.1であり，被曝線量が高い方の子どもが約6%低下していた．言語テストでは，プリピャチの子どもの方が約9%低下していた．

以上で，チェルノブイリ原発事故で放出された放射性核種による人体被害についての説明を終わる．

8）放射性セシウムが人体に与える影響

バンダジェフスキー著，久保田訳（2011）は放射性セシウムが人体に与える医学的生物学的影響について，チェルノブイリ原発事故被曝による人体被害について述べている．彼は放射性セシウムの体内への取り込みが引き起こす基本的な病変とその形成機序と題して，心血管系，腎臓，肝臓，免疫系，造血系，女性の生殖系，妊娠の進展と胎児の成長，神経系，視覚器官に対する放射性セシウムの影響について書いている．

彼の論文について批判があることを浅見は承知している．しかしバンダジェフスキーによって，亡くなった多くの人々の放射性セシウム量と各種の組織の病変を明らかにした研究結果は，福島における放射性セシウムによる人体被害を研究している研究者にとっても有益であろう．

9）ICRP（国際放射線防護委員会）とECRR（欧州放射線リスク委員会）

医療問題研究会（2011, p.87～88）によれば「放射線被曝を防ぐための世界的な組織と思われているICRPは，実はそんなものではありません．ICRPは，核開発や原発推進の世界の政府や軍需・原発関連企業が作った単なる民間の組織に他なりません．にもかかわらずまるで公的な機関のように振る舞って，さまざまな放射線被曝障害の推定や被曝量の基準値などを作っているわけです．この組織の目的は，科学的な装いをしながら，放射線被曝を過小評価し，ひいては原子力産業の延命を図るものです．ICRPが障害を過小評価することを示す代表的な例として，ECRRはチェルノブイリ後の甲状腺ガンの発生数を上げています」

ICRP理論による甲状腺ガンの年間発生推定人数と実際の発生数を表36に示した．実際の甲状腺ガン発生数は，ICRPによる推定値の0.05 Gyでは12.7倍，0.21 Gyでは6.5倍，1.4 Gyでは6.3倍，3 Gyでは6.3倍となっており，ICRPは低線量被曝であるほど，過小評価していることが分かる．これは，内部被曝を過小評価しているためである．なお，1 Gyは，ほぼ1 Svである．

内部被曝による放射線量被曝予測のための実効線量（線量係数）を表37Aと表37Bに示した．

表36　チェルノブイリ原発事故後における甲状腺ガン発生についての
ICRP理論からの年間発生予測と実際の発生数

評価線量平均値（Gy）	観察した0～14歳の人数×年数	線量ゼロの時の推定人数	ICRP理論からの推定人数	実際の人数
0.05	1756000	0.9	3	38
0.21	1398000	0.7	10	65
1.4	158000	0.0	8	50
3	56000	0.03	6	38

医療問題研究会（2011, p.87）

表 37 A　ECRR による摂取および吸入に対する線量係数

(μSv / Bq)

核　種	胎　児	0～1 歳	1～14 歳	大　人
I-131	5.5	0.55	0.22	0.11
Cs-134	1.0	0.10	0.04	0.02
Cs-137	3.2	0.32	0.13	0.07
Sr-90	450	45	18	9.0

欧州放射線リスク委員会，山内知也訳（2011, p.338）の表から作成

表 37 B　ICRP による摂取に対する線量係数

(μSv / Bq)

核　種	胎　児	乳児（3 ヵ月）	幼児（1 歳）	子ども（2～7 歳）	大　人
I-131	—	0.18	0.18	0.10	0.022
Cs-134	—	0.026	0.016	0.013	0.019
Cs-137	—	0.020	0.012	0.010	0.013

放射線医学総合研究所（平成 23 年 4 月 22 日）
（http://www.nirs.go.jp/information/info.php?i14）

表 37A は ECRR(2011, p.338)の表から作成した．また，表 37B は放射線医学総合研究所のホームページにある ICRP による線量係数を基に編集した表を引用した．ICRP による線量係数は ECRR による係数よりもかなり小さいことが分かる．また，ECRR にはストロンチウム -90 の線量係数があるが，ヨウ素 -131 や放射性セシウムに比べて値がかなり大きい．体内に摂取・吸入されたストロンチウム -90 の実効半減期(体内に取り込まれた核種が半分に減少する時間)は，18.2 年と非常に長い．それに対してヨウ素 -131 は 7.6 日，セシウム -137 は 70 日である．

3. 福島県民の甲状腺検査結果

福島県民の甲状腺検査では，甲状腺ガン患者が一人と多数の甲状腺結節と甲状腺嚢胞がある人が見いだされた．以下では，甲状腺ガンおよび甲状腺結節と甲状腺嚢胞について順次述べることにする．

1） 甲状腺ガン

東京新聞（2012.9.22）によれば，「9 月 11 日に開かれた福島県の県民健康管理調査検討委員会の席上，18 歳以下の子どもの甲状腺検査で 1 人が甲状腺ガンと報告された．…この検査は 18 歳以下の全県民約 36 万人が対象で，2011 年には避難区域の約 3 万 8 千人，2012年度は

福島市などの約4万2千人が受けている．これまでに425人に5.1mm以上のしこり（浅見注：結節のこと）や分泌物が溜った20.1mm以上の嚢胞が見つかり，二次検査が行われ，そのうちの1人が甲状腺ガンと診断された．調査主体の福島県立医大の鈴木真一教授は，1986年のチェルノブイリ原発事故でも，事故による甲状腺ガンの発見は発生から4年後だったとして福島原発事故との因果関係を否定した」と書かれていた．しかし，IAEAの1991年報告書では，甲状腺ガンの発生を全面的に否定し，2011年になって，ようやく子どもの甲状腺ガンとリクビダートル（事故処理者）の白血病，白内障をしぶしぶ認めたことは既述の通りである．また，当時は人間が放射線を浴びてから11～12年たってから甲状腺ガンが発生する可能性があると世界の学者は考えており，IAEAの調査団長であった重松逸造も甲状腺ガンが出てくるとすればずっと後になるはずだ，と言い続けていたとのことである（広河，1995，p.74）．したがって，現在の段階で福島の甲状腺ガンが福島原発事故と関係がないとの発言は時期尚早であり，もっと慎重に事態の推移を見守るべきである．

また，5.0mm以下の結節や20.0mm以下の嚢胞を認めたものは，2011年度では35.3％であったが，2012年度調査では43.1％に増えている．5.1mm以上の結節や20.1mm以上の嚢胞を認めたものは，0.5％から0.6％に増えている．なお，福島県による「県民健康管理調査『甲状腺検査』について」によれば，2011年度の調査は，原発に近い浪江町，飯舘村，田村市，南相馬市，伊達市，川俣町，広野町，楢葉町，富岡町，川内村，大熊町，双葉町，葛尾村で実施され，2012年度の調査は原発からやや遠い福島市，二本松市，本宮市，大玉村，桑折町，天栄村，国見町，白河市，西郷村，泉崎村，郡山市，三春町で実施された．したがって2011年と同じ人を2012年検査すれば，甲状腺異常の比率はもっと高くなっている可能性は否定できまい．

1990年に設立されたベラルーシ国立甲状腺ガンセンターで1996年から5年半，医療に従事した菅谷（すげのや）昭（現 松本市長）の発言に基づいて，東京新聞（2012, 9.27）は次のように報道している．ベラルーシの場合，86年には2例だった甲状腺ガンが，翌年には新たに4例，88年に5例，89年には7例と増加している．今回の福島県での結果（検査対象は18歳以下）について，検査を担当する（福島）県立医大の鈴木真一教授は「チェルノブイリでも，甲状腺ガンが見つかったのは最短4年」と説明したが，菅谷は「事故後早い時期に甲状腺ガンが発生する可能性は否定できない．現段階では『判らない』としか言えないはずだ」と即断をいさめる．菅谷が入手した同センターの資料によると，1986～97年の小児甲状腺ガンの患者570人のうち，半数以上の385人にリンパ節転移が見られ，16.51％に当たる94人が肺に転移していた．菅谷は「…同じしこりでも水のたまった嚢胞はガンにはならない．心配なのは肉のかたまりである結節．1人1人への丁寧な説明を怠ってはならない．…心配な保護者には，むしろ他の機関でも調べることを勧めるべきである．…子どもが甲状腺ガンになった場合，何年も治療や検診を続けねばならない家族の苦しみは深い．現地の往診で，そんな姿を見てきた．チェルノブイリの先例に真摯に学ぶべきだ」と述べた．なお，ベラルーシにおける菅谷の活動については，菅谷（2011b）に詳しい．

なお，福島の事故はチェルノブイリに比べてたいしたことはない．と原子力ムラのムラ人達がよく述べている．毎日新聞（2012. 9. 3 朝刊）の社説「甲状腺検査 丁寧で科学的な説明を」でも「チェルノブイリに比べると福島での放射性ヨウ素の影響は非常に小さいと見られるが」と述べている．しかし，既述（図 22, p.54）のように，ヨウ素-131 による土壌汚染濃度は高いところでは，チェルノブイリ事故による高濃度汚染地であるベラルーシのゴメリ州と同等か，それ以上の場所もある．「非常に小さい」ということは間違いである．

さらに，国の原子力災害対策本部（本部長・野田佳彦首相）が東京電力福島第一原発事故直後の 3 月 26 日～30 日に実施した子どもの甲状腺の内部被曝検査で，基準値（0.2 μSv/h）以下だが，線量が高かった子ども（0.1 μSv/h）について，内閣府原子力安全委員会からより精密な追加検査を求められながら，「地域に不安を与える」などの理由で実施に応じなかったことが分かった．専門家は「甲状腺被曝の実態解明につながるデータが失われてしまった」と国の対応を問題視している．0.1 μSv/h ということは，「事故後の甲状腺の積算被曝線量は 30mSv 台と推定された」（毎日新聞，2012. 2.21 夕刊）

また，弘前大学被曝医療総合研究所の床次真司教授は 2012 年 3 月 9 日，放射性ヨウ素の甲状腺被曝を調査した住民 65 人のうち 50 人から放射性ヨウ素を検出し，内 5 人が国際基準（IAEA の定めた甲状腺ガンを防ぐヨウ素剤服用基準）の 50 mSv を越えていることを明らかにした．最高値は福島県浪江町在住の 87 mSv で，10 mSv 以上も 26 人いた．子ども（15 歳以下）の最高値は 47 mSv であった（毎日新聞，2012. 3.10 朝刊）．なお，福島県地域医療課が「環境の数値を測るのはいいが，人を測るのは不安をかき立てるからやめてほしい」と床次教授にこの検査中止を求めていたことが分かった．床次教授は「放射線への不安が長引いて居るのは当時の情報がないからだ」と指摘する（毎日新聞，2012. 6.14，朝刊）．ヨウ素 -131 の半減期は約 8 日と短いので，福島原発事故直後に，もっと多くの人の甲状腺の放射性ヨウ素被曝量を測定しておくべきだったということであろう．

なお，前述のベラルーシの例から見て，10 mSv 以上の人々に甲状腺ガンが発症する可能性があることは否定できまい．

毎日新聞（2012.10.3 朝刊）によれば，「東京電力福島第一原発事故を受けて福島県が実施中の県民健康管理調査について専門家が議論する検討委員会を巡り，県が委員らを事前に集め秘密裏に『準備会』を開いていたことが分かった．準備会では調査結果に対する見解をすり合わせ『ガン発生と原発事故に因果関係はない』ことなどを共通認識とした上で，本会合の検討委員会でのやりとりを事前に打ち合わせていた．出席者には準備会の存在を外部に漏らさぬよう口止めもしていた」．2012 年 9 月 11 日の会議では，子どもの甲状腺ガン患者が初めて確認されたことを受けて開かれた．準備会では「検討委員会で委員が事故との関係をあえて質問し，調査を担当した県立医大がそれに答えるという『シナリオ』も話し合った．実際，検討委では委員の一人が因果関係を質問．県立医大教授が旧ソ連チェルノブイリ原発事故で甲状腺ガンの患者が増加したのは事故から 4 年後以降だったことを踏まえ因果関係を否定，委員からも異論が出なかった」．なお，毎日新聞（2012.12.5 朝刊）によれば，「委員が発言すべき内容などを記した議事進行表を県が事前に作成していたことが分かった」とのことである．このようなやり方に唯々諾々と従うような人だけが委員になっているということでもあろう．

このようなやり方を，古くから茶番劇という．検討委員会を公開で行っているとのことであるが，検討委員会の前の準備会において内容のすり合わせをやっていたのでは国民の理解と納得は得られないであろう．内閣府原子力委員会が 2011 年 11 月から 2012 年 4 月にかけて原発推進派だけで秘密会議を 23 回開いていたが，福島県民健康検討会議の検討委員会でも同じことが行われていた訳である．原発ムラのムラ人には困ったものである．このような委員会を正すような委員の選出こそが必要とされる所以である．

毎日新聞（2012.10.10 朝刊）によると「県の鈴木正晃総務部長を調査委員長とし，…検討委の議事録や事務局を務める県保健福祉部の担当者が委員らに送った電子メールなどを確認し，委員や職員ら計 40 人から電話などで聞き取ったという．報告書は…『事前の意見調整や口止め，（県による）振り付け等の事実は認められなかった』と結論づけた」という．県が実施した不適正な行為について県の職員が調査しても，結論はこんなものになるという実例ということであろう．この結論を信じる福島県民および日本国民がほとんどいないことが，この国の現状であろう．

なお，前述の菅谷 昭の談話にある，「チェルノブイリ原発事故を起こした 1986 年に小児甲状腺ガン患者は 2 例であったが，1987 年には 4 例に，1988 年には 5 例に，事故 3 年後の 1989 年には 7 例に増加していた」，ということなどを全く考慮していない．

その後，**新たに 2 人が甲状腺ガンと診断され，9 月に判明した上述の 1 人と合わせて計 3 名になり，他に 7 人が甲状腺ガンの疑いで追加検査を行った**．毎日新聞（2013.2.14 朝刊）によれば「福島県が行っている子ども（震災時 18 歳以下）の甲状腺検査で，新たに 2 人が甲状腺ガンと診断されたことが，13 日の県民健康管理調査の検討委員会（座長 山下俊一福島県立医大副学長）で報告された．昨年 9 月に判明した 1 人と合わせて計 3 人になった．他に 7 人に甲状腺ガンの疑いがあり，追加検査を行う．同検討委は原発事故の影響について否定的見解を示した」，「疑いのある人を含めた 10 人の内訳は男性 3 人，女性 7 人で平均年齢 15 歳．11 年度に受診した原発周辺 13 市町村の 3 万 8114 人の中から見つかり，地域的な偏りはないという．甲状腺ガンと判明した 3 人は手術を終え，7 人は細胞検査により約 8 割の確率で甲状腺ガンの可能性があるという．7 人の確定診断は今後の手術後などになるため，最大 10 人に増える可能性がある．記者会見した鈴木真一 県立医大教授によると，子どもの甲状腺ガンの発生率は『100 万人に 1 人』が通説．今回の検査は大きく上回るが，甲状腺ガンは自覚症状が出てから診察することがほとんどで，今回のような精度での疫学調査は前例がなく比較できないという．さらにチェルノブイリ原発事故では最短で4年後に発症が増加しているとして，鈴木教授は『**元々あったものを発見した可能性が高い**．（原発事故との因果関係は）考えにくい』と語った．福島県の甲状腺検査は約36万人を対象に実施中．環境省は福島と他地域の子どもたちを比較するため，青森県などで約4500人を対象に検査を進めており，結果は3月下旬に公表予定」（ゴシックは浅見）とのことである．検査した3万8114人あたり甲状腺ガン患者が3人または10人なら，100万人あたりでは79人または262人である．福島原発事故が関係ないと強弁するならば，福島第一原発近隣の市町村でこのように甲状腺ガン発生率が高い理由を説明する義務がある．福島第一原発や第二原発から長年にわたって漏れ出た放射性物質が原因であるとでも説明するのであろうか．

2）甲状腺結節および嚢胞

甲状腺結節や嚢胞については，上でも若干述べたが，福島県発表の「甲状腺検査の実施状況（平成24年度）及び検査結果（平成23・24年度）について」（http://www.pref.fukushima.jp/imu/kenkoukanri/240911siryou2.pdf）で具体的に述べられている．

それによれば，5.1 mm以上の結節が平成23年度には0.48%，平成24年度には0.55%の人に認められ，また，5.1 mm以上の嚢胞は平成23年度には2.5%，平成24年度には2.6%の人に認められていた．

これらのデータを「チェルノブイリ原発事故被災児の検診成績　チェルノブイリ笹川医療協力プロジェクト1991～1996」（放射線医学第42巻第10号～12号，1999年9月～11月掲載）のデータ（松崎，2012）と比較する．松崎（2012）は「事故10年後にチェルノブイリの子どもの5ミリ超の甲状腺の結節頻度は0.5%，事故1年後の福島ではすでに0.5%」「事故10年後にチェルノブイリの子どもの5ミリ超の甲状腺嚢胞頻度は0.5%，事故1年後の福島ですでに2.5%」と述べている．

このように，チェルノブイリ原発事故による甲状腺異常に比べて，福島原発事故による福島の子どもたちの甲状腺異常の発生頻度は高いようである．したがって，今後の推移を見守る必要があり，また福島県以外の都県についても子どもの甲状腺検査が必要であろう．

4．低線量被曝のリスク（10 mSv問題）

松崎（2012）は「政府は100 mSv以下の放射線被曝では有意な健康リスク増加が証明されていないことを根拠にして，避難区域や食品安全基準の設定を行ってきた．100 mSvを十分下

表 38　低線量被曝による有意なガンリスク増加が証明された研究一覧

日本原発労働者（全ガン・肺ガン・肝ガン）	10mSv で癌が 3～10％増加	（A）
医療被曝（大人全癌）	心臓病診断の CT10mSv 毎に癌が 3％ずつ増加	（B）
医療被曝（乳癌）	2～17mSv 程度で BRCA 変異群乳癌が 60～280％増加	（C）
医療被曝（乳癌）	BRCA 変異あり女性乳癌リスク：胸部 X 線写真撮影（約 0.5mSv）歴があると 2～5 培	（D）
医療被曝（小児脳腫瘍・白血病）	小児期 CT 被曝 50～60mSv で 3 倍増	（E）
自然放射線（小児白血病）	累積 γ 線量が 5mSv を超えると 1mSv につき小児白血病リスクが 12％増加	（F）
チェルノブイリ事故（肺癌）	11mSv で 14％増加（ゴメリ）	（G）
チェルノブイリ事故（全癌）	20mSv で 11％増加（スウェーデン）	（H）

松崎（2012）

（A）放射線影響協会（2010），（B）Eisenberg *et al.*（2011），（C）Pijpe *et al.*（2012），（D）Andrieu *et al.*（2006），（E）Pearce *et al.*（2012），（F）Kendall *et al.*（2012），（G）Malko（2003），（H）Tondel *et al.*（2004）

回る被曝で健康被害が生ずることが証明されたなら，政府の対策の根拠が否定される」と述べ，低線量被曝による健康被害についての表 38 を示し，若干の説明をしている．表 38 の右側のアルファベットは浅見が付けたものである．引用文献名と松崎（2012）による説明をつぎに記述する．また，福島県における放射線被曝量について述べ，低線量被曝リスクとの関連についても触れる．

1）低線量被曝によるリスク研究の紹介

（A）は 3.11 福島原発事故の 1 年前に発表された日本の原発労働者の長期追跡調査の報告書―（財）放射線影響協会（2010）原子力発電施設等放射線業務従事者等に係る疫学調査（第Ⅳ期調査 平成 17 年度～平成 21 年度 平成 22 年 3 月（http://www.rea.or.jp/ire/pdf/report4.pdf）―である．松崎（2012）によれば「当初，原発労働者の死亡率は一般国民よりも低かった．ところが，調査を続けるうちに，原発労働者の死亡率が増えてきた．白血病やガンだけでなく，心臓病や脳卒中のような『非ガン性疾患』の死亡率も増えてきた．最近では，ガンの死亡率がついに一般国民より有意に多くなってしまった」，「平均累積線量は 13.3 mSv．全ガンの標準化死亡比（SMR）は 1.04（1.01～1.07），肝臓，肺のガンの SMR は，おのおの 1.13（1.06～1.21），1.08（1.02～1.14）で，日本人一般男性の死亡率より有意に高かった」．13.3 mSv で死亡率は全ガンで 4％，肝臓ガンで 13％，肺がんで 8％増加しているので，10 mSv 当たりに換算すれば，3～10％増加したことになる．

松崎（2013）は，この日本の原発労働者の疫学調査について詳しく紹介し，「2011 年 3 月

11 日から 1 年間の累積被曝量は，福島市役所そばの東浜町で 10.1 mSv，郡山市役所そばの豊田町で 9.5 mSv に達している．したがって，福島県の広い地域ですでに，人口の 1％がガンにより超過死亡する被曝をさせられており，この数字は年ごとに増加を続けることが避けられない」，「福島の子どもたちは勿論のこと，大人についても速やかな避難，疎開の必要性を真剣に考慮すべき時に来ている」と述べている．福島県における累積被曝量については後で紹介する．

（B）は Eisenberg *et al.*（2011）Cancer risk related to low-dose ionizing radiation from cardiac imaging in patients after acute myocardial infarction, *CMAJ*, 2011 Mar 8; 183（4）: 430-6. である．松崎（2012）によれば「血管造影，CT 等のエックス線を用いた検査・治療をうけた心筋梗塞患者 8 万 2861 名を 5 年追跡調査．1 万 2020 名のガン発生．10 mSv 被曝群で有意にガンリスクが 3％増加，被曝が 10 mSv 増す毎にガンリスクが有意に 3％ずつ増加（40 mSv で 12％増加）」した．

（C）は Pijpe *et al.*（2012）Exposure to diagnostic radiation and risk of breast cancer among carriers of BRCA1/2 mutations: retrospective cohort study（GENE-RAD-RISK），*BMJ* 2012; 345 doi: http://dx.doi.org/10.1136/bmj.e5660（Published 6 September 2012）である．松崎（2012）によれば「BRCA 変異ありの 30 歳以前の女性乳ガンリスクは，2～17 ミリシーベルト超の医療放射線被曝で乳ガンが 1.6 倍から 3.8 倍に増加（オランダガン研究所）」，「日本女性の約 3 割が放射線被曝で乳ガンになりやすい遺伝子変異（BRCA）を持っている」．1.6 倍から 3.8 倍であるので，60％から 280％増ということになる．

（D）は Andrieu *et al.*（2006）Effect of chest X-rays on the risk of breast cancer among BRCA1/2 mutation carriers in the international BRCA1/2 carrier cohort study: A report from the EMBRACE, GENEPSO, GEO-HEBON, and IBCCS Collaborators' Group, *Journal of Clinical Oncology*, Vol. 24, No. 21 である．松崎（2012）によれば，「BRCA 変異ありの女性の乳ガンリスクは，胸部 X 線写真撮影（約 0.5 mSv）歴が数回あると 2～5 倍増」である．

（E）は Pearce *et al.*（2012）Radiation exposure from CT scans in childhood and subsequent risk of leukaemia and brain tumours: a retrospective cohort study, *Lancet*, 2012 Aug 4; 380（9840）: 499-505. Epub 2012 Jun 7. である．松崎（2012）によると「1985～2002 年の間に英国で CT 検査を受けた 22 歳未満の約 18 万人を調査．1985～2008 年にかけて，135 人が脳腫瘍，74 人が白血病と診断された．頭部への照射 2～3 回で脳腫瘍になるリスクが 3 倍，5～10 回で白血病のリスクが 3 倍になることが判った．すなわち，50～60 mSv で 3 倍増になった」

（F）は Kendall *et al.*（2012） A record-based case-control study of natural background radiation and the incidence of childhood leukaemia and other cancers in Great Britain during 1980-2006, *Leukemia*, 1-7 である．松崎（2012）によると，「自然放射線で小児白血病が増えていた．累積ガンマー線量が 5 mSv を超えると 1 mSv につき白血病が 12％有意に増加」する．

(G) はMalko (2003) (http://www.rri.kyoto-u.ac.jp/NSRG/seminar/No91/Malko_comments.pdf) である．松崎 (2012) によると「チェルノブイリに起因するガンの特徴は，潜伏期が認められないことと，被曝リスクが非常に大きいことである．ベラルーシのゴメリでは 11 mSv で肺がんが 14%増加している」

(H) は Tondel *et al.* (2004) Increase of regional total cancer incidence in north Sweden due to the Chernobyl accident? *J.Epidemiology & Community Health*, 58: 1011-1016. doi: 10. 1136/jech. 2003. 017988 である．松崎 (2012) によると，「スウェーデンではほとんどが 10 万 Bq/m^2 以下の汚染」であるが，「(チェルノブイリ事故に伴う全) ガンが 20 mSv で 11%増加」する．

なお，現在，日本では男性の 35%がガンで死亡するので，「10mSv でガン死が 3%高まる」こととは，35%に 3%上積みされる，すなわち 35%×0.03＝1%ガン死が増えることを意味する．100 人に 1 人のガンによる超過死亡，10 万人なら 1000 人の超過死亡となる．さらに，100 mSv なら 10 万人当たり 1 万人のガンによる超過死亡になる計算になる．

また，Watanabe *et al.* (2008)，渡邉・宮尾 (2012) は，広島原爆被爆者のうち，極低線量の放射線被爆者でもガンリスクが高いことを示した．すなわち，彼らは被曝線量を 5 mSv 以下 (極低線量)，5～100 mSv (低線量)，100 mSv 以上 (高線量) に 3 区分して，ガンリスクを調査した．対照群は広島県の全住民とした．

標準化死亡率 (SMR) は，5 mSv 以下では，男性は全死因が 1.193，全ガンが 1.241，白血病が 3.150，固形ガンが 1.181，肝臓ガンが 1.733 でいずれも 1%レベルで有意であった．女性は肝臓ガンが 1.889，子宮ガンが 1.767 で両者とも 1%レベルで有意であった．このように，5 mSv 以下の被曝でもガンリスクが高くなることがわかる．

5～100 mSv では，男性は全死因 1.097，全ガン 1.192，固形ガン 1.198，肝臓ガン 1.679 であり，全死因は 5%レベルで，その他は 1%レベルで有意であった．女性は肝臓ガン 1.656，肺ガン 1.599，子宮ガン 2.087 でいずれも 1%レベルで有意であった．

100 mSv 以上では，男性は全死因 1.243，全ガン 1.456，白血病 3.069，固形ガン 1.406，肝臓ガン 2.692 でいずれも 1%レベルで有意であった．女性は全死因 1.269，全ガン 1.644，白血病 2.755，固形ガン 1.644，胃ガン 1.518，肺ガン 2.039，女性の乳ガン 2.876，子宮ガン 2.204 でいずれも 1%レベルで有意であった．

詳しくは，彼らの論文を読んでいただきたい．

2) 福島県における累積被曝量と県民の健康被害

以上で累積被曝量が 10 mSv 以上になると，ガンリスクが高まるという研究を紹介した．福島県の各市町村における2011年3月11日～2012年3月11日における累積被曝量について文部科学省(2012a)が報告している．積算線量は，屋外滞在(8時間)と屋内滞在(16時間)における木造家屋の低減効果(0.4)を考慮して推計しており，年間累積線量の60％になっている．

以下に，各市町村の試料数，最小値～最大値および5mSv以上ある最大値の地名を紹介する．

計画的避難区域：飯舘村(n＝36，7.2～92.8mSv，長泥)，川俣町(n＝6，9.2～42.5mSv，山木屋広久保山)，葛尾村(n＝13，7.4～98.2mSv，葛尾野行)，浪江町(n＝17，10.9～210.6mSv，昼曽根沢石)，市原町(n＝2，25.7～62.6mSv，原町区馬場字五台山)．

その他の地域：いわき市(n＝11，0.6～15.9mSv，川前町下桶売荻)，郡山市(n＝4，4.5～9.5mSv，豊田町)，相馬市(n＝2，2.2～2.8mSv)，川俣町(n＝4，4.4～6.9，小綱木後沢)，伊達市(n＝9，3.0～18.2，霊山町石田宝司沢)，川内村(n＝6，1.8～5.4，下川内)，楢葉町(n＝1，3.5mSv)，広野町(n＝2，2.6～3.5mSv)，小野町(n＝1，0.9mSv)，田村市(n＝13，1.2～7.0mSv，都路町岩井沢)，二本松市(n＝5，3.4～6.4mSv，上川崎糸内)，福島市(n＝13，2.3～10.1mSv，東浜町)，南相馬市(n＝15，1.5～20.3mSv，原町区大原字蛇石)，本宮市(n＝1，11.2mSv，和田)．

警戒区域：田村市(n＝2，6.0～6.9mSv，都路町古道)，大熊町(n＝12，18.7～482.0mSv，大字夫沢)，川内村(n＝2，7.1～10.2mSv，下川内)，富岡町(n＝8，12.5～110.1mSv，大字小良ヶ浜)，浪江町(n＝12，3.9～207.9mSv，大字井手)，楢葉町(n＝4，4.8～14.1，上繁岡)，双葉町(n＝7，28.0～163.7mSv，大字長塚)，南相馬市(n＝8，3.4～52.7mSv，小高区金谷)．

区域を3つに分けて書いているので，同じ自治体が分かれて記述されている場合がある．同じ市町村でも場所によって累積線量はかなり違うようである．これらの値は事故から1年後の値であるので，現在(2012年11月)ではこれらの値より少なくとも50％増しになっていると考えられる．さらに時間が経過すれば，累積線量はさらに高くなるわけである．

事故を起こした福島第一原発がある大熊町，双葉町は非常に高い累積線量を示しているし，原発に近い市町村の値も高濃度を示していることは当然であると考えられるが，中通りにある福島市，本宮市，郡山市，その他いわき市には10mSv超える累積線量が認められる場所があり，中通りもガンリスクが高まる危険地帯があるということであろう．

耕作している農民は，このような外部被曝を受けるわけである．ただし，上の数字は1年間の累積被曝量であり，福島原発事故から10年経てば，例えば福島市の10.1mSv/yは101mSv/10yとなる．なお，先に述べたように，放射性セシウムの約半分程度は，粘土（2μm以下）程度の粒子状をしているとすれば，耕作によって舞い上がった土壌の微細粒子を吸い込んだ場合，かなり長時間体内に留まって細胞が放射線被曝を受けることは否定できまい．

また，林野庁（2011）は「福島県の森林における空間線量率の測定結果について」を公表している．それによれば，地表1mにおける空間線量率が1μSv/h以上の地点がある市町村が多数存在している．福島市の最大値は1.73μSv/hであるので，文部科学省の計算方式で mSv/y に直すには 5.26 を掛ければよいので，1.73×5.26＝9.10 mSv/y となる．しかし，10 年経っても空間線量率がほとんど低下しないとすれば，9.10×10＝91 mSv/10y となる理屈である．

したがって，一般県民はもちろん，特に子ども，農民，森林労働者についても，外部被曝による今後のガンその他の健康被害が気になるところである．福島県以外の汚染地に住んでいる人々の健康についても十分注意する必要がある．

また，表 39 には 2011 年 3 月から 9 月までに福島第一原発で緊急作業に従事した作業者の被曝線量（外部被曝量と内部被曝量の合計）とそれによるガンリスクの増加度（%）を示した．多くの労働者が，今後，高いガンリスクを抱えて生活することになるであろう．

表 39　2011 年 3 月～9 月までに福島第一原発で緊急作業に従事した作業者の被曝線量（外部被曝と内部被曝線量の合算値）

ガンリスク増加度（%）	区分（mSv）	合計（人）
＞83	250 超	6
67～83	200 超～250 以下	3
50～67	150 超～200 以下	20
30～50	100 超～150 以下	133
17～30	50 超～100 以下	588
6～17	20 超～ 50 以下	2193
3～6	10 超～ 20 以下	2633
＜3	10 以下	11340
	計	16916
	最大（mSv）	678.08
	平均（mSv）	11.74

http://www.cnic.jp/modules/news/index.php?storytopic=23&start=10

松崎（2012）

5. チェルノブイリ原発事故および福島第一原発事故の影響の卑小化

チェルノブイリ原発事故の影響を小さく見せようとする政府や国際機関などの報告書，および福島第一原発事故の影響を小さく見せようとする日本国内の学会等の報告・声明等について簡単に触れたい．

1）チェルノブイリ原発事故の卑小化

核戦争防止国際医師会議ドイツ支部（2012. p.92～107）の第 8 章は「政府及び公的機関によるチェルノブイリ事故の影響の卑小化」であるが，ドイツ語原本および英訳本には第 7 章までしかなく，この第 8 章は日本語の訳者が付けたものであろう．

ここでは，各報告書名を記すことにとどめる．関心のある方は，本書または各報告書の原文を見ていただきたい．

ロシア政府報告書(1986), UNSCEAR 報告書(1988), 国連チェルノブイリプロジェクト(1991), 国連チェルノブイリフォーラム(2003), WHO チェルノブイリフォーラム報告書(2005), UNSCEAR 報告書(2011).

上記の内, 国連チェルノブイリプロジェクト(1991)と UNSCEAR 報告書(2011) については XII, 1. 1) で批判的紹介をしている.

これらの報告書では, チェルノブイリの放射線被害をすべてまたはほとんど否定してきたことが判る. 福島第一原発事故の 25 年後にこれらの国際機関がどのような見解を表明するかについては, 現段階でも想像することができる. 被害者と日本国民・研究者の頑張りどころであろう.

2) 日本国内の学術団体による福島第一原発事故の卑小化

医療問題研究会(2011, p.109～113)に「日本の学術団体の被曝に関する声明などとその批判」が掲載されている.

取り上げられている声明等には次のものがある.

日本学術会議会長談話(2011. 6.17), 日本医学放射線学会(2011. 3.22), 日本核医学会(2011. 3.28), 日本公衆衛生学会理事長(2011. 4. 4), 日本疫学会理事会(2011. 3.25), 日本医師会(2011. 5.12), 日本小児科学会(2011. 5.23)について, 紹介と批判が掲載されている.

日本医師会による「文部科学省『福島県内の学校・校庭等の利用判断における暫定的な考え方』に対する日本医師会の見解(平成 23 年 5 月 12 日)では,

「…幼児, 児童, 生徒が受ける放射線量の限界を年間 20 ミリシーベルトと暫定的に規定している. そこから 16 時間が屋内 (木造), 8 時間が屋外という生活パターンを想定して, 1 時間当たりの限界空間線線量率を屋外 3.8 マイクロシーベルト, 屋内 1.52 マイクロシーベルトとし, これを下回る学校では年間 20 ミリシーベルトを越えることはないとしている. しかし, そもそもこの数値の根拠としている国際放射線防護委員会 (ICRP) が 3 月 21 日に発表した声明では『今回のような非常事態が収束した後の一般公衆における参考レベルとして, 1～20 ミリシーベルト/年の範囲で考えることも可能』としているにすぎない. この 1～20 ミリシーベルトを最大値の 20 ミリシーベルトとして扱った科学的根拠が不明瞭である. また, 成人と比較し, 成長期にある子どもたちの放射線感受性の高さを考慮すると, 国の対応はより慎重であるべきと考える. 成人についてももちろんであるが, とくに小児については, 可能な限り放射線被曝量を減らすことに最大限の努力をすることが国の責務であり, これにより子どもたちの生命と健康を守ることこそが求められている. …国ができうる最速・最大の方法で, 子どもたちの放射線被曝量の減少に努めることを強く求めるものである」

医療問題研究会(2011)としては, 上記声明等の中で日本医師会の見解だけを正しい対応であると評価している．

日本学術会議会長談話（平成23年6月17日）には次のように述べられていた．

ア「…東京電力第一原子力発電所から漏出した放射性物質…」

イ「積算ひばく線量が1000ミリシーベルト（mSv）当たり，がん発生の確率が5%程度増加することが分かっています．すなわち，100 mSvでは0.5%程度の増加と想定されますが，これは，10万人規模の疫学調査によっては確認できない程小さなものです．ちなみに国立ガンセンターの『多目的コホート研究』によれば，100 mSv以下の放射線により増加するがんの確率は，受動喫煙や野菜摂取不足によるがんの増加より小さいとされています」

ウ「…私たちは誰でも1年間に平均1.5 mSv（世界平均は2.4 mSv）の宇宙線やもともと土壌や体内に存在する自然放射線を浴びています」

エ「私たち日本学術会議は，日本の放射線防護の基準が国際的に共通する考えかたを示すICRPの勧告に従いつつ，国民の健康をまもるための最も厳しいレベルを採用していることを，国民の皆様に理解して頂くことを心から願っています」

オ「…このような異常な事態が一日でも早く解決して，元の平穏な生活に戻ることができるよう，日本学術会議も引き続き努力する覚悟です」とある．

なお，アイウエオは次の批判を書く都合上，浅見が付けた．

アに，「漏出した放射性物質」とあるが，福島第一原発では4基ある原発のすべてで水素爆発が起こり，1～3号機では建屋が破壊され，メルトダウンが起こり，大量の放射性物質が大気と海に放出された．メルトダウンについては2011年3月11日～14日に起ったようであるが，この事実を政府が発表したのは，「会長談話」より前の2011年5月24日であった（毎日新聞，2011. 5.24朝刊）.「漏出」とは少し漏れたという意味であるが，福島原発事故では「漏れた」のではなく大量に放出されたのである．事故を小さく見せようとする意図は明らかである．なお，広辞苑によれば「漏出」とは「もれでること．もらしでること」とある．

イでは，ガン以外の疾患には目をつぶっている．また，100 mSv放射線を浴びたガン発生の影響は10万人による疫学調査でも分からないので，たいしたことはないと言外に含ませており，また，被害住民が騒いでもどうせ分かりっこないともとれる発言である．しかし，10 mSvの累積被曝量でもガン発生が高まるとの研究結果は先述のとおりである．さらに，「受動喫煙や野菜不足」について述べ，国民の目を他に向けさせようとしている．これらからも，原発事故を小さく見せようとする意図が見える．

ウに，人は自然放射線を浴びているので，それより低い原発事故による放射線を浴びてもたいしたことはないと言外に含ませた発言であり，福島原発事故の影響を小さく見せるための常套手段である．しかし，先述のように自然放射線被曝によって小児白血病が増加するという調査もある．

エでは，「私たち日本学術会議は，日本の放射線防御の基準が国際的に共通する考え方を示すICRPの勧告に従いつつ」と述べている．「国際的に共通する考え方」とあるが，これは「原発を推進する政府，国際機関，政治家，研究者，技術者に共通する考え方」であり，このような考え方を日本国民も理解しろ，と言っているわけである．これは乱暴な意見である．IAEAや民間組織であるICRPなどは，いずれも原発推進組織であり，「原発を推進する人たちの言うことを素直に聞け」と言っているわけである．また「日本学術会議は…ICRPの勧告に従う」と宣言しているのであるから，日本学術会議が原発推進組織に自ら組み込まれたことを告白したことに他ならない．

オは，平穏な生活は原発が存在する限り戻ってこないと考えられる．真に福島その他の被害者と日本国民の「平穏な生活」を希求するならば，多くの国民の声である「原発をやめろ」と書くべきである．なお，住民の不安は，情報が正しく開示されないこともその一因であり，情報の開示を要求すべきであるのに，一言も触れていない．これらが出来ないのは，やはり日本学術会議が原子力ムラに組み込まれていることを示しているのであろう．

以上から明らかなように，日本学術会議も原発推進勢力に成り下がり，原子力ムラの一員になったということであろう．以前の日本学術会議による原子力問題に関する2つの声明，すなわち「原子力の研究と利用に関し公開，民主，自主の原則を要求する声明（昭和29年4月23日 日本学術会議第17会総会）」および「原子力研究・利用三原則要求声明25周年に際しての声明（昭和54年10月26日 日本学術会議第78回総会）」および従来の日本科学者会議の原子力問題に対する立場は投げ捨てられたようである（浅見，2000, 2003）．日本学術会議の元会員として一言苦言を呈する次第である．

また，ベルトルト・ブレヒト著，岩淵達治訳「ガリレイの生涯」岩波文庫，p.123から次の言葉を引用しておこう．「真理を知らないものはただの馬鹿者です．だが，真理を知っていながらそれを虚偽というものは犯罪人だ！」

6．核戦争防止国際医師会議と放射線防護協会の要請

核戦争防止国際医師会議ドイツ支部（2012, p.108～110）に表記の要請文が掲載されている．若干長いが全文を収録する．なお，この要請文はドイツ語原本（p.15～16）と英語訳本（p.10～11）では前の方に掲載されている．また，文章に若干の違いがあるが，趣旨には変わりがない．英語訳本および日本語訳には，ブレヒトの「ガリレイの生涯」からの引用「真理を…犯罪人だ」がついているが，ドイツ語原本では，すぐ前の「WHOとIAEAの公式データは信頼出来ない」の最後についている．先に引用したので，ここでは割愛した．

①西側諸国政府とIAEA（浅見注1）は，チェルノブイリ地域の事故の影響に関するデータ

を収録中であるが，彼らは，放射線被曝を解明するために被爆者を利用しており，この想定外の大事故の被害者に医療的援助を差し伸べることには全く寄与していない．医師として，この事態を許すことは出来ない．

したがって，われわれは，ドイツ連邦政府および他の欧州諸国政府と国連に対して，チェルノブイリ地域の被爆者に有効かつ長期的な援助の実行を求める．

②チェルノブイリ原発事故の経過とその後の長期的な健康影響に関する基本的重要データは公にされていない．西側諸国でも東側諸国でも機密扱いとされている．これによってチェルノブイリ原発事故の影響を公平かつ科学的に解明することがきわめて困難となっている．IAEA など核開発を是とする国連の諸機関は，科学的妥当性の疑わしい手法でチェルノブイリのデータを不適切に利用し，この事故の影響をできるだけ少なく見せかける企てを進めている．科学的見地からこのような事態は許し難い．

したがって，われわれは，ドイツ連邦政府ならびに他のヨーロッパ諸国の政府，国連に対し，科学者と諸団体ならびにこの問題に関心を持つ市民がチェルノブイリ原発事故に関するデータに自由にアクセス出来るようにすべきであると要請する．

さらに，われわれは，ドイツ連邦政府ならびに他のヨーロッパ諸国の政府，国連が，原爆被害に関する広島の研究にならい，チェルノブイリ原発事故の健康影響の推移に関する広範な疫学調査を継続するよう要請する．その際には，乳幼児期，小児期および出生前にチェルノブイリ原発事故に遭遇した階層に特別な注意を払った調査を行なう必要がある．

③チェルノブイリ原発事故，ハリスブルクの米国製原子炉のメルトダウン（浅見注 2），そして今回の福島の原発事故およびこれまでに東西世界で起きた大事故寸前の多数のトラブルは，いつでもどこでも重大な原発事故が発生する危険があることを示している．

原子力発電に依存する多くの国々は人口密度が高い．ちなみに日本の人口密度はチェルノブイリの 15 倍である．福島原発事故の健康被害の大きさは，その大災害の進展経過に左右される．数年あるいは数十年経たなければ被害の全貌は明らかにならないだろう．もしドイツのビブリス原子力発電所で大事故が起きたなら，ライン・マイン地方の人口密度が高いことによって，人的，経済的被害はチェルノブイリ原発事故より一桁大きいものになるだろう．核エネルギーの利用は，基本的に無責任で償いようのない行為であると言わざるを得ない．

したがって，われわれは，ドイツ連邦政府ならびに他のヨーロッパ諸国の政府に対し，できるだけ速やかにすべての原子力発電所の閉鎖を実行するよう要請する．

さらに，IAEA はその憲章で核エネルギー利用の推進をうたっている（日本語訳の注）．**しかしながら，福島で核災害が発生した今，IAEA は，その設立目的を見直すことを真剣に考慮すべきである．**

電離放射線の健康影響に関して，WHO は 1959 年に IAEA と締結した拘束力のある取

り決めを廃棄すべきである．WHO の第 1 の目的は人々の健康でなければならない．

（日本語訳の注）IAEA 憲章第 2 条目的に，「IAEA は全世界における平和，保健及び繁栄に対する**原子力の貢献を促進し，及び増大するように努力しなければならない**」（ゴシックは浅見による）とある．IAEA の許可なしには WHO が核問題にイニシアティブを発揮できないとする世界保健総会決議 12-40 に対する批判については次のサイトを参照（http://en.wikipedia.org/wiki/World_Health_Organization#IAEA_-_Agreement_WHA_12-40）．

（浅見注 1）英語の IAEA はドイツ語では IAEO（Internationale Atomenenergie Organization）である．

（浅見注 2）スリーマイル島原発事故のこと．

XIII. チェルノブイリ原発事故の植物, 動物, 微生物におよぼす影響

チェルノブイリ原発事故の植物，動物，微生物におよぼす影響についてはYablokov（2009 c, d, e）で述べられている．また，これらの内容を鷲谷（2011）が紹介している．ここでは，Yablokov（2006 c, d, e）にある図表と解説の一部を紹介して，これら生物に対するチェルノブイリ原発事故で放出された核種による害作用について述べることにする．

1. チェルノブイリ原発事故の植物におよぼす影響

チェルノブイリ原発事故による放射性降下物（いわゆる死の灰）は，原子力発電所近くの松林を荒廃させた．この大惨事後の数週間，数ヵ月での汚染は，1平方キロメートル当たり数千キュリーに達した（浅見注：1キュリーは370億Bq）．大惨事の後，すぐに汚染地域の植物と菌類は根によって土壌から放射性核種を吸収し，それらを植物の他の部分に転流させた．植物中の放射性核種のレベルは移行係数（TR; transition coefficient）および集積係数（CA; coefficient of accumulation）に依存する．TR＝（植物バイオマスのBq/kg）／（土壌のkBq/m^2），CA＝（植物バイオマスのBq/kg）／（土壌のBq/kg）である．

1）植物, キノコ類, 地衣類の放射性核種による汚染濃度

生物による放射性核種汚染濃度は生物の遺伝，免疫，生命保持装置に対する潜在的被害の単純な信頼できる指標である．

表40はキエフ市における4種類の樹木葉の汚染濃度を示した．試料採取は1986年7月末である．シナノキ，カバノキおよびヨーロッパアカマツは同じ地域で採取された．全放射線濃度は，シナノキ＞トチノキ＞カバノキ＞ヨーロッパアカマツの順であり，最大値であるシナノキは39万9600 Bq/kgDWであり，最小値はヨーロッパアカマツの7万300 Bq/kgDWであった．約40万Bq/kgDWという値は非常に大きいと考えられる．各放射性核種では，シナノキのPm（プロメチウム）-144の14万6150Bq/kgDWが最大であり，次に大きい値は，同じく

表 40 1986年7月末におけるキエフ市の樹木葉のチェルノブイリ原発事故による放射性核種濃度
（Grodzinsky, 1995）
（Bq / kgDW）

核種	トチノキ *Aesculus hippocastanum**	シナノキ *Tilla cordata***	カバノキ *Betula verrucosa***	ヨーロッパアカマツ *Pinus silvestris***
Pm-144	58800	146150	10800	—
Ce-141	18800	—	6500	4100
Ce-144	63300	—	21800	18800
La-140	1100	1930	390	660
Cs-137	4030	—	3400	4300
Cs-134	2000	—	1540	2100
Ru-103, Rh-103	18350	36600	10290	7180
Ru-106	14600	41800	400	5700
Zr-95	35600	61050	11400	6500
Nb-95	53650	94350	18500	9900
Zn-65	—	400	—	—
全放射線量	312000	399600	101400	70300

*Darnitza の近傍，**Lesnaya 近傍

Yablokov（2009c）

表 41 チェルノブイリ原発事故後の 1986 年における世界各国の植物汚染
（Bq / kg）

核 種	植 物	Bq / kg	国	文 献
Cs-137	コケ	40180*	ノルウェー	Staaland *et al*., 1995
	スギゴケ	28000	フィンランド	Ilus *et al*., 1987
	コケ	20290**	ノルウェー	Staaland *et al*., 1995
	コケ	12370***	ドイツ	Elstner *et al*., 1987
	茶 *Thea sinensis*	44000	トルコ	Gedikoglu and Sipahi, 1989
	コケ *Hylocomium splendens*	40000	ノルウェー	Steinnes and Njastad, 1993
	コケ	30000	ドイツ	Heinzl *et al*., 1988
I-131	植物	2100	日本	Ishida *et al*., 1988
	食用海草	1300	日本	Hisamatsu *et al*., 1987
	牧草	15000Bq / m^2	英国	Clark, 1986
Ce-141	松葉	40000	フィンランド	Lang *et al*., 1988
Ru-103	松葉	35000	フィンランド	Lang *et al*., 1988
	スギゴケ	18000	フィンランド	Ilus *et al*., 1987
Te-132	ハーブ	730	フィンランド	Rantavaara *et al*., 1987
Sr-89	スギゴケ	3500	フィンランド	Ilus *et al*., 1987

*1987，**1988，***1985年より 139倍高濃度

Yablokov（2009c）

シナノキの Nb（ニオブ）-95 の 9万4350 Bq/kgDW，3 番目に大きい値はトチノキの Ce（セリウム）-144 の 6万3300 Bq/kgDW であった．福島原発事故後問題になっているセシウム-134 およびセシウム-137 はこれらより一桁低い値であった．

表 41 は世界 6 カ国の各種植物の放射性核種濃度である．チェルノブイリ原発からヨーロッパ諸国までの距離は，図 8（p.25）を参照されたい．チェルノブイリから比較的近いトルコやフィンランドなどの値が高く，やや遠いノルウェーの値も高かった．単位は Bq/kg とだけあって，新鮮重当たりか乾物当たりかは不明である．

表 42 には，ウクライナの水棲植物による放射性核種集積について示した．試料採取は 1986

表 42　ウクライナの 1986～1993 年における水棲植物による放射性核種汚染

（Bar'yakhfar *et al.*, 1995）

（Bq/kgDW）

植物種	Ce-144	Ru-103 Rh-103	Ru-106 Rh-106	Cs-137	Cs-134	Nb-95 Zr-95	Sr-90
オヒルムシロ（*Potamogeton natans*）	44400	4800	33300	12600	8100	63000	925
ヨシ（*Phragmites communis*），（水面上）	26000	3700	8900	12900	4800	3700	5
ヨシ（*Phragmites communis*），（水面下）	99900	6700	129500	66600	21800	13700	2400
ホソバヒメガマ（*Typha angustifolia*）	20350	7000	24800	3700	1370	1330	270

Yablokov（2006c）

表 43　1986 年世界各国におけるキノコ類と地衣類の汚染

（Bq/kg）

核　種	植　物	Bq/kg	国	文　献
Cs-137	地衣類	40040*	ノルウェー	Staaland *et al.*, 1995
	地衣類	36630	ポーランド	Seaward *et al.*, 1988
	レインデヤーライケン	25000**	ノルウェー	Solem and Gaare., 1992
	キノコ類	16300	日本	Yoshida *et al.*, 1994
	地衣類	14560	ギリシャ	Papastefanou *et al.*, 1988
	キノコ類	8300***	ドイツ	Elstner *et al.*, 1987
	キノコ類	6680	フィンランド	Rantavaara, 1987
Cs-135/Cs-137	地衣類，*Cladonia stellaris*	60000	ノルウェー	Brittain *et al.*, 1991; Steinnes *et al.*, 1993
	キノコ類	24000	フランス	Coles, 1987
Ce-144	地衣類	18500	ポーランド	Seaward *et al.*, 1988
Nb-95	地衣類	8114	ポーランド	Seaward *et al.*, 1988
Ru-106/Rh-106	地衣類	16570	ポーランド	Seaward *et al.*, 1988
全活性（total activity）	地衣類，*Cladonia silvatica*	400000	ウクライナ	Grodzinsky, 1995

*1987，**1985 年より 75 倍高い，***1985 年より 93 倍高い

Yablokov（2009c）

～1993年に実施された．全体として，Ce（セリウム）-144やRu（ルテニウム）-106/Rh（ロジウム）-106が高いようである．ヨシは水面上の部分と水面下の部分について分析しているが，全ての核種で水面下の部分の方が高濃度に汚染されていた．Sr（ストロンチウム）-90では水面下の方が480倍高かった．

表43は世界8ヵ国のキノコ類と地衣類の種々の核種による汚染濃度を示している．1点を除きチェルノブイリ原発事故があった1986年の値である．ウクライナの地衣類は測定した全核種の値を示しているが，40万Bq/kgであった．キノコ類より地衣類の値の方が高いようである．レインデヤーライケン（reindeer lichen）はトナカイやカリブーの餌になる地衣類である．

2）放射線被曝によってもたらされた作物の変異

放射線被曝によって誘導された変化については，表44にチェルノブイリ原発周辺およびガンマーフィールドで55日間放射線を被曝させられた後における大麦の異常な花粉穀粒（abnormal barley pollen grains）の発生頻度を示した．汚染地における放射線被曝の方がガンマーフィールドにおける制御された条件での被曝よりも影響が大きいようである．

次に，放射線被曝による遺伝子変異について，2つの表を示した．表45は土壌が各種の核種で汚染されているチェルノブイリ原発から30kmの地域で，大麦とライ麦のクロロフィル変異の発生頻度を示している．原発事故後直ちにクロロフィルの変異は急速に増加し，その後数年間にわたって，高い発生頻度を示していた．

表44　チェルノブイリ原発周辺およびガンマーフィールドで55日間放射線照射した後における大麦（*Hordeum vulgare*）の異常な花粉穀粒の発生頻度（100万粒当たり）

（Bubryak *et al*., 1991）

	放射線量率 μSv/h	放射線量 mSv	異常穀粒 %
30 km 地帯	対照（0.96）	1.3	0
	59	75	23
	320	422	79
	400	528	86
	515	680	90
ガンマーフィールド	対照（0.11）	0.1	0
	5	3.0	43
	50	29.6	45
	500	296	59
	5000	2960	57
	50000	29600	72

Yablokov（2009c）

表 45　Cs-134, Cs-137, Ce-144, Ru-106 で土壌が汚染されている 30km 地域での大麦（*Hordeum vulgare*）とライ麦（*Secale seriale*）のクロロフィル変異の発生頻度（%）

（Grodzinsky *et al.*, 1991）

	対照	年			
		1986	1987	1988	1989
ライ麦：品種 Kiev-80	0.01	0.14	0.40	0.91	0.71
ライ麦：品種 Kharkov-03	0.02	0.80	0.99	1.20	1.14
大　麦：品種 #2	0.35	0.81	0.63	0.70	0.71

Yablokov（2009c）

表 46　チェルノブイリ汚染地帯における作物根分裂組織の染色体異常の発生頻度（%）

（Grodzinsky, 2006）

	対照	年			
		1986	1987	1988	1989
Lupinus alba　白ルーピン	0.9	19.4	20.9	14.0	15.9
Pisum sativum　エンドウ	0.2	12.9	14.1	9.1	7.9
Secale cereale　ライ麦	0.7	14.9	18.7	17.1	17.4
Triticum aestivum　小麦	0.9	16.7	19.3	17.7	14.2
Hordeum vulgare　大麦	0.8	9.9	11.7	14.5	9.8

対照との差はすべて有意である．

Yablokov（2009c）

表 46 はチェルノブイリ汚染地帯で栽培している白ルーピン，エンドウ，ライ麦，小麦，大麦の根の分裂組織における染色体異常の発生頻度を示している．この場合も，事故後直ちに発生頻度が高くなり，数年間は高レベルを維持していた．

Yablokov（2009c）には以上の他多くの図表と多くの研究の紹介がある．

2. チェルノブイリ原発事故の動物におよぼす影響

Yablokov（2009d）によれば，チェルノブイリ原発事故は動物相に大きな衝撃を与え，この原発事故は今後数十年間にわたって，異常生殖や遺伝子異常に対する個体群の活力の変化に基づく影響をともなうであろう．ホモ・サピエンスである人も動物界の一部であり，動物で認められる健康影響と同じ影響を被るであろう．

1）放射性核種による動物汚染

動物の体の放射性核種のレベルは，移行率（TR; transition coefficient）と集積係数（CA;

表 47　チェルノブイリ原発事故後の動物中における放射性核種の最大濃度

（Bq / kgFW）

核　種	Bq / kg	種	国	文　献
Sr-90	1870	ヨーロッパヤチネズミ（*Clethrionomys glareolus*）	ベラルーシ	Ryabokon' *et al*., 2005
Cs-137	400000	ヨーロッパヤチネズミ（*Clethrionomys glareolus*）	ベラルーシ	Ryabokon' *et al*., 2005
	187000	イノシシ（*Sus scrofa*）	ロシア	Pel'gunov *et al*., 2006
	74750	ノロジカ（*Capreolus capreolus*）	ロシア	Pel'gunov *et al*., 2006
	48355	トガリネズミ（*Sorex araneus*）	ロシア	Ushakov *et al*., 1996
	42000	リットルトガリネズミ（*Srex minutus*）	ロシア	Ushakov *et al*., 1996
	24630	キクビアカネズミ（*Apodemus flavicollis*）	ロシア	Ushakov *et al*., 1996
	7500	ノウサギ（*Lepus europaeus*）	ロシア	Pel'gunov *et al*., 2006
	3320	ムース（*Alces alces*）	ロシア	Pel'gunov *et al*., 2006
	1954	オジロジカ	フィンランド	Rantavaara, 1987
	1888	北極ノウサギ（*Lupus timidus*）	フィンランド	Rantavaara *et al*., 1987
	1610	ムース（*Alces alces*）	フィンランド	Rantavaara *et al*., 1987
	760[1]	ムース（*Alces alces*）	スウェーデン	Johanson and Bergström, 1989
	720	トナカイ（*Rangifer tarandus*）	フィンランド	Rissanen *et al*., 1987
Cs-134	60000	ヨーロッパヤチネズミ（*Clethrionomys glareolus*）	ベラルーシ	Ryabokon' *et al*., 2005
Cs-134/Cs-137	100000	トナカイ（*Rangifer tarandus*）	ノルウェー	Strand, 1987
	15000	ヒツジ（*Ovis ammon*）	ノルウェー	Strand, 1987
	3898	ヒツジ（*Ovis ammon*）	英国	Sherlock *et al*., 1988
	3200	ノロジカ（*Capreolus capreolus*）	ドイツ	Heinzl *et al*., 1988
Pu-239+Pu-240	1.3	ヨーロッパヤチネズミ（*Clethrionomys glareolus*）	ベラルーシ	Ryabokon' *et al*., 2005
Pu-238	0.6	ヨーロッパヤチネズミ（*Clethrionomys glareolus*）	ベラルーシ	Ryabokon' *et al*., 2005
Am-241	12	ヨーロッパヤチネズミ（*Clethrionomys glareolus*）	ベラルーシ	Ryabokon' *et al*., 2005
	＜0.01	イノシシ（*Sus scrofa*）	ベラルーシ	Borysevich and Poplyko, 2002
Ag-110m	74	雌ウシ（*Bos taurus*）	英国	Jones *et al*., 1986
全ガンマ線量	58000	ノロジカ（*Capreolus capreolus*）	西ヨーロッパ	Eriksson *et al*., 1996
	113000	イノシシ（*Sus scrofa*）	フランス	Tchykin, 1997
	79500d.w.[2]	カワウソの糞	スコットランド	Mason and MacDonald, 1988

Yablokov（2009d）

1. チェルノブイリ事故以前より 33 倍高い（Daniell *et al*., 1989）
2. チェルノブイリ事故以前の最大濃度の 10.7 倍

coefficient of accumulation）に依存する．TR＝(Bq/ 動物現存量 kg)／(kBq/m^2)，CA＝(Bq/ 動物現存量 kg)／(Bq/ 空気，土壌，または水 kg)．哺乳動物，鳥，魚，ミミズ(worm)，昆虫などの動物は，彼らが捕まえる食料や飼料によって生きている．動物の健康と生存は環境放射線レベルとその影響を示している．

表 47 は哺乳動物中におけるチェルノブイリ原発事故後における核種の最大濃度を示した．ヨーロッパ 9 ヵ国と西ヨーロッパで捕獲された哺乳動物中放射性核種の最大濃度を示している．したがって，原発事故の数年後あるいはそれ以降に最大濃度が検出されることもあったようである．ただし，動物のどの部分を採取分析したかは書かれていなかった．最大値はベラルーシのヨーロッパヤチネズミ(bank vole)の 40 万 Bq/kgFW であった．

ベラルーシの自然林生態系に住んでいるヨーロッパヤチネズミやキクビアカネズミ（yellow neck mouse）のような指標種のセシウム-134 やセシウム-137 は，事故から 1～2 年後には指数関数的減少を示したが，ストロンチウム-90 濃度は事故後 10 年目まで増加した．

炉心溶融から 5 年後に高濃度汚染地域のヨーロッパヤチネズミから高濃度の Am(アメリシウム)-241 が検出された．アメリシウム-241 による汚染は 10 年後まで増加し，その後もさらに増加すると予想された．

事故10年後，西ヨーロッパの汚染地帯ではノロジカの肉の放射線(全ガンマー線）濃度は平均5万8000Bq/kg に達し，イノシシでは 11万3000Bq/kg に達していた．図 45 に示すように，汚染地域の野生の有蹄類中セシウム-137 濃度は事故後 7 年から 20 年にわたって増加し，ある地域では放射性核種による汚染が低いにも関わらず，濃度増加が認められた．

2003年から 2005年にチェルノブイリから 5km 地帯で 44 種の鳥類の調査が実施され，最大の汚染は営巣および孵化の間に認められることが判った．雌は雄よりもストロンチウム-90 をより多く集積し，ひな鳥と幼鳥は雌よりもさらにより多く集積した．セシウム-137 の蓄積量は若鳥と成鳥，雄と雌の間で差がなかった．表 48 はチェルノブイリ原発

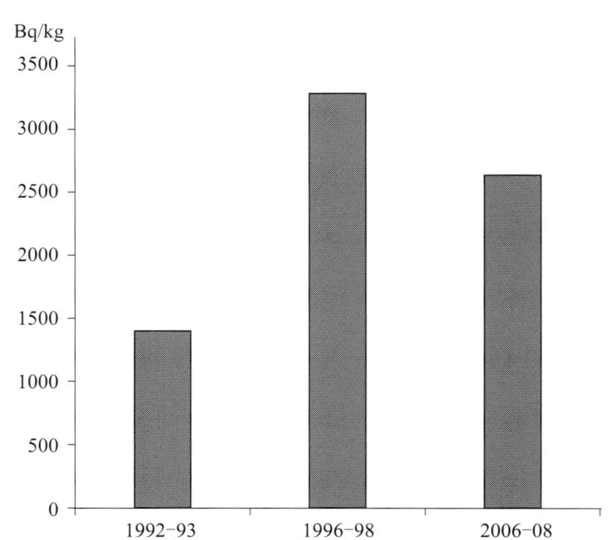

図 45　チェルノブイリ原発事故後 3 期間における Bryansk 州（ロシア）の汚染地帯に棲息していたムース（*Alces alces*）中セシウム -137 の平均濃度

（Pel'gunov *et al.*,2006）
Yablokov,（2009d）

表 48　チェルノブイリ原発事故後における鳥類の放射性核種最大濃度

（Bq/kgFW）

核　種	Bq/kgFW	種	国	文　献
Sr-90	1635000	シジュウカラ（*Parus major*）	ウクライナ	Gaschak *et al*., 2008
	556000	エナガ（*Aegithalos caudatus*）	ウクライナ	Gaschak *et al*., 2008
	226000	ナイチンゲール（*Luscinia luscinia*）	ウクライナ	Gaschak *et al*., 2008
Cs-137	367000	シジュウカラ（*Parus major*）	ウクライナ	Gaschak *et al*., 2008
	305000	クロウタドリ（*Turdus merula*）	ウクライナ	Gaschak *et al*., 2008
	85000	ウタツグミ（*Turdus philomelos*）	ウクライナ	Gaschak *et al*., 2008
	1930	マガモ（*Anas platyrynchus*）	ロシア	Pel'gunov *et al*., 2006
	450	ヤマウズラ（*Perdix perdix*）	ロシア	Pel'gunov *et al*., 2006
	470	ヤマシギ（*Scopolas rusticola*）	ロシア	Pel'gunov *et al*., 2006
	350	コマドリ（*Erithacus rubecola*）	ニュージーランド	De Knijff and Van Swelm, 2008
Cs-134	112	コマドリ（*Erithacus rubecola*）	ニュージーランド	De Knijff and Van Swelm, 2008
Cs-134, Cs-137	10469	水鳥（*Anas* sp.）	フィンランド	Rantavaara *et al*., 1987
	6666	ホオジロガモ（*Bucephala clangula*）	フィンランド	Rantavaara *et al*., 1987
Zr-95	467	コマドリ（*Erithacus rubecola*）	ニュージーランド	De Knijff and Van Swelm, 2008
Nb-95	1292	コマドリ（*Erithacus rubecola*）	ニュージーランド	De Knijff and Van Swelm, 2008
全ガンマ線量	>13000	コガモ（*Quercuedula quercuedula* and *Q. crecca*）	ベラルーシ	Sutchenya *et al*., 1995
	10000	マガモ（*Anas platyrhyncha*）	ベラルーシ	Sutchenya *et al*., 1995
	>4000	オオバン（*Fulica atra*）	ベラルーシ	Sutchenya *et al*., 1995

Yablokov（2009d）

事故後における鳥類のストロンチウム-90 とセシウム-137 等の最大濃度を示したものである．ベラルーシでは，事故後 10 年目にコガモ（*Querquedula querquedula* と *Q.crecca*）の全ガンマー線量レベルは 1 万 3000Bq/kg を越え，マガモ（*Anas platyrhyncha*）では約 1 万 Bq/kg，オオバン（*Fulica atra*）では 4000Bq/kg 以上であった．

30 km 地帯ではある種の両生類のセシウム-137 とストロンチウム-90 の蓄積は 5300 Bq/kg に達していた．

事故後における魚類の汚染レベルは表 49 に示した．魚類中セシウム-137 の減少は，事故後 3～4 年では急激に行われた．スウェーデンとフィンランドの湖に棲息しているスズキ中セシウム-137 レベルは 1994 年以降国の安全レベルを超えた．汚染地の閉鎖水域では，肉食魚中全ガンマー線濃度は 30万 Bq/kg を超えた．1986 年のバルチックプランクトンの放射性物質濃度は全ベーター線量で 2600 Bq/kg，Np（ネプツニウム）-239 で 3900Bq/kg に達していた．

表 49　チェルノブイリ原発事故後の魚類中放射性核種濃度

（Bq / kg）

核　種	Bq / kg	種	国・地域	文　献
Cs-137	16000	スズキ Perch（*Perca fluviatilis*）	フィンランド	Saxen and Rantavaara, 1987
	10000	カワカマス Pike（*Esox luceus*）	フィンランド	Saxen and Rantavaara, 1987
	7100	ワカソ Whitefish（*Coregonus* sp.）	フィンランド	Saxen and Rantavaara, 1987
	6500	ナマズ Catfish（*Silurus glanis*）	ウクライナ	Zarubin, 2006
	4500	コイ科の魚 Bream（*Abramis brama*）	フィンランド	Saxen and Rantavaara, 1987
	2000	サケ科の魚 Vendace（*Coregonus albula*）	フィンランド	Saxen and Rantavaara, 1987
	708	フナ Crucian carp（*Carassius carassius*）	ロシア	Ushakov *et al*., 1996
	493	コイ科の魚 Bream（*Abramis brama*）*	ポーランド	Robbins and Jasinski, 1995
	190	「魚」“Fish”	バルチック	Ilus *et al*., 1987
	15-30	「カマスとタラ」“Pike and Cod”**	バルチック	Ikaheimonen *et al*., 1988
Cs-134/Cs-137	55000	「淡水魚」“Freshwater fish”	ノルウェー	Strand, 1987
	12500	カワマス Brown trout（*Salmo trutta*）	ノルウェー	Brittain *et al*., 1991
Sr-90	157	フナ Crucian carp（*Carassius carassius*）	ロシア	Ushakov *et al*., 1996
全ガンマ線量	300000	肉食魚 Raptorial fish	ウクライナ	Gudkov *et al*., 2004

* チェルノブイリ原発事故前の 120 倍

** チェルノブイリ原発事故前の約 5 倍

Yablokov（2009d）

浅見注）英語の種名に対応した日本語がないものが多く，英語名も残した.

2）生殖異常

1986年9月までにウクライナの高濃度汚染地帯におけるネズミの数は 5 分の 1 まで減少した.

10km 圏内に 1～14 日間留まっていた実験用マウス（*Mus musculus*）の死亡数は著しく増加した. 死亡数は放射線曝露量と関係があった.

ブタの妊娠率が著しく減少し子豚の 1.8 ないし 2.5％は死産，あるいは口，肛門，脚，巨大頭などの先天性形態異常であった .

ウクライナのジトミール県の高度汚染地帯（セシウム-137 が 5～15 Ci / km^2）における仔牛（*Bos taurus*）の妊娠と健康は, 低濃度汚染地帯（< 0.1 Ci / km^2）で育った仔牛とは全く違っており，多くの仔牛が異常な体重を持ち，不健康であり，死亡率が高かった.

ヨーロッパヤチネズミの個体群は放射線被曝によって成熟が早まり，繁殖の頻度が増加したが，これらは早期老化と寿命の短縮と関係していた.

1978年から 1999年までの間で，馬（*Equus caballus*）の繁殖の成功率は農場の放射性物質による汚染濃度と関連があった. 1993～1999 年に流産，死産および病気の仔馬が最も多かったのは，汚染が 40 Ci / km^2 以上であったゴメリ地域（ベラルーシ）の馬繁殖センターであった.

1～5 Ci/km^2 のブリヤンスク（ロシア）の馬繁殖センターでは中程度に問題があり，もっとも問題が少なかったのは汚染が 1 Ci/km^2 以下であったスモレンスク地域（ロシア）の馬繁殖センターであった.

チェルノブイリ原発近くの最も汚染された地域では，ツバメ（*Hirundo rustica*）の生存率はゼロに近かった. 中程度汚染地域では生存率は 25％以下であった（対照地域であるウクライナ，スペイン，イタリア，デンマークにおける生存率は約 40％である）.

鳥類の詳細な調査によれば，多くの種はチェルノブイリ地帯からいなくなったか，ごく少数生存していた.

3）遺伝子変異

1989 年に，セシウム-137 濃度が 8～1526kBq/m^2 である地域においてヨーロッパヤチネズミ（*Clethrionomys glareolus*）とキクビアカネズミ（*Apodemus flavicollis*），および高濃度汚染地帯で実験用マウス（*Mus musculus*）の体細胞と生殖細胞で細胞遺伝学的異常の発生頻度が著しく高かった. このような異常は少なくとも 22 世代まで高頻度で認められた. この異常は研究に用いた全ての個体群で，汚染濃度が減少したにも関わらず 1986 年から 1991/1992 年まで増大した.

汚染地域で捕獲され，非汚染条件で飼育されたヨーロッパヤチネズミの雌の仔は，汚染地の母ネズミと同様の高頻度の染色体異常を示した.

30 km 地帯に棲息していたヨーロッパヤチネズミのミトコンドリア DNA の突然変異は，原発事故後の初年で著しく増加した.

染色体異常率と胎児の死亡率はヨーロッパヤチネズミの 22 世代以降まで著しく増加したが，体全体の曝露量は 1986 年以降指数関数的に減少していた.

チェルノブイリ地域に棲息するツバメ（*Hirundo rustica*）の個体群における体細胞とゲノムの突然変異の発生率は，ウクライナやイタリアの個体群よりも 2 倍から 10 倍多かった.

原発事故の後ウクライナのチェルノブイリ地帯に棲んでいたツバメの個体群には白化変種（アルビノ）が著しく多かった（15％まで）.

ベラルーシの汚染された沼で，コイ（*Cyprimus carpio*）の胎芽，幼生，および幼魚の形態的異常（先天的奇形）の発生頻度が著しく高かった.

3. チェルノブイリ原発事故の微生物におよぼす影響

Yablokov（2009e）によれば，土壌 1 g は約 25 億個の微生物（細菌類，菌類，原生動物）を含んでいる．大人は体内に細菌類，ウイルス，菌類を3kgまで含んでいる．しかし，チェルノブイリ原発事故の微生物におよぼす影響については，わずかなデータしかない．ある種の伝染病の増加は，チェルノブイリ原発事故による放射線照射による微生物群集の発病力増加のためであろう．

細菌類で最も活発にセシウム-137を集積したのは，*Agrobacterium* sp.（AF 587），*Enterobacter* sp.（CA 60～288），*Klebsiella* sp.（CA 256）であった．

チェルノブイリの10km圏内の全ての土壌試料中の土壌細菌類（硝酸化成菌，硫酸還元菌，窒素固定菌，セルロース分解菌，従属栄養細菌である鉄酸化菌）の数は対照地域より2桁低かった．

汚染地帯においてナス科以外の植物に影響をおよぼす数種類のタバコモザイクウイルスの新しい変異体が出現した．それらの発病力はその地域の放射性物質汚染濃度と関係があるようであった．

ベラルーシ，ウクライナ，ロシアにおける長期間（1954～1994：チェルノブイリ原発事故の前後）の研究によって，Bryansk, Mogilev, Gomel, Chernygov, Sumy, Kaluga, Oryol, Smolensk, Kursk州の高濃度放射性物質汚染（740～1480kBq/m^{2}以上）地帯において，野生動物の狂犬病がほとんどなくなったことが報告された．このことは狂犬病ウイルスが消滅したかまたは不活性化したことを示唆している．

ガンのみならず多くの他の病気はウイルス類や細菌類と関係がある．放射線によってもたらされたヒト中の微生物相に対する放射線誘導による病理学的変化は，感染病，細菌とウイルスによる炎症性の病気（インフルエンザ，慢性腸炎，腎盂腎炎，膀胱炎，膣炎，膣粘膜炎，喘息，皮膚炎，虚血）および種々の妊娠中毒（various pathologies of pregnancy）を増加するであろう．

4. 福島県におけるヤマトシジミの異常

チェルノブイリ原発事故の影響ではないが，東京電力福島第一原発事故によりチョウの一種であるヤマトシジミに遺伝的な異常が出たとする調査結果を大瀧丈二が発表した（毎日新聞，2012. 8.11夕刊，赤旗 2012. 8.12）．論文はHiyama *et al.*（2012）である．

2011年5月に福島県など7市町村で採取した121頭のうち12.4％は羽が小さかったり，目が陥没していたりした．これらのチョウ同士を交配した2世代目の異常率は18.3％に上昇し，成虫になる前に死ぬ例も目立った．さらに異常があったチョウのみを選んで健康なチョウと交配して3代目を誕生させたところ，33.4％に同様な異常が見られた．2011年9月に採取した238頭の異常率は28.1％，2代目は51.9％であった．研究チームは，5月採取分は事故当時すでに幼虫であったが，2世代目と9月採取分は受精卵や生殖細胞の時点で被曝したことなどから影響が大きかったと見ている．

この研究結果に対しては，この論文の末尾に掲載されている Jorgensen, T. J. の他，近藤 滋，堀川大樹らの批判がある．

いずれにせよ，ヒトを含む生物に対する福島原発事故に伴う放射線被曝の影響についての調査研究がさらに必要である．

【資料 1】

福島県下各市町村のセシウム-137による土壌汚染濃度別区分に基づく面積および人口

福島県下の各市町村について，チェルノブイリ原発事故後5年後にロシア連邦（ベラルーシ，ロシア，ウクライナ）が決めたセシウム-137による土壌汚染濃度区分に基づいて，面積と人口を区分した．

ロシア連邦の区分は次のようになっている．

① 3.7万～18.5万 Bq/m^2：放射能管理強化ゾーン

② 18.5万～55.5万 Bq/m^2：移住権利ゾーン

③ 55.5万～148万 Bq/m^2：移住義務ゾーン

④ ＞148万 Bq/m^2：無人ゾーン

福島県下各市町村のセシウム-137による汚染濃度は，2011年8月29日に文部科学省において開催された「放射線量等分布マップの作成等に関する検討会（第7回）」の配付資料「資料7-1号　土壌の核種分析結果（セシウム134，137）について」に述べられているので，それによって各市町村の各土壌汚染区分別の汚染面積と人口を求めて資料1を作成した．

資料1では，各市町村について各汚染濃度別試料数，それらの百分率，各汚染区分別面積，そこに住んでいた人口，さらに，3.7万および18.5万 Bq/m^2 以上の試料数，その百分率，それぞれの面積，人口が書かれている．ただし，人口は各市町村の中に平均して居住していると仮定しているので，実際とは異なっているが，目安としての意味があると考えている．

Bq/m^2

市町村		1 ＜3.7万	2 3.7万～18.5万	3 18.5万～55.5万	4 55.5万～148万	5 ＞148万	計	＞3.7万	＞18.5万
福島市	n	10	52	30	2	0	94	84	32
	%	10.6	55.3	31.9	2.1	0.0	99.9	89.4	34.0
	面積（km^2）	81.4	424.6	244.9	16.1	0.0	767.74	685.6	261.0
	人口（人）	31184	162688	93847	6178	0	294191	262713	100025
二本松市	n	7	48	27	0	0	82	75	27
	%	8.5	58.5	32.9	0.0	0.0	99.9	91.5	32.9
	面積（km^2）	29.3	201.6	113.4	0.0	0.0	344.65	315.0	113.4
	人口（人）	5173	35356	19884	0	0	60437	55240	19884
伊達市	n	3	39	18	0	0	60	57	18
	%	5.0	65.0	30.0	0.0	0.0	100.0	95.0	30.0
	面積（km^2）	13.3	172.3	79.5	0.0	0.0	265.10	251.8	79.5
	人口（人）	3323	43196	19937	0	0	66456	63133	19937
本宮市	n	2	9	9	0	0	20	18	9
	%	10.0	45.0	45.0	0.0	0.0	100.0	90.0	45.0
	面積（km^2）	8.8	39.6	39.6	0.0	0.0	87.94	79.2	39.6
	人口（人）	3176	14291	14291	0	0	31757	28582	14291
桑折町	n	0	4	3	0	0	7	7	3
	%	0.0	57.1	42.9	0.0	0.0	100.0	100.0	42.9
	面積（km^2）	0.0	24.5	18.4	0.0	0.0	42.97	42.9	18.4
	人口（人）	0	7418	5573	0	0	12991	12991	5573
国見町	n	0	7	2	0	0	9	9	2
	%	0.0	77.8	22.2	0.0	0.0	100.0	100.0	22.2
	面積（km^2）	0.0	29.5	8.4	0.0	0.0	37.90	37.9	8.4
	人口（人）	0	7968	2274	0	0	10242	10242	2274
川俣町	n	0	28	8	2	0	38	38	10
	%	0.0	73.7	21.1	5.3	0.0	100.1	100.1	26.3
	面積（km^2）	0.0	94.1	26.9	6.8	0.0	127.66	127.7	33.6
	人口（人）	0	11652	3336	838	0	15810	15810	4158
大玉村	n	0	13	2	0	0	15	15	2
	%	0.0	86.7	13.3	0.0	0.0	100.0	100.0	13.3
	面積（km^2）	0.0	68.9	10.6	0.0	0.0	79.46	79.5	10.6
	人口（人）	0	7331	1125	0	0	8456	8456	1125
郡山市	n	33	66	19	0	0	118	85	19
	%	28.0	55.9	16.1	0.0	0.0	100.0	72.0	16.1
	面積（km^2）	212.0	423.2	121.9	0.0	0.0	757.06	545.1	121.9
	人口（人）	94874	189409	54552	0	0	338835	243955	54552

Bq/m^2

市町村		1 ＜3.7万	2 3.7万～ 18.5万	3 18.5万～ 55.5万	4 55.5万～ 148万	5 ＞148万	計	＞3.7万	＞18.5万
須賀川市	n	20	29	8	0	0	57	37	8
	%	35.1	50.9	14.0	0.0	0.0	100.0	64.9	14.0
	面積（km^2）	98.1	142.3	39.1	0.0	0.0	279.55	181.4	39.1
	人口（人）	27958	40543	11151	0	0	79653	56194	11151
田村市	n	59	48	2	0	0	109	50	2
	%	54.1	44.0	1.8	0.0	0.0	99.9	45.9	1.8
	面積（km^2）	247.9	201.7	8.2	0.0	0.0	458.30	209.9	8.2
	人口（人）	22342	18171	743	0	0	41297	18914	743
鏡石町	n	3	6	0	0	0	9	6	0
	%	33.3	66.7	0.0	0.0	0.0	100.0	66.7	0
	面積（km^2）	10.4	20.8	0.0	0.0	0.0	31.25	20.8	0
	人口（人）	4242	8498	0	0	0	12740	8498	0
天栄村	n	0	8	5	0	0	13	13	5
	%	0.0	61.5	38.5	0.0	0.0	100.0	100.0	38.5
	面積（km^2）	0.0	138.7	86.8	0.0	0.0	225.56	225.56	86.8
	人口（人）	0	3854	2412	0	0	6266	6266	2412
石川町	n	26	0	0	0	0	26	0	0
	%	100.0	0.0	0.0	0.0	0.0	100.0	0	0
	面積（km^2）	115.7	0.0	0.0	0.0	0.0	115.71	0	0
	人口（人）	18034	0	0	0	0	18034	0	0
玉川村	n	11	0	0	0	0	11	0	0
	%	100.0	0.0	0.0	0.0	0.0	100.0	0	0
	面積（km^2）	46.6	0.0	0.0	0.0	0.0	46.56	0	0
	人口（人）	7362	0	0	0	0	7362	0	0
平田村	n	22	0	0	0	0	22	0	0
	%	100.0	0.0	0.0	0.0	0.0	100.0	0	0
	面積（km^2）	93.5	0.0	0.0	0.0	0.0	93.53	0	0
	人口（人）	7076	0	0	0	0	7076	0	0
浅川町	n	11	0	0	0	0	11	0	0
	%	100.0	0.0	0.0	0.0	0.0	100.0	0	0
	面積（km^2）	37.4	0.0	0.0	0.0	0.0	37.43	0	0
	人口（人）	6982	0	0	0	0	6982	0	0
古殿町	n	39	1	0	0	0	40	1	0
	%	97.5	2.5	0.0	0.0	0.0	100.0	2.5	0
	面積（km^2）	159.4	4.1	0.0	0.0	0.0	163.47	4.1	0
	人口（人）	5986	153	0	0	0	6139	153	0

Bq/m^2

市町村		1 ＜3.7万	2 3.7万～18.5万	3 18.5万～55.5万	4 55.5万～148万	5 ＞148万	計	＞3.7万	＞18.5万
三春町	n	4	19	0	0	0	23	19	0
	%	17.4	82.6	0.0	0.0	0.0	100.0	82.6	0
	面積（km^2）	12.7	60.1	0.0	0.0	0.0	72.76	60.1	0
	人口（人）	3207	15224	0	0	0	18431	15224	0
小野町	n	30	1	0	0	0	31	1	0
	%	96.8	3.2	0.0	0.0	0.0	100.0	3.2	0
	面積（km^2）	121.1	4.0	0.0	0.0	0.0	125.11	4.0	0
	人口（人）	11043	365	0	0	0	11408	365	0
白河市	n	16	52	1	0	0	69	53	1
	%	23.2	75.4	1.4	0.0	0.0	100.0	76.8	1.4
	面積（km^2）	70.8	230.2	4.3	0.0	0.0	305.30	234.5	4.3
	人口（人）	15086	49030	910	0	0	65027	49940	910
西郷村	n	0	17	0	0	0	17	17	0
	%	0.0	100.0	0.0	0.0	0.0	100.0	100.0	0
	面積（km^2）	0.0	192.3	0.0	0.0	0.0	192.32	192.3	0
	人口（人）	0	19811	0	0	0	19811	19811	0
泉崎村	n	2	4	0	0	0	6	4	0
	%	33.3	66.7	0.0	0.0	0.0	100.0	66.7	0
	面積（km^2）	11.8	23.6	0.0	0.0	0.0	35.40	23.6	0
	人口（人）	2199	4404	0	0	0	6603	4404	0
中島村	n	6	1	0	0	0	7	1	0
	%	85.7	14.3	0.0	0.0	0.0	100.0	14.3	0
	面積（km^2）	16.2	2.7	0.0	0.0	0.0	18.91	2.7	0
	人口（人）	4324	722	0	0	0	5046	722	0
矢吹町	n	12	3	0	0	0	15	3	0
	%	80.0	20.0	0.0	0.0	0.0	100.0	20.0	0
	面積（km^2）	48.3	12.1	0.0	0.0	0.0	60.37	12.1	0
	人口（人）	14866	3716	0	0	0	18582	3716	0
棚倉町	n	13	16	0	0	0	29	16	0
	%	44.8	55.2	0.0	0.0	0.0	100.0	55.2	0
	面積（km^2）	71.6	88.2	0.0	0.0	0.0	159.82	88.2	0
	人口（人）	6823	8408	0	0	0	15321	8408	0
矢祭町	n	19	0	0	0	0	19	0	0
	%	100.0	0.0	0.0	0.0	0.0	100.0	0	0
	面積（km^2）	118.2	0.0	0.0	0.0	0.0	118.22	0	0
	人口（人）	6424	0	0	0	0	6424	0	0

Bq/m^2

市町村		1 ＜3.7万	2 3.7万～18.5万	3 18.5万～55.5万	4 55.5万～148万	5 ＞148万	計	＞3.7万	＞18.5万
塙　町	n	42	0	0	0	0	42	0	0
	%	100.0	0.0	0.0	0.0	0.0	100.0	0	0
	面積(km^2)	211.6	0.0	0.0	0.0	0.0	211.60	0	0
	人口(人)	10022	0	0	0	0	10022	0	0
鮫川村	n	32	0	0	0	0	32	0	0
	%	100.0	0.0	0.0	0.0	0.0	100.0	0	0
	面積(km^2)	131.3	0.0	0.0	0.0	0.0	131.30	0	0
	人口(人)	4016	0	0	0	0	4016	0	0
会津若松市	n	8	0	0	0	0	8	0	0
	%	100.0	0.0	0.0	0.0	0.0	100.0	0	0
	面積(km^2)	383.0	0.0	0.0	0.0	0.0	383.03	0	0
	人口(人)	127759	0	0	0	0	127759	0	0
喜多方市	n	8	0	0	0	0	8	0	0
	%	100.0	0.0	0.0	0.0	0.0	100.0	0	0
	面積(km^2)	554.7	0.0	0.0	0.0	0.0	554.67	0	0
	人口(人)	53468	0	0	0	0	53468	0	0
北塩原村	n	2	2	0	0	0	4	2	0
	%	50.0	50.0	0.0	0.0	0.0	100.0	50.0	0
	面積(km^2)	117.0	117.0	0.0	0.0	0.0	233.94	117.0	0
	人口(人)	1696	1696	0	0	0	3391	1696	0
西会津町	n	3	0	0	0	0	3	0	0
	%	100.0	0.0	0.0	0.0	0.0	100.0	0	0
	面積(km^2)	298.1	0.0	0.0	0.0	0.0	298.13	0	0
	人口(人)	7521	0	0	0	0	7521	0	0
磐梯町	n	2	0	0	0	0	2	0	0
	%	100.0	0.0	0.0	0.0	0.0	100.0	0	0
	面積(km^2)	59.7	0.0	0.0	0.0	0.0	59.69	0	0
	人口(人)	3788	0	0	0	0	3788	0	0
猪苗代町	n	16	9	0	0	0	25	9	0
	%	64.0	36.0	0.0	0.0	0.0	100.0	36.0	0
	面積(km^2)	252.8	142.2	0.0	0.0	0.0	395.00	142.2	0
	人口(人)	10175	5723	0	0	0	15898	5723	0
会津坂下町	n	1	1	0	0	0	2	1	0
	%	50.0	50.0	0.0	0.0	0.0	100.0	50.0	0
	面積(km^2)	45.8	45.8	0.0	0.0	0.0	91.65	45.8	0
	人口(人)	8782	8782	0	0	0	17563	8782	0

Bq/m²

市町村		1 ＜3.7万	2 3.7万～ 18.5万	3 18.5万～ 55.5万	4 55.5万～ 148万	5 ＞148万	計	＞3.7万	＞18.5万
湯川村	n	0	1	0	0	0	1	1	0
	%	0.0	100.0	0.0	0.0	0.0	100.0	100.0	0
	面積（km^2）	0.0	16.4	0.0	0.0	0.0	16.36	16.4	0
	人口（人）	0	3429	0	0	0	3429	3429	0
柳津町	n	2	0	0	0	0	2	0	0
	%	100.0	0.0	0.0	0.0	0.0	100.0	0	0
	面積（km^2）	176.1	0.0	0.0	0.0	0.0	176.07	0	0
	人口（人）	3901	0	0	0	0	3901	0	0
三島町	n	1	0	0	0	0	1	0	0
	%	100.0	0.0	0.0	0.0	0.0	100.0	0	0
	面積（km^2）	90.8	0.0	0.0	0.0	0.0	90.83	0	0
	人口（人）	2009	0	0	0	0	2009	0	0
金山町	n	3	0	0	0	0	3	0	0
	%	100.0	0.0	0.0	0.0	0.0	100.0	0	0
	面積（km^2）	294.0	0.0	0.0	0.0	0.0	293.97	0	0
	人口（人）	2510	0	0	0	0	2510	0	0
昭和村	n	2	0	0	0	0	2	0	0
	%	100.0	0.0	0.0	0.0	0.0	100.0	0	0
	面積（km^2）	209.3	0.0	0.0	0.0	0.0	209.34	0	0
	人口（人）	1447	0	0	0	0	1447	0	0
会津美里町	n	2	0	0	0	0	2	0	0
	%	100.0	0.0	0.0	0.0	0.0	100.0	0	0
	面積（km^2）	276.4	0.0	0.0	0.0	0.0	276.37	0	0
	人口（人）	23271	0	0	0	0	23271	0	0
下郷町	n	3	0	0	0	0	3	0	0
	%	100.0	0.0	0.0	0.0	0.0	100.0	0	0
	面積（km^2）	317.1	0.0	0.0	0.0	0.0	317.09	0	0
	人口（人）	6525	0	0	0	0	6525	0	0
檜枝岐村	n	2	0	0	0	0	2	0	0
	%	100.0	0.0	0.0	0.0	0.0	100.0	0	0
	面積（km^2）	390.5	0.0	0.0	0.0	0.0	390.50	0	0
	人口（人）	674	0	0	0	0	674	0	0
只見町	n	4	0	0	0	0	4	0	0
	%	100.0	0.0	0.0	0.0	0.0	100.0	0	0
	面積（km^2）	747.5	0.0	0.0	0.0	0.0	747.53	0	0
	人口（人）	5038	0	0	0	0	5038	0	0

Bq/m²

市町村		1 ＜3.7万	2 3.7万～ 18.5万	3 18.5万～ 55.5万	4 55.5万～ 148万	5 ＞148万	計	＞3.7万	＞18.5万
南会津町	n	10	0	0	0	0	10	0	0
	%	100.0	0.0	0.0	0.0	0.0	100.0	0	0
	面積（km²）	886.5	0.0	0.0	0.0	0.0	886.52	0	0
	人口（人）	18362	0	0	0	0	18362	0	0
相馬市	n	9	33	3	0	0	45	36	3
	%	20.0	73.3	6.7	0.0	0.0	100.0	80.0	6.7
	面積（km²）	39.5	144.9	13.2	0.0	0.0	197.67	158.1	13.2
	人口（人）	7584	27795	2541	0	0	37919	30336	2541
南相馬市	n	10	46	17	4	1	78	68	22
	%	12.8	59.0	21.8	5.1	1.3	100.0	87.2	28.2
	面積（km²）	51.0	235.1	86.9	20.3	5.2	398.50	347.5	112.4
	人口（人）	9084	41873	15472	3620	923	70971	61887	20014
広野町	n	1	12	1	0	0	14	13	1
	%	7.1	85.7	7.1	0.0	0.0	99.9	92.9	7.1
	面積（km²）	4.1	50.0	4.1	0.0	0.0	58.39	54.1	4.1
	人口（人）	382	4613	382	0	0	5383	4995	382
楢葉町	n	3	8	5	0	0	16	13	5
	%	18.8	50.0	31.3	0.0	0.0	100.1	81.3	31.3
	面積（km²）	19.4	51.7	32.4	0.0	0.0	103.45	84.1	32.4
	人口（人）	1475	3924	2456	0	0	7847	6380	2456
富岡町	n	0	3	2	9	2	16	16	13
	%	0.0	18.8	12.5	56.3	12.5	100.1	100.0	81.3
	面積（km²）	0.0	12.9	8.6	38.5	8.6	68.47	68.5	46.9
	人口（人）	0	2962	1969	8870	1969	15755	15755	12809
川内村	n	4	24	8	1	0	37	33	9
	%	10.8	64.9	21.6	2.7	0.0	100.0	89.2	24.3
	面積（km²）	21.3	128.1	42.6	5.3	0.0	197.38	176.0	48.0
	人口（人）	315	1892	630	79	0	2915	2601	708
大熊町	n	0	0	5	2	7	14	14	14
	%	0.0	0.0	35.7	14.3	50.0	100.0	100.0	100.0
	面積（km²）	0.0	0.0	28.1	11.3	39.4	78.70	78.7	78.7
	人口（人）	0	0	4021	1611	5632	11264	11264	11264
双葉町	n	0	1	1	2	5	9	9	8
	%	0.0	11.1	11.1	22.2	55.6	100.0	100.0	88.9
	面積（km²）	0.0	5.7	5.7	11.4	28.6	51.40	51.4	45.7
	人口（人）	0	768	768	1536	3846	6917	6917	6149

Bq/m²

市町村		1 ＜3.7万	2 3.7万～ 18.5万	3 18.5万～ 55.5万	4 55.5万～ 148万	5 ＞148万	計	＞3.7万	＞18.5万
浪江町	n	1	5	4	12	17	39	38	33
	%	2.6	12.8	10.3	30.8	43.6	100.1	97.4	84.6
	面積（km²）	5.8	28.6	23.0	68.7	97.3	223.10	217.3	188.7
	人口（人）	538	2648	2131	6371	9019	20686	20148	17500
葛尾村	n	0	4	12	2	0	18	18	14
	%	0.0	22.2	66.7	11.1	0.0	100.0	100.0	77.8
	面積（km²）	0.0	18.7	56.2	9.3	0.0	84.23	84.2	65.5
	人口（人）	0	329	990	165	0	1484	1484	1155
新地町	n	2	12	1	0	0	15	13	1
	%	13.3	80.0	6.7	0.0	0.0	100.0	86.7	6.7
	面積（km²）	6.2	37.1	3.1	0.0	0.0	46.35	40.2	3.1
	人口（人）	1105	6645	557	0	0	8306	7202	557
飯舘村	n	0	2	19	30	2	53	53	51
	%	0.0	3.8	35.8	56.6	3.8	100.0	100.0	96.2
	面積（km²）	0.0	8.7	82.4	130.3	8.7	230.13	230.1	221.4
	人口（人）	0	235	2216	3503	235	6189	6189	5954
いわき市	n	210	56	0	0	0	266	56	0
	%	78.9	21.1	0.0	0.0	0.0	100.0	21.1	0
	面積（km²）	971.5	259.8	0.0	0.0	0.0	1231.34	259.8	0
	人口（人）	272450	72860	0	0	0	345310	72860	0
全体	面積（km²）	8185.5	3901.8	1188.3	318.0	187.8	13782.75	5595.9	1694.1
	%	59.4	28.3	8.6	2.3	1.4	100.0	40.6	12.3
	人口（人）	885549	838382	264168	32377	21624	2042785	1156551	318169
	%	43.4	41.0	12.9	1.6	1.1	100.0	56.6	15.6

・市町村の人口は 2009 年 10 月 1 日現在の推計人口.
・面積は 2009 年 10 月 1 日の国土交通省国土地理院『全国都道府県市区町村別面積』によった.

【資料 2】

食品のヨウ素-131 および放射性セシウムによる汚染（2011 年 3 月～ 2012 年 9 月）

1）厚生労働省による 2011 年 3 月から 2012 年 9 月発表のデータから作成した.

2）データは全部で 10 万点以上あり，ND（検出限界以下）が多いので，25 Bq/kg 以上のデータによる表をアグネ技術センターの権上かおるさんに作成していただき，その表に基づいて資料 2 を作成した.

3）各月について，ヨウ素-131 または放射性セシウム濃度が 100 Bq/kg を超える試料が 5 点以上ある食品については，9 段階の濃度区分により食品数を示し，また大きい値から 3 番目までの濃度と平均値を示した．100 Bq/kg を超える試料が 4 点以下の食品については，最大値と 9 段階区分で表示した．単位は現物当り Bq/kg であると考えられる.

4）食品が採取された地名については，各濃度区分の冒頭に福島県産食品生産場所と試料数を示し，その後に各都道県を試料数が多い順に示した．ただし，福島県については県名を略し，その他については都道県名の後に括弧して市町村名などと試料数を示した．試料数が 1 点の場合には，数字を略した.

5）99 Bq/kg 以下の試料については，各都道県名と試料数だけを示した.

【凡例】

濃度範囲を表わす記号

濃度（Bq/kg）

M1：1 位，M2：2 位，M3：3 位

食品名	I	H	G	F	E	D	C	B	A	A～G	大きい値			
	25 | 49	50 | 99	100 | 199	200 | 299	300 | 499	500 | 999	1000 | 1999	2000 | 3999	4000 |	数	M3	M2	M1	平均
ミ ズ ナ	1	0	5	4	4	5	2	1	1	22	1600	3400	4900	3300

M1：古殿町，M2：（茨城県），M3：千葉県（横芝光町），C：茨城県（鉾田市），D：茨城県（鉾田市 2, 行方市），埼玉県（三郷市），千葉県（長生村），E：茨城県（鉾田市, 行方市），埼玉県（三郷市），千葉県（銚子市），F：中島村，群馬県（渋川市），茨城県（行方市），（茨城県），G：埼玉県（狭山市），群馬県（前橋市），（群馬県）2，（茨城県），I：埼玉県，猪苗代町−北塩原村［秋元湖］

2 つの町村にわたるの意

市町村を特定できない場合（〇〇県）とした

2011 年 3 月　ヨウ素-131 100 Bq/kg 以上の試料が 4 点以下

ア　サ　リ：M（G, 103）（千葉県），H；千葉県
ア サ ツ キ：M（F, 250）福島市，F；福島市
ア ブ ラ ナ：M（A, 8200）玉川村，B；白河市，玉川村，D；白河市

最大値と地点

濃度範囲：上記の表に準拠

2011 年 3 月　ヨウ素-131 100 Bq/kg 以上の試料が 5 点以上

Bq/kg

食品名	I	H	G	F	E	D	C	B	A	A～G	大きい値			
	25–49	50–99	100–199	200–299	300–499	500–999	1000–1999	2000–3999	4000–	数	M3	M2	M1	平均
原　　乳	36	25	16	5	7	6	9	1	2	46	2600	5200	5300	4367

M1, M3：川俣町，M2：飯舘村，C：川俣町 3，国見町，飯舘村，茨城県（河内町 3，水戸市），D：川俣町 3，いわき市，相馬市，茨城県（河内町），E:川俣町 2，本宮市 2，いわき市，新地町，伊達市，F:西郷村，白河市，伊達市，飯舘村，茨城県（笠間市），G:川俣町 5，南相馬市，矢吹町，国見町，田村市，相馬市，泉崎町，平田村，中島村，矢祭町，茨城県（河内町，稲敷市），H：福島県 20，茨城県 4，栃木県，I：福島県 20，栃木県 4，茨城県 3，千葉県 3，東京都 2，埼玉県 2，群馬県 2

食品名	I	H	G	F	E	D	C	B	A	A～G	大きい値			
	25–49	50–99	100–199	200–299	300–499	500–999	1000–1999	2000–3999	4000–	数	M3	M2	M1	平均
カ キ ナ	0	0	0	2	2	1	4	1	0	10	1910	1970	2000	1960

M1, M2：栃木県（佐野市），M3：群馬県（高崎市），C：栃木県（佐野市 2），D：群馬県（高崎市），E：栃木県（佐野市），群馬県（高崎市），F：群馬県（高崎市，前橋市）

食品名	I	H	G	F	E	D	C	B	A	A～G	大きい値			
	25–49	50–99	100–199	200–299	300–499	500–999	1000–1999	2000–3999	4000–	数	M3	M2	M1	平均
キャベツ	2	1	1	1	0	1	1	0	1	5	900	1100	5200	2400

M1：南相馬市，M2：浅川町，M3：石川町，F：浅川町，G：南相馬市，H：茨城県，I：千葉県，茨城県

食品名	I	H	G	F	E	D	C	B	A	A～G	大きい値			
	25–49	50–99	100–199	200–299	300–499	500–999	1000–1999	2000–3999	4000–	数	M3	M2	M1	平均
コマツナ	1	1	3	6	10	13	5	2	1	40	2000	2300	5900	3400

M1, M3：鮫川村，M2：矢祭町，C：鮫川村，千葉県（山武市，茂原市），東京都（江戸川区），埼玉県（三郷市），D：古殿町，矢吹町，東京都（江戸川区 2，立川市），千葉県（市原市，富里市），埼玉県（川越市，さいたま市，三郷市），神奈川県（茅ヶ崎市，横浜市），（茨城県），E:小野町，鮫川村，東京都（江戸川区 2），茨城県（茨城町，小美玉市），千葉県（船橋市），宮城県（仙台市），埼玉県（川越市），F:小野町，東京都（葛飾区，足立区，江戸川区），埼玉県（さいたま市），（埼玉県），G：群馬県（前橋市），千葉県（富津市），神奈川県（平塚市），H：福島県，I：福島県

食品名	I	H	G	F	E	D	C	B	A	A～G	大きい値			
	25–49	50–99	100–199	200–299	300–499	500–999	1000–1999	2000–3999	4000–	数	M3	M2	M1	平均
ニ　　ラ	1	2	5	7	4	2	0	0	0	18	440	511	523	491

M1：栃木県（鹿沼市），M2：栃木県（栃木市），M3：茨城県（小美玉市），E：石川町，新地町，栃木県（大田原市），F：白河市 2，天栄町 2，新地町，国見町，栃木県（栃木市），G：郡山市 2，国見町，石川町，群馬県（甘楽町），H：福島県，群馬県，I：福島県

食品名	I	H	G	F	E	D	C	B	A	A～G	大きい値			
	25｜49	50｜99	100｜199	200｜299	300｜499	500｜999	1000｜1999	2000｜3999	4000｜	数	M3	M2	M1	平均
シュンギク	0	0	1	0	0	3	2	4	2	12	2300	4300	4340	3647

M1：栃木県（さくら市），M2, M3：千葉県（旭市），B：千葉県（旭市 2），栃木県（真岡市）C：栃木県（さくら市），群馬県（館林市），D：宮城県（亘理町），（群馬県）2，G：（群馬県）

食品名	I	H	G	F	E	D	C	B	A	A～G	大きい値			
	25｜49	50｜99	100｜199	200｜299	300｜499	500｜999	1000｜1999	2000｜3999	4000｜	数	M3	M2	M1	平均
ネ　ギ	4	5	4	2	4	5	1	0	0	16	686	910	1400	999

M1：栃木県（那須烏山市），M2：千葉県（横芝光町），M3：茨城県（東海村），D：茨城県（日立大宮市，守谷市，ひたちなか市），E:茨城県（日立市，鉾田市，北茨城市），千葉県（旭市）F:栃木県（さくら市），茨城県（高萩市）G：茨城県（境町 2，常陸太田市），栃木県（大田原市）H：群馬県 3，栃木県 2，I：群馬県 3，埼玉県

食品名	I	H	G	F	E	D	C	B	A	A～G	大きい値			
	25｜49	50｜99	100｜199	200｜299	300｜499	500｜999	1000｜1999	2000｜3999	4000｜	数	M3	M2	M1	平均
パ セ リ	0	0	0	0	0	1	1	6	3	11	4400	7300	12000	7900

M1, M2, M3：茨城県（鉾田市），B：茨城県（鉾田市 3），千葉県（旭市 2，行方市），C：茨城県（鉾田市），D：茨城県（行方市）

食品名	I	H	G	F	E	D	C	B	A	A～G	大きい値			
	25｜49	50｜99	100｜199	200｜299	300｜499	500｜999	1000｜1999	2000｜3999	4000｜	数	M3	M2	M1	平均
ブロッコリー	0	0	3	0	4	1	2	2	4	16	4400	8100	17000	9833

M1：飯舘村，M2：いわき市，M3：鏡石町，A：飯舘村，B：鏡石町，いわき市，C：桑折町，伊達市，D：国見町，E：伊達市，桑折町，三春町，国見町，G：三春町，（群馬県），（埼玉県）

食品名	I	H	G	F	E	D	C	B	A	A～G	大きい値			
	25｜49	50｜99	100｜199	200｜299	300｜499	500｜999	1000｜1999	2000｜3999	4000｜	数	M3	M2	M1	平均
ホウレンソウ	1	6	5	2	9	13	17	22	34	102	24000	25200	54100	34400

M1, M2:茨城県（日立市），M3:茨城県（北茨城市），A:田村市 2，平田村 2，小野町 2，中島村，大玉村，泉崎村，茨城県（高萩市 4，日立市 2，日立大宮市 2，那珂市 2，鉾田市 2，東海村，常陸太田市，ひたちなか市，太子町，古河市，茨城町），栃木県（壬生町 2，上三川町 2），B：塙町 2，泉崎村，棚倉町，

中島村，矢吹町，矢祭町，二本松市，栃木県（下野町 2，上三川町 2，宇都宮市），茨城県（茨城町，常陸太田市，鉾田市，つくば市，守谷市），群馬県（伊勢崎市 2），千葉県（多古町，香取市），C：矢吹町，茨城県（鉾田市 2，八千代町，守谷市），埼玉県（熊谷市 2，深谷市，所沢市），千葉県（多古町，野田市，館山市），神奈川県（平塚市，相模原市，大井町），東京都（立川市），群馬県（伊勢崎市），D：中島村，埼玉県（本庄市 5），群馬県（太田市，伊勢崎市，昭和村），神奈川県（海老名市 2，藤沢市），茨城県（つくば市），E：群馬県（伊勢崎市，沼田市，前橋市，安中市），千葉県（香取市，袖ケ浦市），埼玉県（所沢市），（埼玉県）2，F：宮城県（川崎町），栃木県（塩谷町），G：猪苗代町，群馬県（昭和村，高崎市），長野県（上田市），山形県（白鷹町），H：福島県 3，宮城県，群馬県，長野県，I：茨城県

食品名	I	H	G	F	E	D	C	B	A	A～G	大きい値			
	25｜49	50｜99	100｜199	200｜299	300｜499	500｜999	1000｜1999	2000｜3999	4000｜	数	M3	M2	M1	平均
ミズナ	1	0	5	4	4	5	2	1	1	22	1600	3400	4900	3300

M1：古殿町，M2：茨城県，M3：千葉県（横芝光町），C：茨城県（鉾田市），D：茨城県（鉾田市 2，行方市），埼玉県（三郷市），千葉県（長生村），E：茨城県（鉾田市，行方市），埼玉県（三郷市），千葉県（銚子市），F：中島村，群馬県（渋川市），茨城県（行方市），（茨城県），G：埼玉県（狭山市），群馬県（前橋市），（群馬県）2，（茨城県），I：埼玉県

2011 年 3 月　ヨウ素-131 100 Bq/kg 以上の試料が 4 点以下

アサリ：M（G, 103）（千葉県），H；千葉県
アサツキ：M（F, 250）福島市，F；福島市
アブラナ：M（A, 8200）玉川村，B；白河市，玉川村，D；白河市
イチゴ：M（C, 1400）いわき市，E；いわき市，G：相馬市，（栃木県），H；栃木県 3，千葉県，I；福島県，茨城県 2，群馬県 2，栃木県
オオバ：M（D, 770）茨城県（行方市），G；郡山市
カブ：M（D, 990）須賀川市，E；須賀川市
キュウリ：M（G, 110）千葉県（旭市），H；茨城県，群馬県，I；福島県，栃木県 2
サニーレタス：M（B, 2300）茨城県（古河市），E；茨城県（八千代市，坂東市，古河市）
サンチェ：M（B, 2800）千葉県（旭市），D；千葉県（旭市），E；千葉県（東庄町，多古町）
セルリー：M（B, 2100）千葉県（旭市），C；千葉県（旭市）
チヂレナ：M（B, 3700）棚倉町
チンゲンサイ：M（B, 2200）千葉県（旭市），D；千葉県（旭市），F；（群馬県），（茨城県），H；群馬県 3，茨城県 2，I；群馬県 2，茨城県
ナノハナ：M（F, 250）（千葉県）
ナバナ：M（C, 1200）千葉県（旭市），D；平田村，E；平田村
ノザワナ：M（F, 248）群馬県（甘楽町）
ハクサイ：M（G, 100）（茨城県），H；茨城県 3
ミツバ：M（C, 1900）千葉県（旭市），E；茨城県（行方市），群馬県（前橋市），G；泉崎村，H；福島県，I；福島県
レタス：M（C, 1100）千葉県（旭市），G；（茨城県），H；茨城県，I；茨城県 2，栃木県
ワケネギ：M（D, 648）東京都（立川市），E；東京都（立川市，江戸川区），F；東京都（江戸川区）
花ワサビ：M（B, 2500）伊達市，G；伊達市
茎立菜：M（A, 15000）本宮市，A；大玉村，B；本宮市

紅　菜　苔：M（A, 5400）二本松市，B；二本松市
山　東　菜：M（A, 4900）西郷村，B；西郷村
信 夫 冬 菜：M（A, 22000）川俣町，B；川俣町
長　ネ　ギ：M（G, 120）（埼玉県），H；埼玉県，I；埼玉県

2011 年 3 月　セシウム-134 とセシウム-137　100 Bq/kg 以上の試料が 5 点以上

Bq/kg

食品名	I	H	G	F	E	D	C	B	A	A～G	大きい値			
	25 | 49	50 | 99	100 | 199	200 | 299	300 | 499	500 | 999	1000 | 1999	2000 | 3999	4000 |	数	M3	M2	M1	平均
カキナ	0	0	5	3	1	1	0	0	0	10	280	380	555	405

M1, M2：群馬県（高崎市），M3：栃木県（佐野市），F：栃木県（佐野市），群馬県（高崎市），G：栃木県（佐野市 3），群馬県（前橋市，高崎市）

食品名	I	H	G	F	E	D	C	B	A	A～G	大きい値			
	25 | 49	50 | 99	100 | 199	200 | 299	300 | 499	500 | 999	1000 | 1999	2000 | 3999	4000 |	数	M3	M2	M1	平均
コマツナ	11	6	6	3	2	1	0	2	0	14	890	3400	3600	3040

M1, M2：鮫川村，M3：東京都（江戸川区），E：矢祭町，東京都（江戸川区），F：小野町，茨城県（茨城町），千葉県（市原市），G:鮫川村，古殿町，宮城県（仙台市），神奈川県（茅ヶ崎市，平塚市），（埼玉県）H：福島県，東京都 2，群馬県，茨城県 2，I：福島県 2，埼玉県 6，東京都 2，神奈川県

食品名	I	H	G	F	E	D	C	B	A	A～G	大きい値			
	25 | 49	50 | 99	100 | 199	200 | 299	300 | 499	500 | 999	1000 | 1999	2000 | 3999	4000 |	数	M3	M2	M1	平均
シュンギク	0	3	7	0	0	0	0	0	0	7	131	148	153	144

M1：栃木県（さくら市），M2：栃木県（真岡市），M3：千葉県（旭市），G：千葉県（旭市 3），栃木県（さくら市），群馬県（館林市），H：群馬県 3

食品名	I	H	G	F	E	D	C	B	A	A～G	大きい値			
	25 | 49	50 | 99	100 | 199	200 | 299	300 | 499	500 | 999	1000 | 1999	2000 | 3999	4000 |	数	M3	M2	M1	平均
パセリ	0	0	5	0	2	3	0	1	0	11	765	903	2110	1259

M1, M2, M3：茨城県（鉾田市），D：茨城県（行方市），E：茨城県（鉾田市 2），G：茨城県（鉾田市 2，行方市），千葉県（旭市 2）

食品名	I	H	G	F	E	D	C	B	A	A～G	大きい値			
	25 | 49	50 | 99	100 | 199	200 | 299	300 | 499	500 | 999	1000 | 1999	2000 | 3999	4000 |	数	M3	M2	M1	平均
ブロッコリー	0	2	0	0	1	2	7	0	4	14	6500	10600	13900	10333

M1, M2：飯舘村，M3：桑折町，A：鏡石町，C：伊達市 2，鏡石町，いわき市，国見町，桑折町，三春町，D：国見町，いわき市，E：三春町，H：群馬県，埼玉県

食品名	I	H	G	F	E	D	C	B	A	A～G	大きい値			
	25 ｜ 49	50 ｜ 99	100 ｜ 199	200 ｜ 299	300 ｜ 499	500 ｜ 999	1000 ｜ 1999	2000 ｜ 3999	4000 ｜	数	M3	M2	M1	平均
ホウレンソウ	8	12	22	7	10	21	5	3	9	77	16600	34000	40000	30200

M1, M3：田村市，M2：大玉村，A：泉崎村 2，小野町 2，中島村，棚倉町，B：塙町，平田村，中島村，C：塙町，矢吹町，茨城県（日立市 2，常陸大宮市），D：平田村，矢祭町，矢吹町，茨城県（高萩市 3，那珂市 2，常陸大宮市，日立市，茨城町，北茨城市，守谷町），栃木県（上三川町 4，壬生町 2，宇都宮市，下野市），E：中島村，茨城県（高萩市，太子町，鉾田市，常陸太田市，日立市），群馬県（前橋市，安中市，伊勢崎市），栃木県（下野市），F：群馬県（伊勢崎市 4），茨城県（古河市，東海村），神奈川県（平塚市），G：二本松市，茨城県（常陸太田市，ひたちなか市，八千代町，守谷市，鉾田市，つくば市），神奈川県（海老名市 2，相模原市，大井町），埼玉県（熊谷市 2，深谷市，本庄市），千葉県（野田市，多古町，館山市），群馬県（昭和村，高崎市，太田市），東京都（立川市），H：埼玉県 6，茨城県 3，千葉県，群馬県，長野県，I：茨城県 2，埼玉県 2，栃木県，神奈川県，千葉県，群馬県

食品名	I	H	G	F	E	D	C	B	A	A～G	大きい値			
	25 ｜ 49	50 ｜ 99	100 ｜ 199	200 ｜ 299	300 ｜ 499	500 ｜ 999	1000 ｜ 1999	2000 ｜ 3999	4000 ｜	数	M3	M2	M1	平均
ミ ズ ナ	6	3	5	3	0	1	0	1	0	10	289	560	3300	1383

M1：古殿町，M2：（茨城県），M3：茨城県（鉾田市），F：茨城県（鉾田市 2），G：中島村，茨城県（行方市 2），千葉県（横芝光町），（茨城県），H：茨城県，群馬県，埼玉県，I：群馬県 3，埼玉県 2，茨城県

2011 年 3 月　セシウム-134 とセシウム-137　100 Bq/kg 以上の試料が 4 点以下

牛　　乳：M（E, 420）飯舘村，H；福島県 4，茨城県 4，I；福島県，茨城県
牛　　肉：M（D, 510）天栄村
アサツキ：M（F, 230）福島市，F；福島市
アブラナ：M（A, 8900）玉川村，B；白河市，C；白河市，玉川村
イ チ ゴ：M（E, 340）いわき市，F；いわき市，I；福島県
オ オ バ：M（G, 135）茨城県（行方市），H；福島県
カ　　ブ：M（D, 830）須賀川市，E；須賀川市
キャベツ：M（B, 2700）浅川町，B；南相馬市，E；石川町，F；浅川町，H；福島県
サニーレタス：M（G, 150）茨城県（古河市），H；茨城県 3
セルリー：M（G, 159）千葉県（旭市），H；千葉県
チヂレナ：M（A, 9000）棚倉町
チンゲンサイ：M（G, 106）千葉県（旭市），I；茨城県 3，千葉県，群馬県
ナ バ ナ：M（G, 171）千葉県（旭市），G；平田村，H；福島県
ニ　　ラ：M（G, 127）石川町，H；栃木県 2，I；福島県 5，栃木県
ネ　　ギ：M（F, 250）栃木県（大田原市），I；栃木県
花ワサビ：M（D, 670）伊達市，G；伊達市
ミ ツ バ：M（G, 178）泉崎村，H；福島県，千葉県，I；群馬県，茨城県

レ　タ　ス：M(G, 122) 千葉県(旭市)
茎　立　菜：M(A, 82000) 本宮市，A；本宮市，大玉村
紅　菜　苔：M(A, 10800) 二本松市，A；二本松市
山　東　菜：M(A, 24000) 西郷村，A；西郷村
信夫冬菜：M(A, 28000) 川俣町，B；川俣町

2011 年 4 月　ヨウ素-131 100 Bq/kg 以上の試料が 5 点以上

Bq/kg

食品名	I	H	G	F	E	D	C	B	A	A〜G	大きい値			
	25 | 49	50 | 99	100 | 199	200 | 299	300 | 499	500 | 999	1000 | 1999	2000 | 3999	4000 |	数	M3	M2	M1	平均
イカナゴ	0	1	3	2	5	6	6	1	2	25	3900	4080	12000	6660

M1, M3：いわき市，M3：(茨城県)，C：いわき市 4，茨城県［北茨城市沖 2］，D：いわき市 2，茨城県［高萩市沖 2，ひたちなか市磯崎，北茨城市沖］，E：いわき市，茨城県［北茨城市沖 2，ひたちなか市沖，高萩市沖］，F：茨城県［大洗町沖 2］，G：いわき市，茨城県［ひたちなか市沖，高萩市沖］，H：茨城県

食品名	I	H	G	F	E	D	C	B	A	A〜G	大きい値			
	25 | 49	50 | 99	100 | 199	200 | 299	300 | 499	500 | 999	1000 | 1999	2000 | 3999	4000 |	数	M3	M2	M1	平均
コマツナ	4	4	4	1	0	1	0	0	0	6	140	290	610	347

M1：鮫川村，M2：(埼玉県)，M3：埼玉県(さいたま市)，G：桑折町，鮫川村，(茨城県)，H：福島県，埼玉県 2，茨城県，I：福島県，宮城県，埼玉県，神奈川県

食品名	I	H	G	F	E	D	C	B	A	A〜G	大きい値			
	25 | 49	50 | 99	100 | 199	200 | 299	300 | 499	500 | 999	1000 | 1999	2000 | 3999	4000 |	数	M3	M2	M1	平均
シイタケ(露地)	3	5	6	3	5	1	1	2	1	19	3100	3500	12000	6200

M1, M2：飯舘村，M3：いわき市，C：塙町，D：伊達市，E：いわき市 2，平田村，南相馬市，矢祭市，F：いわき市，須賀川市，玉川村，G：新地町 2，いわき市，伊達市，郡山市，平田村，H：福島県 5，I：福島県 3

食品名	I	H	G	F	E	D	C	B	A	A〜G	大きい値			
	25 | 49	50 | 99	100 | 199	200 | 299	300 | 499	500 | 999	1000 | 1999	2000 | 3999	4000 |	数	M3	M2	M1	平均
シュンギク	7	3	4	1	1	1	0	0	0	7	262	300	530	364

M1：栃木県(真岡市)，M2：栃木県(さくら市)，M3：千葉県(旭市)，G：栃木県(真岡市，宇都宮市)，千葉県(旭市 2)，H：福島県，栃木県 2，I：栃木県 3，千葉県 3，宮城県

食品名	I	H	G	F	E	D	C	B	A	A〜G	大きい値			
	25 | 49	50 | 99	100 | 199	200 | 299	300 | 499	500 | 999	1000 | 1999	2000 | 3999	4000 |	数	M3	M2	M1	平均
パセリ	4	3	3	1	3	0	2	0	0	9	420	1100	1430	983

M1：千葉県(旭市)，M2, M3：茨城県(鉾田市)，E：千葉県(旭市 2)，F：茨城県(鉾田市)，G：茨城県(鉾田市 2，行方市)，H：茨城県 2，千葉県，I：千葉県 3，茨城県

食品名	I	H	G	F	E	D	C	B	A	A～G	大きい値			
	25–49	50–99	100–199	200–299	300–499	500–999	1000–1999	2000–3999	4000–	数	M3	M2	M1	平均
ブロッコリー	3	1	6	0	1	2	0	0	0	9	360	660	770	597

M1：鏡石町，M2：いわき市，M3：伊達市，G：いわき市 2，国見町，三春町，鏡石町，桑折町，H：福島県，I：福島県 3

食品名	I	H	G	F	E	D	C	B	A	A～G	大きい値			
	25–49	50–99	100–199	200–299	300–499	500–999	1000–1999	2000–3999	4000–	数	M3	M2	M1	平均
ホウレンソウ	40	33	26	13	10	12	4	4	1	70	2200	2700	5200	3367

M1：田村市，M2：茨城県（高萩市），M3：小野町，B：大玉村，福島市，C：平田村，矢吹町，田村市，茨城県（鉾田市），D：中島村 2，泉崎村，塙町，平田村，矢祭町，いわき市，大玉村，茨城県（常陸太田市，常陸大宮市），栃木県（上三川町），千葉県（多古町），E：小野町，棚倉町，中島村，いわき市，茨城県（日立市，茨城町，八千代町），栃木県（宇都宮市），千葉県（多古町），（埼玉県），F：塙町，白河市，鮫川村，矢吹町，福島市，千葉県（多古町 2，香取市），群馬県（伊勢崎市 2），神奈川県（厚木市），茨城県（日立市），（埼玉県），G：会津若松市，泉崎村，いわき市，大玉村，中島村，茨城県（大子町 2，ひたちなか市 2，日立市，常陸大宮市，守谷町，筑西市），栃木県（上三川町，壬生町，小山市，塩谷町，下野市，宇都宮市），埼玉県（所沢市，本庄市），群馬県（前橋市），神奈川県（川崎市），宮城県（名取市），（埼玉県）2，H：福島県 11，群馬県 7，茨城県 7，千葉県 3，栃木県 2，神奈川県，埼玉県，長野県，I：福島県 12，茨城県 8，千葉県 6，群馬県 5，栃木県 4，埼玉県 2，宮城県 2，長野県

2011 年 4 月　ヨウ素-131 100 Bq/kg 以上の試料が 4 点以下

牛　　肉：M（G, 109）葛尾村，G；葛尾村，H；福島県 5，I；福島県 2
アイナメ：M（F, 260）茨城県［ひたちなか市磯崎］
シラウオ：M（F, 260）茨城県［ひたちなか市磯崎］，H；茨城県
ノレソレ：M（F, 220）茨城県［ひたちなか市磯崎］，H；茨城県 2，I；茨城県
ヒ ジ キ：M（F, 216）神奈川県［三浦市金田漁港］，H；千葉県
アサツキ：M（F, 200）福島市
アブラナ：M（C, 1000）玉川村，F；白河市，G；玉川村，I；福島県
イ チ ゴ：M（G, 110）いわき市，H；福島県
カ キ ナ：M（E, 330）茨城県（つくば市），H；群馬県 4，茨城県，栃木県，I；茨城県 3，群馬県，栃木県
カ　　ブ：M（C, 1000）須賀川市，I；福島県
キャベツ：M（E, 370）石川町，G；浅川町，H；福島県 2
グリーンリーフ：M（G, 150）（茨城県）
サニーレタス：M（G, 180）茨城県（古河市），H；茨城県
セ　　リ：M（D, 750）相馬市，D；相馬市
セルリー：M（E, 481）千葉県（旭市），F；千葉県（旭市），G；千葉県（旭市），H；千葉県，I；千葉県
ニ　　ラ：M（E, 380）（茨城県），F；新地町，H；福島県 2，茨城県，I；福島県，茨城県
ビタミンナ：M（D, 540）西郷村，G；西郷村

ミ　ズ　ナ：M（D, 600）古殿町，F；古殿町，（茨城県），G；茨城県（鉾田市），H；茨城県 2，I；埼玉県 3，茨城県 2，群馬県
レ　タ　ス：M（G, 120）（茨城県），H；茨城県
花ワサビ：M（D, 590）飯舘村，H；福島県 2
茎　立　菜：M（D, 590）本宮市，H；福島県，I；福島県
原木シイタケ：M（E, 440）南相馬市，F；新地町，飯舘村，G；南相馬市，H；福島県 6，I；福島県 7
紅　菜　苔：M（E, 440）二本松市，H；福島県
信夫冬菜：M（B, 2100）川俣町，E；川俣町，G；川俣町

2011 年 4 月　セシウム－134 とセシウム－137　100 Bq/kg 以上の試料が 5 点以上

Bq/kg

食品名	I	H	G	F	E	D	C	B	A	A～G	大きい値			
	25 ｜ 49	50 ｜ 99	100 ｜ 199	200 ｜ 299	300 ｜ 499	500 ｜ 999	1000 ｜ 1999	2000 ｜ 3999	4000 ｜	数	M3	M2	M1	平均
イカナゴ稚魚	1	6	0	1	9	4	2	2	2	20	3200	12500	14400	10033

M1, M2, M3：いわき市，B：いわき市，C：茨城県［北茨城市沖 2］，D：いわき市 2，茨城県［北茨城市沖，高萩市沖］，E：いわき市 4，茨城県［北茨城市沖 2，高萩市沖 2］，（茨城県），F：茨城県［高萩市沖］，H：茨城県 6，I：茨城県

食品名	I	H	G	F	E	D	C	B	A	A～G	大きい値			
	25 ｜ 49	50 ｜ 99	100 ｜ 199	200 ｜ 299	300 ｜ 499	500 ｜ 999	1000 ｜ 1999	2000 ｜ 3999	4000 ｜	数	M3	M2	M1	平均
カキナ	10	6	4	0	1	0	0	0	0	5	148	195	410	251

M1：群馬県（高崎市），M2：茨城県（つくば市），M3：群馬県（前橋市），G：群馬県（高崎市），栃木県（佐野市），H：茨城県 4，群馬県 2，I：栃木県 5，群馬県 3，茨城県 2

食品名	I	H	G	F	E	D	C	B	A	A～G	大きい値			
	25 ｜ 49	50 ｜ 99	100 ｜ 199	200 ｜ 299	300 ｜ 499	500 ｜ 999	1000 ｜ 1999	2000 ｜ 3999	4000 ｜	数	M3	M2	M1	平均
キャベツ	5	6	4	3	2	1	2	0	0	12	540	1440	1720	1233

M1：石川町，M2, M3：浅川町，E：石川町，南相馬市，F：いわき市，南相馬市，伊達市，G：二本松市，福島市，南相馬市，天栄村，H：福島県 6，I：福島県 4，千葉県

食品名	I	H	G	F	E	D	C	B	A	A～G	大きい値			
	25 ｜ 49	50 ｜ 99	100 ｜ 199	200 ｜ 299	300 ｜ 499	500 ｜ 999	1000 ｜ 1999	2000 ｜ 3999	4000 ｜	数	M3	M2	M1	平均
コマツナ	4	3	2	0	2	0	3	0	0	7	1040	1580	1690	1437

M1：鮫川村，M2, M3：桑折町，E：桑折町，（茨城県），G：鮫川村，（茨城県），H：福島県，神奈川県 2，I：福島県，埼玉県 2，神奈川県

食品名	I	H	G	F	E	D	C	B	A	A～G	大きい値			
	25 ｜ 49	50 ｜ 99	100 ｜ 199	200 ｜ 299	300 ｜ 499	500 ｜ 999	1000 ｜ 1999	2000 ｜ 3999	4000 ｜	数	M3	M2	M1	平均
シイタケ(露地)	5	11	8	3	3	5	1	0	2	22	1460	6300	13000	6920

M1, M2:飯舘村，M3:伊達市，D:南相馬市，伊達市，いわき市，福島市，新地町，E:川俣町，西郷村，郡山市，F:いわき市，郡山市，新地町，G:塙町 3，玉川村 2，平田村，いわき市，栃木県(大田原市)，H：福島県 7，群馬県 2，栃木県，茨城県，I：福島県 2，茨城県，埼玉県，群馬県

食品名	I	H	G	F	E	D	C	B	A	A～G	大きい値			
	25 ｜ 49	50 ｜ 99	100 ｜ 199	200 ｜ 299	300 ｜ 499	500 ｜ 999	1000 ｜ 1999	2000 ｜ 3999	4000 ｜	数	M3	M2	M1	平均
ブロッコリー	0	0	2	1	2	3	4	1	0	13	1710	1980	2900	2197

M1：伊達市，M2：国見町，M3：鏡石町，C：三春町，桑折町，D：鏡石町，いわき市，三春町，E：いわき市 2，F：いわき市，G：いわき市 2

食品名	I	H	G	F	E	D	C	B	A	A～G	大きい値			
	25 ｜ 49	50 ｜ 99	100 ｜ 199	200 ｜ 299	300 ｜ 499	500 ｜ 999	1000 ｜ 1999	2000 ｜ 3999	4000 ｜	数	M3	M2	M1	平均
ホウレンソウ	23	27	32	7	13	6	7	2	7	74	8900	19000	22000	16633

M1, M3：大玉村，M2：田村市，A：大玉村，田村市，小野町，泉崎村，B：矢吹町，会津若松市，C：中島村 2，福島市，棚倉町，小野町，会津坂下町，塙町，D：大玉村，平田村，鮫川村，塙町，下郷町，田村市，E:泉崎村，中島村，矢祭町，いわき市，喜多方市，下郷町，群馬県(前橋市，伊勢崎市)，茨城県(高萩市，鉾田市)，栃木県(宇都宮市，上三川町)，長野県(長野市)，F：田村市，棚倉町，西郷村，柳津町，矢吹町，平田村，群馬県(伊勢崎市)，G：白河市 2，棚倉町 2，塙町 2，いわき市，会津若松市，西郷村，中島村，矢吹町，泉崎村，下郷町，栃木県(壬生町 2，上三川町 2，下野町，宇都宮市，小山市)，茨城県(日立市 2，常陸大宮市，常陸太田市)，千葉県(白井市，佐倉市)，群馬県(高崎市)，宮城県(丸森町)，神奈川県(厚木市)，(埼玉県) 3，H：福島県 11，茨城県 6，埼玉県 2，千葉県 2，栃木県 2，長野県 2，宮城県，群馬県，I：福島県 5，千葉県 5，群馬県 4，茨城県 3，栃木県 2，神奈川県 2，宮城県，埼玉県

食品名	I	H	G	F	E	D	C	B	A	A～G	大きい値			
	25 ｜ 49	50 ｜ 99	100 ｜ 199	200 ｜ 299	300 ｜ 499	500 ｜ 999	1000 ｜ 1999	2000 ｜ 3999	4000 ｜	数	M3	M2	M1	平均
ミ ズ ナ	5	0	4	1	0	2	0	0	0	7	207	620	910	579

M1, M2：古殿町，M3：(茨城県)，G：茨城県 (鉾田市 2)，(茨城県) 2，I：茨城県 3，埼玉県 2

食品名	I	H	G	F	E	D	C	B	A	A～G	大きい値			
	25 ｜ 49	50 ｜ 99	100 ｜ 199	200 ｜ 299	300 ｜ 499	500 ｜ 999	1000 ｜ 1999	2000 ｜ 3999	4000 ｜	数	M3	M2	M1	平均
茎 立 菜	1	1	1	1	1	1	0	0	1	5	380	630	6000	2337

M1, M2, M3：本宮市，F：本宮市，G：川俣町，H：福島県，I：福島県

食品名	I	H	G	F	E	D	C	B	A	A～G	大きい値			
	25 ｜ 49	50 ｜ 99	100 ｜ 199	200 ｜ 299	300 ｜ 499	500 ｜ 999	1000 ｜ 1999	2000 ｜ 3999	4000 ｜	数	M3	M2	M1	平均
原木シイタケ（露地）	1	9	7	5	6	5	5	1	1	30	1560	2200	7200	3653

M1：飯舘村，M2：川俣町，M3：新地町，C：川俣町，南相馬市，相馬市，本宮市，D：本宮市，福島市，南相馬市，伊達市，二本松市，E：郡山市，伊達市，国見町，新地町，二本松市，福島市，F：いわき市 2，西郷村，国見町，天栄村，G：小野町，古殿町，鮫川村，いわき市，田村市，棚倉町，宮城県（白石市），H：福島県 8，宮城県，I：福島県

2011 年 4 月　セシウム-134 とセシウム-137　100 Bq/kg 以上の試料が 4 点以下

カタクチイワシ：M（G, 170）茨城県［北茨城市沖］，I；茨城県
シラウオ：M（F, 294）茨城県［日立市沖］，H；茨城県
シラス：M（G, 180）茨城県［北茨城市沖］
アサツキ：M（F, 250）福島市
アブラナ：M（B, 2500）玉川村，C；白河市，E；玉川村，F；須賀川市
イチゴ：M（F, 220）いわき市，H；福島県 3，I；福島県
カブ：M（A, 4100）須賀川市，E；福島市，F；福島市，G；須賀川市，H；福島県 3
クサソテツ（コゴミ）：M（D, 770）福島市，G；棚倉町，I；福島県
シュンギク：M（G, 133）栃木県（真岡市），H；福島県，栃木県 4，千葉県，I；千葉県，栃木県
セリ：M（C, 1940）相馬市，C；相馬市
セルリー：M（G, 147）千葉県（旭市），H；千葉県，I；千葉県
タケノコ：M（D, 650）いわき市
タラノメ：M（F, 202）南相馬市，G；川俣町，H；福島県 2
ナバナ：M（G,186）（茨城県）
パセリ：M（E, 321）茨城県（鉾田市），F；茨城県（鉾田市），G；茨城県（行方市 2），H；茨城県 4，千葉県 3，I；千葉県 3，茨城県
ビタミンナ：M（A, 9600）西郷村，B；西郷村
フキノトウ：M（G, 152）北塩原市，H；福島県
フユナ：M（F, 240）南会津町
ワラビ：M（G, 103）福島市，I：福島県
花ワサビ：M（D, 580）伊達市，F：飯舘村，G；伊達市 2
紅菜苔：M（B, 3000）二本松市，B；二本松市
信夫冬菜：M（A, 10500）川俣町，A；川俣町，C；川俣町

2011 年 5 月　ヨウ素-131 100 Bq/kg 以上の試料が 4 点以下

イカナゴ稚魚：M(F, 210)いわき市
ムラサキガイ：M(D, 820)いわき市，G；いわき市
アラメ：M(C, 1100)いわき市
ヒジキ：M(B, 2200)いわき市
ワカメ：M(E, 380)いわき市，G；いわき市，I；茨城県
パセリ：M(F, 210)(茨城県)，I；茨城県
ホウレンソウ：M(G, 130)いわき市，G；いわき市，南相馬市，H；福島県，I；福島県 3
赤シソ：M(G, 190)南相馬市

2011 年 5 月　セシウム-134 とセシウム-137　100 Bq/kg 以上の試料が 5 点以上

Bq/kg

食品名	I	H	G	F	E	D	C	B	A	A～G	大きい値			
	25 ｜ 49	50 ｜ 99	100 ｜ 199	200 ｜ 299	300 ｜ 499	500 ｜ 999	1000 ｜ 1999	2000 ｜ 3999	4000 ｜	数	M3	M2	M1	平均
牛肉	5	1	5	3	2	0	0	0	0	10	244	377	395	339

M1, M2：川俣町，M3：浪江町，F：浪江町，広野町，G：南相馬市 2，広野町，葛尾村，浪江町，H：福島県，I：福島県 5

食品名	I	H	G	F	E	D	C	B	A	A～G	大きい値			
	25 ｜ 49	50 ｜ 99	100 ｜ 199	200 ｜ 299	300 ｜ 499	500 ｜ 999	1000 ｜ 1999	2000 ｜ 3999	4000 ｜	数	M3	M2	M1	平均
豚肉	1	1	2	3	0	0	0	0	0	5	243	260	270	258

M1, M3：広野町，M2：浪江町，G：浪江町，南相馬市，H：福島県，I：福島県

食品名	I	H	G	F	E	D	C	B	A	A～G	大きい値			
	25 ｜ 49	50 ｜ 99	100 ｜ 199	200 ｜ 299	300 ｜ 499	500 ｜ 999	1000 ｜ 1999	2000 ｜ 3999	4000 ｜	数	M3	M2	M1	平均
ヒラメ	1	4	4	1	2	0	0	0	0	7	207	300	350	286

M1, M2, M3：いわき市，G：いわき市 4，H：福島県，茨城県 3，I：茨城県

食品名	I	H	G	F	E	D	C	B	A	A～G	大きい値			
	25 ｜ 49	50 ｜ 99	100 ｜ 199	200 ｜ 299	300 ｜ 499	500 ｜ 999	1000 ｜ 1999	2000 ｜ 3999	4000 ｜	数	M3	M2	M1	平均
アユ	1	8	8	3	3	2	0	1	0	17	620	720	2900	1413

M1：南相馬市[真野川]，M2, M3：いわき市[夏井川]，E：いわき市[鮫川]，栃木県(茂木市，宇都宮市)，F：いわき市[夏井川]，茨城県(北茨城市[花園川])，栃木県(佐野市[渡良瀬川])，G：いわき市[鮫川，夏井川]，神奈川県(厚木市[相模川])，東京都[多摩川中流域]，茨城県(常陸太田市[久慈川]，常陸大宮市[久慈川])，群馬県[利根川]，栃木県(栃木市)，H：茨城県 4，埼玉県 2，栃木県，東京都，I：福島県

食品名	I	H	G	F	E	D	C	B	A	A～G	大きい値			
	25〜49	50〜99	100〜199	200〜299	300〜499	500〜999	1000〜1999	2000〜3999	4000〜	数	M3	M2	M1	平均
キャベツ	13	6	3	1	3	0	0	0	0	7	340	380	400	373

M1, M2, M3：南相馬市，F：南相馬市，G：本宮市 2，桑折町，H：福島県 6，I：福島県 13

食品名	I	H	G	F	E	D	C	B	A	A～G	大きい値			
	25〜49	50〜99	100〜199	200〜299	300〜499	500〜999	1000〜1999	2000〜3999	4000〜	数	M3	M2	M1	平均
タケノコ	0	10	10	7	15	23	8	3	0	66	2400	2700	3100	2733

M1, M2, M3：南相馬市，C：いわき市 3，国見町 2，伊達市，川俣町，天栄村，D：相馬市 4，伊達市 4，本宮市 3，川俣町 2，桑折町 2，西郷村 2，三春町 2，天栄村，国見町，いわき市，平田村，E：いわき市 5，天栄村 2，三春町 2，泉崎村，二本松市，玉川村，新地町，大玉村，棚倉町，F：郡山市，天栄村，西郷村，白河市，鮫川村，古殿町，福島市，G：平田村 3，いわき市，塙町，中島村，浅川町，矢吹町，須賀川市，宮城県（白石市），H：福島県 7，宮城県 3

食品名	I	H	G	F	E	D	C	B	A	A～G	大きい値			
	25〜49	50〜99	100〜199	200〜299	300〜499	500〜999	1000〜1999	2000〜3999	4000〜	数	M3	M2	M1	平均
原木シイタケ	4	3	5	6	5	7	5	2	0	30	1690	2500	2700	2297

M1, M2：相馬市，M3：伊達市，C：相馬市 2，伊達市，本宮市，D：福島市 2，本宮市 2，川俣町，南相馬市，伊達市，E：伊達市 2，本宮市，川内村，田村市，F：新地町 2，国見町，三春町，川内村，栃木県（大田原市），G：川内町，小野町，三春町，伊達市，宮城県（丸森町），H：福島県 2，栃木県，I：福島県 2，宮城県 2

食品名	I	H	G	F	E	D	C	B	A	A～G	大きい値			
	25〜49	50〜99	100〜199	200〜299	300〜499	500〜999	1000〜1999	2000〜3999	4000〜	数	M3	M2	M1	平均
ウ　メ	3	3	4	7	6	6	0	0	0	23	640	670	690	667

M1：福島市，M2：相馬市，M3：南相馬市，D：伊達市 2，桑折町，E：伊達市 3，福島市，国見町，川俣町，F：桑折町，本宮市，二本松市，国見町，伊達市，郡山市，福島市，G：福島市 2，大玉村，いわき市，H：福島県 3，I：群馬県 2，神奈川県

食品名	I	H	G	F	E	D	C	B	A	A～G	大きい値			
	25〜49	50〜99	100〜199	200〜299	300〜499	500〜999	1000〜1999	2000〜3999	4000〜	数	M3	M2	M1	平均
茶（生茶）	3	14	9	16	21	24	5	0	0	75	1340	1430	1550	1440

M1：神奈川県（小田原市），M2：神奈川県（清川村），M3：神奈川県（愛川町），C：神奈川県（南足柄市），茨城県（城里町），D：塙町，茨城県（茨城町 3，城里町 2，境町，坂東市，常総市，常陸大宮市，大子町，常陸太田市，古河市），千葉県（八街町，野田市，大網白里町，山武市，富里市，成田市），栃木県（鹿沼市，大田原市），神奈川県（湯河原町，真鶴町），群馬県（渋川市），E：茨城県（常陸大宮市 2，大子町 2，境町 2，

常陸太田市 2，常総市），神奈川県（相模原市，中井町，箱根町，厚木市），千葉県（千葉市，市原市，袖ヶ浦市），栃木県（岩舟町，那珂町），群馬県（桐生市），静岡県（伊豆市），東京都（瑞穂町），F：茨城県（古河市 2，境町 2，大子町 2，常総市，八千代町），山梨県（大月市，上野原町，南部町），神奈川県（山北町，松田町，伊勢原市），栃木県（小山市），千葉県（長柄町），山梨県（南部町），G：静岡県（静岡市 2，小山町，菊川市，富士宮市，御殿場市），茨城県（坂東市 2），神奈川県（開成町），H：静岡県 9，山梨県 2，神奈川県 2，宮城県，I：静岡県 3

2011 年 5 月　セシウム−134 とセシウム−137　100 Bq/kg 以上の試料が 4 点以下

イノシシ：M（F, 240）棚倉町，G；群馬県（沼田市）
アイナメ：M（E, 380）いわき市，G；いわき市，I；神奈川県
アオメエソ（メヒカリ）：M（G, 130）いわき市
エゾイソアイナメ：M（F, 224）茨城県［鹿島市沖］
キツネメバル：M（G, 114）いわき市
クロソイ：M（F, 270）いわき市
エゾアワビ：M（F, 290）茨城県［北茨城市地先］，F；茨城県［北茨城市地先］
イカナゴ稚魚：M（B, 2900）いわき市，G；相馬市
シラス：M（D, 850）いわき市，D；いわき市 2，E；いわき市，H；福島県 2
スズキ：M（G, 138）いわき市，D；いわき市，H；福島県，茨城県 3
ババガレイ：M（F, 260）いわき市
マコガレイ：M（E, 330）いわき市，F；いわき市
マダラ：M（G, 178）いわき市，G；いわき市，H；福島県
ミズダコ：M（C, 360）いわき市，G；いわき市，H；福島県
ボタンエビ：M（G, 134）茨城県［神栖市沖］
ウニ：M（C, 1280）いわき市
キタムラサキウニ：M（E, 371）茨城県［北茨城市地先］
ホッキガイ：M（D, 940）いわき市
ムラサキイガイ：M（D, 650）いわき市，G；いわき市
ヒジキ：M（C, 1100）いわき市
ワカメ：M（C, 1200）いわき市，F；いわき市，I；茨城県
アラメ：M（D, 970）いわき市
イワナ：M（E, 350）猪苗代町［秋元湖］，F；福島市［阿武隈川］，G；北塩原村
ウグイ：M（D, 800）福島市［摺上川］，E；白河市［阿武隈川］，G；古殿町，猪苗代町，H；福島県 2，I；福島県 2
コクチバス：M（G, 139）福島市［阿武隈川］
ヤマメ：M（D, 990）伊達市，福島市［阿武隈川］D；猪苗代町［秋元湖］，白河市［阿武隈川］，G；古殿町
ワカサギ：M（D, 870）北塩原村，D；北塩原村，F；猪苗代町［秋元湖］
カブ：M（D, 570）福島市，F；川俣町，G；いわき市，H；福島県 2
クサソテツ（コゴミ）：M（C, 1460）桑折町，D；福島市，E；伊達市，G；二本松市，H；福島県 2，I；福島県
コシアブラナ：M（C, 440）桑折町
コマツナ：M（G,103）千葉県（我孫子市）
ソラマメ：M（G, 160）南相馬市
トマト：M（G, 171）南相馬市，G；南相馬市，I；福島県

ネマガリタケ：M（G, 144）大玉村，I；福島県 2
パ　セ　リ：M（C, 1100）（茨城県），H；茨城県，I；茨城県 4
ブロッコリー：M（E, 430）いわき市，F；いわき市，G；いわき市，H；福島県，I；福島県 3
ホウレンソウ：M（F, 240）川俣町，F；いわき市，G；川俣町，いわき市，H；福島県 12，I；福島県 8，栃木県
葉ワサビ：M（G, 139）三島町
茶（荒茶）：M（B, 3000）神奈川県（南足柄市）
茶　　葉：M（E, 469）埼玉県（入間市），E；埼玉県（所沢市），F；埼玉県（狭山市）

2011 年 6 月　セシウム-134 とセシウム-137　100 Bq/kg 以上の試料が 5 点以上

Bq/kg

食品名	I	H	G	F	E	D	C	B	A	A～G	大きい値			
	25–49	50–99	100–199	200–299	300–499	500–999	1000–1999	2000–3999	4000–	数	M3	M1	M1	平均
アイナメ	0	1	2	2	1	1	2	0	0	8	780	1780	1780	1447

M1：いわき市, 相馬市, M3：いわき市, E：いわき市, F：いわき市, 相馬市, G：相馬市 2, H：福島県

食品名	I	H	G	F	E	D	C	B	A	A～G	大きい値			
	25–49	50–99	100–199	200–299	300–499	500–999	1000–1999	2000–3999	4000–	数	M3	M2	M1	平均
エゾイソアイナメ（ドンコ）	0	1	3	0	0	1	1	0	0	5	177	890	1150	739

M1, M2, M3：いわき市, G：いわき市, 南相馬市, H：福島県

食品名	I	H	G	F	E	D	C	B	A	A～G	大きい値			
	25–49	50–99	100–199	200–299	300–499	500–999	1000–1999	2000–3999	4000–	数	M3	M2	M1	平均
シラス	0	2	2	3	2	1	0	0	0	8	320	430	630	460

M1, M2, M3：いわき市, F；いわき市 3, G：いわき市 2, H：福島県, 茨城県

食品名	I	H	G	F	E	D	C	B	A	A～G	大きい値			
	25–49	50–99	100–199	200–299	300–499	500–999	1000–1999	2000–3999	4000–	数	M3	M2	M1	平均
マコガレイ	1	3	2	3	0	0	0	0	0	5	209	240	260	236

M1, M2, M3：いわき市, G：いわき市 2, H：福島県 3, I：茨城県

食品名	I	H	G	F	E	D	C	B	A	A～G	大きい値			
	25–49	50–99	100–199	200–299	300–499	500–999	1000–1999	2000–3999	4000–	数	M3	M2	M1	平均
キタムラサキウニ	3	1	0	0	3	2	0	0	0	5	480	680	920	693

M1, M2, M3：いわき市, E：いわき市, 茨城県［北茨城市地先］, H：茨城県, I：福島県 , 茨城県 2

食品名	I	H	G	F	E	D	C	B	A	A～G	大きい値			
	25–49	50–99	100–199	200–299	300–499	500–999	1000–1999	2000–3999	4000–	数	M3	M2	M1	平均
アワビ	0	0	2	1	2	0	0	0	0	5	260	380	480	373

M1, M2, M3：いわき市, G：いわき市, 相馬市

食品名	I 25–49	H 50–99	G 100–199	F 200–299	E 300–499	D 500–999	C 1000–1999	B 2000–3999	A 4000–	A～G 数	大きい値 M3	M2	M1	平均
アユ	1	6	4	2	1	2	4	2	1	16	2080	3300	4400	3260

M1：南相馬市［新田川］，M2：南相馬市［真野川］，M3：伊達市［阿武隈川］，C：伊達市［阿武隈川 2］，福島市［阿武隈川 2］，D：福島市［阿武隈川 2］，E：福島市［阿武隈川］，F：いわき市［夏井川］，宮城県（丸森町［阿武隈川］），G：いわき市［夏井川，鮫川 2］，郡山市［阿武隈川］，H：福島県 6，I：福島県

食品名	I 25–49	H 50–99	G 100–199	F 200–299	E 300–499	D 500–999	C 1000–1999	B 2000–3999	A 4000	A～G 数	大きい値 M3	M2	M1	平均
ヤマメ	0	2	2	0	0	3	0	1	0	6	570	670	2100	1113

M1：飯舘村［真野川］，M2：猪苗代町［秋元湖］，M3：田村市［阿武隈川］，D：福島市［阿武隈川］，G：会津若松市［阿賀川 2］，H：福島県 2

食品名	I 25–49	H 50–99	G 100–199	F 200–299	E 300–499	D 500–999	C 1000–1999	B 2000–3999	A 4000–	A～G 数	大きい値 M3	M2	M1	平均
原木シイタケ	0	1	1	1	1	0	3	0	0	6	1070	1150	1210	1143

M1：伊達市，M2：相馬市，M3：南相馬市，E：本宮市，F：本宮市，G：福島市，H：福島県

食品名	I 25–49	H 50–99	G 100–199	F 200–299	E 300–499	D 500–999	C 1000–1999	B 2000–3999	A 4000–	A～G 数	大きい値 M3	M2	M1	平均
ウメ	5	14	22	5	8	2	0	0	0	37	420	680	700	600

M1：桑折町，M2：南相馬市，M3：相馬市，E：伊達市 5，桑折町，田村市，F：福島市，伊達市，南相馬市，桑折町，郡山市，G：桑折町 6，伊達市 5，福島市 5，三春町，国見町，相馬市，川内村，二本松市，天栄村，H：福島県 13，群馬県，I：福島県，茨城県 2，宮城県，群馬県

食品名	I 25–49	H 50–99	G 100–199	F 200–299	E 300–499	D 500–999	C 1000–1999	B 2000–3999	A 4000–	A～G 数	大きい値 M3	M2	M1	平均
タケノコ	1	3	6	6	7	10	2	2	0	33	1230	2060	2800	2030

M1, M2, M3：南相馬市，C：相馬市，D：三春町 3，川俣町 2，相馬市 2，伊達市，桑折町，本宮市，E：国見町 2，川俣町，本宮市，西郷村，伊達市，いわき市，F：いわき市 2，西郷村，国見町，平田村，宮城県（大崎市），G：天栄村 3，西郷村，いわき市，宮城県（加美町），H：宮城県 3，I：宮城県

食品名	I	H	G	F	E	D	C	B	A	A～G	大きい値			
	25 ｜ 49	50 ｜ 99	100 ｜ 199	200 ｜ 299	300 ｜ 499	500 ｜ 999	1000 ｜ 1999	2000 ｜ 3999	4000 ｜	数	M3	M2	M1	平均
茶（荒茶）	0	5	10	6	7	3	5	1	0	32	1290	1330	2300	1640

M1：千葉県（勝浦市），M2：神奈川県（中井町），M3：神奈川県（相模原市），C：神奈川県（山北町，松田町），群馬県（桐生市），D：神奈川県（山北町 3），E：神奈川県（秦野市 2，開成町），静岡県（静岡市 2），宮城県（石巻市），愛知県（新城市），F：静岡県（静岡市 4，富士市，藤枝市），G：静岡県（島田市 2，御前崎市，菊川市，牧之原市，沼津市，浜松市，森町），山梨県（南部町），愛知県（東栄町），H：静岡県 2，愛知県 2，山梨県

食品名	I	H	G	F	E	D	C	B	A	A～G	大きい値			
	25 ｜ 49	50 ｜ 99	100 ｜ 199	200 ｜ 299	300 ｜ 499	500 ｜ 999	1000 ｜ 1999	2000 ｜ 3999	4000 ｜	数	M3	M2	M1	平均
茶（生茶）	15	8	3	5	5	2	0	0	0	15	410	780	920	703

M1：茨城県（城里町），M2：茨城県（茨城町），M3：茨城県（常陸大宮市），E：茨城県（常陸太田市），栃木県（大田原市 2），東京都（板橋区），F：茨城県（常総市，古河市，大子町，境町），栃木県（大田原市），G：茨城県（坂東市），神奈川県（山北町），静岡県（掛川市），H：静岡県 6，神奈川県，山梨県，I：静岡県 14，山梨県

食品名	I	H	G	F	E	D	C	B	A	A～G	大きい値			
	25 ｜ 49	50 ｜ 99	100 ｜ 199	200 ｜ 299	300 ｜ 499	500 ｜ 999	1000 ｜ 1999	2000 ｜ 3999	4000 ｜	数	M3	M2	M1	平均
茶（製茶）	0	1	11	7	20	5	0	1	0	44	679	981	2700	1453

M1：東京都（板橋区），M2, M3：静岡県（静岡市），D：静岡県（静岡市 3），E：静岡県（静岡市 11，島田市 2，富士市，富士宮市，藤枝市），（静岡県）2，埼玉県（入間市 2），F：埼玉県（入間市，飯能市，鶴ヶ島市，狭山市），静岡県（牧之原市，浜松市，沼津市），G：埼玉県（所沢市 2，狭山市），静岡県（磐田市，菊川市，静岡市，森町，御前崎市，掛川市，袋井市），（静岡県），H：埼玉県

2011 年 6 月　セシウム-134 とセシウム-137　100 Bq/kg 以上の試料が 4 点以下

イノシシ肉：M（E, 438）棚倉町
貝焼きウニ：M（E, 450）茨城県（北茨木市）
アオメエソ（メヒカリ）：M（G, 184）いわき市，G；いわき市
アカシタビラメ：M（F, 250）いわき市
イ カ ナ ゴ：M（G, 121）相馬市，G；相馬市
イシガレイ：M（D, 680）いわき市，F；いわき市，G；相馬市，H；福島県
カナガシラ：M（G, 155）相馬市
コモンカスベ：M（G, 128）いわき市
シロメバル：M（E, 300）相馬市
ババガレイ：M（E, 360）いわき市，F；いわき市，相馬市，G；いわき市，H；福島県 2，I；福島県
ヒ ラ メ：M（F, 240）いわき市，F；いわき市 2，G；いわき市，H；福島県 6，茨城県，I；福島県 2，茨城県 5

ホウボウ：M（G, 166）いわき市
ホシガレイ：M（E, 340）いわき市
マアジ：M（F, 250）茨城県［鉾田市沖］，F；いわき市，I；福島県
マアナゴ：M（G, 101）いわき市，H；福島県
マガレイ：M（G, 170）いわき市，G；いわき市，H；福島県 3，I；福島県
マゴチ：M（F, 230）いわき市
マサバ：M（G, 110）茨城県［ひたちなか市沖］，H；福島県 2，茨城県 3，I；茨城県 2
マダラ：M（F, 240）いわき市，G；いわき市，I；福島県
ヒラツメガニ：M（E, 360）いわき市
モズクガニ：M（C, 1930）南相馬市
ホッキガイ：M（D, 670）いわき市，D；いわき市 2，E；いわき市，H；福島県
ムラサキイガイ：M（F, 210）いわき市
アラメ：M（D, 940）いわき市，D；いわき市 2，E；いわき市
イワナ：M（D, 590）福島市［阿武隈川］，G；郡山市［阿武隈川］，福島市［阿武隈川］，H；福島県 3
ウグイ：M（B, 2500）南相馬市［真野川］，D；福島市［阿武隈川］，E；本宮市［阿武隈川］，F；本宮市［阿武隈川］，H；福島県，I；福島県
ケムシカジカ：M（F, 230）いわき市
コクチバス：M（E, 330）猪苗代町［秋元湖］
ウチダザリガニ：M（F, 207）猪苗代町［秋元湖］
ホウレンソウ：M（G, 122）塙町，H；福島県，I；福島県
エノキタケ：M（G, 162）郡山市
スモモ：M（G,106）福島市，H；福島県 4，I；福島県 2

2011 年 7 月　セシウム-134 とセシウム-137　100 Bq/kg 以上の試料が 5 点以上

Bq/kg

食品名	I	H	G	F	E	D	C	B	A	A～G	大きい値			
	25 ｜ 49	50 ｜ 99	100 ｜ 199	200 ｜ 299	300 ｜ 499	500 ｜ 999	1000 ｜ 1999	2000 ｜ 3999	4000 ｜	数	M3	M2	M1	平均
牛　　肉	128	187	181	86	51	48	13	10	1	390	3240	3710	4350	3767

M1, M2, M3：南相馬市, B：南相馬市 6, 浅川町, (福島県), C：南相馬市 5, 浅川町 2, (福島県), (宮城県) 3, (栃木県), (岩手県), D：浅川町 9, (宮城県) 26, (岩手県) 6, 栃木県 (那須塩原市 3), 山形県 (鶴岡市), (栃木県), (山形県), (秋田県), E：石川町, (福島県), 山形県 (尾花沢市 4, 村山市), (山形県) 3, 新潟県 (阿賀野市), (新潟県) 5, 静岡県 (富士宮市), (宮城県) 25, (岩手県) 3, (岐阜県) 2, (秋田県) 2, (群馬県), (茨城県), F：浅川町 6, 須賀川市, 郡山市, (福島県) 4, 山形県 (鶴岡市 3, 白鷹町 2, 尾花沢市 2, 飯豊町), (山形県), 静岡県 (富士宮市 4), (静岡県) 5, 新潟県 (長岡市, 阿賀野川市), (新潟県), 岐阜県 (高山市), (岐阜県) 3, (宮城県) 41, (群馬県) 2, (秋田県) 2, (岩手県), (茨城県), (三重県), (千葉県), G：郡山市 2, 飯舘村, 浅川町, (福島県) 11, 静岡県 (富士宮市 10), (静岡県) 19, 新潟県 (長岡市), (新潟県) 18, 岐阜県 (高山市 6, 中津川市), (岐阜県) 11, 山形県 (尾花沢市 7, 最上町 4, 鶴岡市 3, 飯豊町), (山形県) 2, 埼玉県 (川島町 2), 三重県 (大紀町), (三重県) 2, (宮城県) 55, (茨城県) 10, (群馬県) 6, (岩手県) 5, (北海道) 2, H：福島県 84, 宮城県 18, 山形県 16, 静岡県 15, 新潟県 13, 岐阜県 12, 三重県 10, 茨城県 7, 群馬県 6, 岩手県 4, 北海道 2, I：福島県 56, 宮城県 17, 山形県 16, 三重県 9, 新潟県 8, 岐阜県 7, 茨城県 6, 群馬県 5, 岩手県 2, 静岡県 2

食品名	I	H	G	F	E	D	C	B	A	A～G	大きい値			
	25 ｜ 49	50 ｜ 99	100 ｜ 199	200 ｜ 299	300 ｜ 499	500 ｜ 999	1000 ｜ 1999	2000 ｜ 3999	4000 ｜	数	M3	M2	M1	平均
アイナメ	0	0	5	1	1	3	1	1	0	12	720	1990	3000	1903

M1, M2, M3：いわき市, D：いわき市 2, E：いわき市, F：南相馬市, G：相馬市 4, 南相馬市

食品名	I	H	G	F	E	D	C	B	A	A～G	大きい値			
	25 ｜ 49	50 ｜ 99	100 ｜ 199	200 ｜ 299	300 ｜ 499	500 ｜ 999	1000 ｜ 1999	2000 ｜ 3999	4000 ｜	数	M3	M2	M1	平均
コモンカスベ	0	3	2	0	2	2	1	0	0	7	640	920	1200	920

M1, M2, M3：いわき市, E：いわき市, G：いわき市, 南相馬市, H：福島県 3

食品名	I	H	G	F	E	D	C	B	A	A～G	大きい値			
	25 ｜ 49	50 ｜ 99	100 ｜ 199	200 ｜ 299	300 ｜ 499	500 ｜ 999	1000 ｜ 1999	2000 ｜ 3999	4000 ｜	数	M3	M2	M1	平均
シロメバル	0	0	2	0	0	1	0	2	0	5	520	2060	3200	1927

M1, M2, M3：いわき市, G：相馬市 2

食品名	I	H	G	F	E	D	C	B	A	A～G	大きい値			
	25 ｜ 49	50 ｜ 99	100 ｜ 199	200 ｜ 299	300 ｜ 499	500 ｜ 999	1000 ｜ 1999	2000 ｜ 3999	4000 ｜	数	M3	M2	M1	平均
ババガレイ (ナメタガレイ)	1	3	2	2	2	1	0	0	0	7	330	370	720	473

M1, M2, M3：いわき市，F：いわき市 2，G：いわき市，南相馬市，H：福島県 3，I：福島県

食品名	I	H	G	F	E	D	C	B	A	A～G	大きい値			
	25 ｜ 49	50 ｜ 99	100 ｜ 199	200 ｜ 299	300 ｜ 499	500 ｜ 999	1000 ｜ 1999	2000 ｜ 3999	4000 ｜	数	M3	M2	M1	平均
ヒ ラ メ	8	7	5	1	1	2	0	0	0	9	440	590	760	597

M1, M2, M3：いわき市，F：いわき市，G：いわき市 3，相馬市，南相馬市，H：福島県 6，茨城県，I：福島県 5，茨城県 2，宮城県

食品名	I	H	G	F	E	D	C	B	A	A～G	大きい値			
	25 ｜ 49	50 ｜ 99	100 ｜ 199	200 ｜ 299	300 ｜ 499	500 ｜ 999	1000 ｜ 1999	2000 ｜ 3999	4000 ｜	数	M3	M2	M1	平均
マガレイ	0	4	4	1	3	0	0	0	0	8	330	390	420	380

M1, M2, M3：いわき市，F：いわき市，G：いわき市 3，南相馬市，H：福島県 4

食品名	I	H	G	F	E	D	C	B	A	A～G	大きい値			
	25 ｜ 49	50 ｜ 99	100 ｜ 199	200 ｜ 299	300 ｜ 499	500 ｜ 999	1000 ｜ 1999	2000 ｜ 3999	4000 ｜	数	M3	M2	M1	平均
マコガレイ	2	3	2	5	0	0	0	0	0	7	230	250	270	250

M1, M2, M3：いわき市，F：いわき市 2，G：いわき市 2，H：福島県 3，I：茨城県 2

食品名	I	H	G	F	E	D	C	B	A	A～G	大きい値			
	25 ｜ 49	50 ｜ 99	100 ｜ 199	200 ｜ 299	300 ｜ 499	500 ｜ 999	1000 ｜ 1999	2000 ｜ 3999	4000 ｜	数	M3	M2	M1	平均
キタムラサキウニ	1	0	0	2	1	2	0	0	0	5	320	510	550	460

M1, M2, M3：いわき市，F：いわき市 2，I：茨城県

食品名	I	H	G	F	E	D	C	B	A	A～G	大きい値			
	25 ｜ 49	50 ｜ 99	100 ｜ 199	200 ｜ 299	300 ｜ 499	500 ｜ 999	1000 ｜ 1999	2000 ｜ 3999	4000 ｜	数	M3	M2	M1	平均
ホッキガイ	0	1	1	1	3	0	0	0	0	5	330	440	450	407

M1, M2, M3：いわき市，F：いわき市，G：いわき市，H：福島県

食品名	I	H	G	F	E	D	C	B	A	A～G	大きい値			
	25–49	50–99	100–199	200–299	300–499	500–999	1000–1999	2000–3999	4000–	数	M3	M2	M1	平均
ア　ユ	8	8	5	2	2	1	3	0	0	13	1170	1240	1610	1340

M1, M2, M3：伊達市，D：伊達市，E：福島市 2，F：栃木県（足利市, 那須烏山市），G：福島市，郡山市，いわき市, 栃木県（茂木町，宇都宮市），H：福島県 6, 宮城県, 栃木県，I：福島県 5, 山形県 2, 宮城県

食品名	I	H	G	F	E	D	C	B	A	A～G	大きい値			
	25–49	50–99	100–199	200–299	300–499	500–999	1000–1999	2000–3999	4000–	数	M3	M2	M1	平均
ヤマメ	0	2	6	0	0	0	0	0	0	6	133	145	170	149

M1：猪苗代町［猪苗代湖］，M2：喜多方市［阿賀川］，M3：会津美里町［阿賀川］，G：三島町［阿賀川］，いわき市［夏井川］，会津若松市［阿賀川］，H：福島県 2

食品名	I	H	G	F	E	D	C	B	A	A～G	大きい値			
	25–49	50–99	100–199	200–299	300–499	500–999	1000–1999	2000–3999	4000–	数	M3	M2	M1	平均
ナタネ	5	3	4	2	2	1	0	0	0	9	360	390	720	490

M1：田村市，M2：二本松市，M3：須賀川市，F：いわき市，福島市，G：須賀川市 2，田村市，大玉村 H：福島県 3，I：福島県 5

食品名	I	H	G	F	E	D	C	B	A	A～G	大きい値			
	25–49	50–99	100–199	200–299	300–499	500–999	1000–1999	2000–3999	4000–	数	M3	M2	M1	平均
原木シイタケ	4	6	5	1	2	2	1	0	0	11	550	560	1770	960

M1：伊達市，M2：本宮市，M3：新地町，E：白河市，二本松市，F：茨城県（かすみがうら市），G：福島市，塙町，伊達市，千葉県（君津市 2），H：福島県 4，宮城県 2，I：福島県 4

食品名	I	H	G	F	E	D	C	B	A	A～G	大きい値			
	25–49	50–99	100–199	200–299	300–499	500–999	1000–1999	2000–3999	4000–	数	M3	M2	M1	平均
ウ　メ	3	4	6	1	1	0	0	0	0	8	190	240	340	257

M1, M2：福島市, M3：南相馬市, G：南相馬市 2, 相馬市 2, 広野町, H：福島県 4, I：福島県 2，群馬県

食品名	I	H	G	F	E	D	C	B	A	A～G	大きい値			
	25–49	50–99	100–199	200–299	300–499	500–999	1000–1999	2000–3999	4000–	数	M3	M2	M1	平均
小　麦	19	14	7	0	1	1	0	0	0	9	160	480	630	423

M1：広野町，M2：南相馬市，M3：（茨城県），G：茨城県（ひたちなか市 2，高萩市），千葉県（長南町，神崎町），栃木県（那須塩原市），H：福島県 4，栃木県 3，茨城県 2，千葉県 2，群馬県 2，埼玉県，

I：福島県 3，栃木県 7，千葉県 3，群馬県 3，茨城県 2，埼玉県

食品名	I	H	G	F	E	D	C	B	A	A～G	大きい値			
	25 ｜ 49	50 ｜ 99	100 ｜ 199	200 ｜ 299	300 ｜ 499	500 ｜ 999	1000 ｜ 1999	2000 ｜ 3999	4000 ｜	数	M3	M2	M1	平均
茶（荒茶）	1	3	5	0	3	6	2	0	0	16	810	1810	1840	1487

M1：千葉県（野田市），M2：栃木県（栃木町），M3：千葉県（勝浦市），D：神奈川県（小田原市 3），群馬県（渋川市），栃木県（大田原市），E：静岡県（伊豆市），栃木県（大田原市），群馬県（桐生市），G：東京都（瑞穂町，青梅市），群馬県（渋川市），静岡県（御殿場市），埼玉県（狭山市），H：埼玉県 3，I：新潟県

2011 年 7 月　セシウム-134 とセシウム-137　100 Bq/kg 以上の試料が 4 点以下

イノシシ肉：M（D, 990）栃木県（矢板市）
シ　カ　肉：M（C, 1069）栃木県（矢板市）
アカシタビラメ：M（F, 212）いわき市
イ カ ナ ゴ：M（F, 270）いわき市，F；いわき市，G；いわき市，相馬市，H；福島県
イシガレイ：M（C, 1220）いわき市，F；いわき市，G；新地町
ウスメバル：M（D, 680）いわき市，D；いわき市，F；いわき市 2
エゾイソアイナメ：M（C, 1540）いわき市，G；いわき市，相馬市，H；福島県
カナガシラ：M（E, 360）いわき市，G；いわき市 2，H；福島県
キアンコウ：M（G, 110）いわき市，H；福島県 3，I；福島県 2
ギンアナゴ：M（G, 130）いわき市
クロウシノシタ：M（E, 330）いわき市，G；相馬市，I；福島県
ク ロ ダ イ：M（G, 116）南相馬市
ケムシカジカ：M（F, 211）いわき市，G；いわき市，I；福島県
ショウサイフグ：M（F, 230）いわき市
シ　ラ　ス：M（G, 148）いわき市，G；いわき市，H；福島県，I；福島県 6
シ ロ ギ ス：M（E, 400）いわき市
ニ　　　ベ：M（E, 370）いわき市，E；南相馬市
ヒガンフグ：M（E, 370）いわき市
ホ ウ ボ ウ：M（E, 340）いわき市，H；福島県
マ　ア　ジ：M（F, 270）いわき市，G；いわき市，H；福島県 2，茨城県
マ　ゴ　チ：M（F, 280）南相馬市，G；いわき市 2，H；福島県
マ　サ　バ：M（G, 186）相馬市，G；相馬市，茨城県［ひたちなか市沖］，H；福島県 2，I；福島県，茨城県
マ　ダ　ラ：M（G, 194）いわき市
ムシガレイ：M（G, 117）いわき市，H；福島県 4
メイタガレイ：M（G, 182）いわき市
サ ル エ ビ：M（G, 170）いわき市
ヒラツメガニ：M（E, 310）いわき市，G；いわき市，I；福島県
ア　ワ　ビ：M（G, 196）いわき市，G；いわき市 2，H；福島県 2
イ　ガ　イ：M（G, 159）いわき市
ア　ラ　メ：M（D, 890）いわき市，D；いわき市，E；いわき市 2
ヒ　ジ　キ：M（G, 110）いわき市

イ　ワ　ナ：M（F, 200）三島町［阿賀川］，G；会津美里町［阿賀川］，檜枝岐村［阿賀川］，H；福島県 2，I；福島県 3
ウ　グ　イ：M（F, 210）西会津町［阿賀川］，G；喜多方市［阿賀川］，H；福島県 3，I；福島県
ウ　ナ　ギ：M（G, 143）伊達市［阿武隈川］
ギンブナ：M（G, 113）会津坂下町［阿賀川］，H；福島県 2，I；福島県
ドジョウ：M（F, 280）川内村
ホンモロコ：M（C, 1270）川内村
ワカサギ煮干：M（G, 129）茨城県［霞ヶ浦（北浦）］，G；茨城県［霞ヶ浦（西浦）］
セ　　リ：M（E, 300）相馬市，G；相馬市
ミョウガ：M（F, 270）南相馬市，H；福島県
ラッキョウ：M（G, 179）広野町
イチジク：M（D, 520）南相馬市，F；伊達市，G；福島市，南相馬市，H；福島県
ス　モ　モ：M（G, 106）伊達市，G；伊達市，H；福島県 2，I；福島県 4
ビ　　ワ：M（D, 530）南相馬市，E；南相馬市，G；郡山市，I；福島県 4
ブルーベリー：M（F, 270）広野町，G；南相馬市，広野町，茨城県（利根町），H；福島県 4，I；福島県 7，栃木県
モ　　モ：M（G, 161）伊達市，H；福島県 16，I；福島県 40
六条大麦：M（G, 165）（茨城県），H；福島県，栃木県 8，茨城県 3，I；栃木県 9，茨城県，群馬県
茶（生茶）：M（F, 270）塙町，F；塙町，G；神奈川県（小田原市），東京都（府中市），H；埼玉県 2，静岡県，I；埼玉県 2，静岡県
桑（乾燥粉末）：M（E, 450）群馬県（高崎市）
煮込み料理：M（E, 344）北海道（千歳市）

2011 年 8 月　セシウム-134 とセシウム-137　100Bq/kg 以上の試料が 5 点以上

Bq/kg

食品名	I	H	G	F	E	D	C	B	A	A〜G	大きい値			
	25–49	50–99	100–199	200–299	300–499	500–999	1000–1999	2000–3999	4000–	数	M3	M2	M1	平均
クマ肉	0	0	2	1	1	3	0	0	0	7	640	676	727	681

M1：栃木県（日光市），M2：二本松市，M3：福島市，E：郡山市，F：大玉村，G：宮城県（栗原市），（群馬県）

食品名	I	H	G	F	E	D	C	B	A	A〜G	大きい値			
	25–49	50–99	100–199	200–299	300–499	500–999	1000–1999	2000–3999	4000–	数	M3	M2	M1	平均
牛肉	217	201	155	80	69	51	7	2	0	364	1568	2200	2430	2066

M1:（岩手県），M2, M3:（栃木県），C:（福島県），（宮城県）2，（岩手県）2，（栃木県），D:（福島県）17，（宮城県）24，（岩手県）6，栃木県（大田原市），（栃木県）2，（秋田県），E:（福島県）6，宮城県（栗原市），（宮城県）37，（岩手県）10，栃木県（大田原市 10），秋田県（秋田市），（秋田県），（茨城県）2，山形県（鶴岡市），F:（福島県）5，宮城県（栗原市 2），（宮城県）37，（岩手県）13，栃木県（大田原市 6），（栃木県）3，秋田県（秋田市），（秋田県）6，（山形県）3，（茨城県）2，（新潟県），（静岡県）1，G:（福島県）17，宮城県（大崎市，登米市，大和町），（宮城県）52，山形県（尾花沢市 10，舟形町 2，最上町 2，飯豊町，酒田市），（山形県）5，（岩手県）15，栃木県（大田原市 7），（栃木県）5，茨城県（茨城町 2），（茨城県）7，静岡県（富士宮市 4），（静岡県）2，島根県（雲南市 5），（秋田県）4，（新潟県）2，（群馬県）2，岐阜県（中津川市），（岐阜県）2，埼玉県（入間市），（富山県），（三重県），（島根県），H：福島県 18，山形県 38，宮城県 36，島根県 27，岩手県 26，静岡県 19，茨城県 18，栃木県 7，三重県 3，新潟県 3，岐阜県 2，秋田県 2，北海道，富山県，I:福島県 18，静岡県 68，山形県 44，宮城県 28，島根県 21，岩手県 15，茨城県 14，新潟県 3，岐阜県 3，北海道，秋田県，三重県

食品名	I	H	G	F	E	D	C	B	A	A〜G	大きい値			
	25–49	50–99	100–199	200–299	300–499	500–999	1000–1999	2000–3999	4000–	数	M3	M2	M1	平均
アイナメ	1	0	7	2	2	2	0	0	0	13	470	620	750	613

M1, M2, M3：いわき市，E：いわき市，F：南相馬市 2，G：南相馬市 3，いわき市，相馬市，新地町，I：福島県

食品名	I	H	G	F	E	D	C	B	A	A〜G	大きい値			
	25–49	50–99	100–199	200–299	300–499	500–999	1000–1999	2000–3999	4000–	数	M3	M2	M1	平均
コモンカスベ	0	1	2	2	5	5	1	0	0	15	690	930	1070	897

M1, M2, M3：いわき市，D：いわき市 3，E：いわき市 5，F：いわき市，新地町，G：南相馬市，いわき市，H：福島県

食品名	I	H	G	F	E	D	C	B	A	A～G	大きい値			
	25–49	50–99	100–199	200–299	300–499	500–999	1000–1999	2000–3999	4000–	数	M3	M2	M1	平均
ヒ ラ メ	3	3	7	1	1	0	0	0	0	9	171	210	470	284

M1, M2：いわき市，M3：茨城県［日立市沖］，G：南相馬市 3，いわき市 3，茨城県［北茨城市沖］ H：福島県 3，I：福島県 2，茨城県

食品名	I	H	G	F	E	D	C	B	A	A～G	大きい値			
	25–49	50–99	100–199	200–299	300–499	500–999	1000–1999	2000–3999	4000–	数	M3	M2	M1	平均
マガレイ	2	3	3	0	2	0	0	0	0	5	188	300	330	273

M1, M2, M3：いわき市，G：いわき市，相馬市，H：福島県 3，I：福島県 2

食品名	I	H	G	F	E	D	C	B	A	A～G	大きい値			
	25–49	50–99	100–199	200–299	300–499	500–999	1000–1999	2000–3999	4000–	数	M3	M2	M1	平均
マコガレイ	1	3	3	1	1	2	0	0	0	7	400	520	550	490

M1, M2, M3：いわき市，F：いわき市，G：いわき市 3，H：福島県 3，I：福島県

食品名	I	H	G	F	E	D	C	B	A	A～G	大きい値			
	25–49	50–99	100–199	200–299	300–499	500–999	1000–1999	2000–3999	4000–	数	M3	M2	M1	平均
ア ユ	2	3	5	1	2	1	1	0	0	10	360	810	1770	980

M1：南相馬市［真野川］，M2：伊達市［阿武隈川］，M3：栃木県（那珂川町），E：福島市［阿武隈川］，F：栃木県（那珂川町），G：栃木県（茂木町 2，宇都宮市 2，足利市），H：宮城県 2，栃木県，I：福島県，栃木県

食品名	I	H	G	F	E	D	C	B	A	A～G	大きい値			
	25–49	50–99	100–199	200–299	300–499	500–999	1000–1999	2000–3999	4000–	数	M3	M2	M1	平均
チチタケ（菌根菌類）	3	2	3	1	1	0	0	1	0	6	245	440	3200	1295

M1：古殿町，M2：猪苗代町，M3：北塩原村，G：鮫川村，川内村，塙町，H：福島県 2，I：福島県 3

食品名	I	H	G	F	E	D	C	B	A	A～G	大きい値			
	25–49	50–99	100–199	200–299	300–499	500–999	1000–1999	2000–3999	4000–	数	M3	M2	M1	平均
小 麦	7	8	4	2	0	0	0	0	0	6	150	202	270	207

M1：南相馬市，M2, M3：いわき市，G：いわき市，南相馬市，福島市，H：福島県 5，宮城県 2，岩手県，I：福島県 3，栃木県 3，千葉県

食品名	I	H	G	F	E	D	C	B	A	A～G	大きい値			
	25｜49	50｜99	100｜199	200｜299	300｜499	500｜999	1000｜1999	2000｜3999	4000｜	数	M3	M2	M1	平均
茶	0	0	0	1	0	2	2	0	0	5	860	1020	1230	1037

M1：千葉県（山武市），M2, M3：千葉県（八街市），D：千葉県（八街市），F：千葉県（大網白里町）

食品名	I	H	G	F	E	D	C	B	A	A～G	大きい値			
	25｜49	50｜99	100｜199	200｜299	300｜499	500｜999	1000｜1999	2000｜3999	4000｜	数	M3	M2	M1	平均
茶（荒茶）	0	0	3	5	4	1	1	0	0	14	430	610	1320	787

M1：千葉県（富里市），M2：群馬県（渋川市），M3：神奈川県（南足柄市），E：神奈川県（南足柄市），栃木県（那珂川町），群馬県（桐生市），F：神奈川県（北山町 2，南足柄市），千葉県（大網白里町 2），G：静岡県（静岡市），群馬県（渋川市），神奈川県（山北町）

食品名	I	H	G	F	E	D	C	B	A	A～G	大きい値			
	25｜49	50｜99	100｜199	200｜299	300｜499	500｜999	1000｜1999	2000｜3999	4000｜	数	M3	M2	M1	平均
茶（製茶）	0	2	5	0	4	1	2	0	0	12	800	1270	1530	1200

M1, M2, M3：（埼玉県），E：（静岡県）2，（埼玉県），（新潟県），G：静岡県（掛川市），（静岡県），（新潟県）2，（埼玉県），H：新潟県，静岡県

2011 年 8 月　セシウム–134 とセシウム–137　100 Bq/kg 以上の試料が 4 点以下

イノシシ肉：M（C, 1185）栃木県（那須町）
シ　カ　肉：M（G, 145）伊豆市，G；伊豆市
アカシタビラメ：M（F, 250）いわき市
イシガレイ：M（C, 1220）いわき市，E；相馬市，F；いわき市，G；南相馬市，H；福島県 2
ウスメバル：M（D, 680）いわき市，G；いわき市，H；福島県
エゾイソアイナメ：M（D, 710）いわき市，E；南相馬市，G；いわき市 2，H；福島県，I；福島県
カタクチイワシ：M（G, 144）いわき市
カナガシラ：M（E, 300）いわき市，G；いわき市 2，H；福島県 2，I；福島県
キアンコウ：M（E, 400）いわき市，H；福島県 4，I；福島県 2
クロウシノシタ：M（G, 133）南相馬市，H；福島県
ク ロ ダ イ：M（G, 137）南相馬市，G；南相馬市
コモンフグ：M（G, 186）いわき市，H；福島県
サメガレイ：M（G, 152）いわき市
ショウサイフグ：M（F, 230）いわき市，H；福島県
ニ　　　ベ：M（E, 370）いわき市，E；南相馬市 3
ババガレイ：M（E, 370）いわき市，G；南相馬市 2，いわき市，I；福島県 4
ブ　　　リ：M（G, 114）南相馬市，H；福島県，I；福島県
ホ ウ ボ ウ：M（E, 440）南相馬市，F；いわき市，G；南相馬市，いわき市，H；福島県，I；福島県

ホ シ ザ メ：M（G, 103）いわき市，H；福島県，I；福島県
マ　ア　ジ：M（M, 130）南相馬市，H；福島県 2，I；福島県
マ ア ナ ゴ：M（G, 109）いわき市，I；福島県
マ　ゴ　チ：M（F, 280）南相馬市，F；南相馬市，H；福島県
マ　ダ　ラ：M（G, 187）いわき市，I；北海道
ムシガレイ：M（G, 172）いわき市，H；福島県，茨城県
メイタガレイ：M（G, 109）いわき市
ヒラツメガニ：M（G, 150）いわき市
キタムラサキウニ：M（D, 950）いわき市，F；いわき市 2，G；いわき市
ア　ワ　ビ：M（G, 148）いわき市，H；福島県 2
ホッキガイ：M（E, 370）いわき市，F；いわき市 2，G；いわき市，H；福島県，I；福島県 2
ア　ラ　メ：M（D, 800）いわき市，F；いわき市，G；いわき市 2
コ　ン　ブ：M（G, 113）いわき市
ウ　グ　イ：M（G, 135）西会津町［阿賀川］，G；西会津町［阿賀川］，H；福島県
ニ　ゴ　イ：M（G, 110）西会津町［阿賀川］
ヒ メ マ ス：M（G, 121）金山町［沼沢湖］
ヤ　マ　メ：M（F, 205）田村市［阿武隈川］，G；いわき市［夏井川］
ワ カ サ ギ：M（D, 640）群馬県（前橋市［湖沼採取］），D；北塩原村［桧原湖］，E；北塩原村［桧原湖］2，H；茨城県，I；茨城県
ミ ョ ウ ガ：M（F, 270）南相馬市，I；福島県 2
イ チ ジ ク：M（G, 184）伊達市，H；福島県 2，I；福島県 2
モ　　　モ：M（G, 140）伊達市，G；伊達市，H；福島県 11，I；福島県 29
ユ　　　ズ：M（B, 2400）南相馬市，D；福島市 2，南相馬市，H；福島県
カラスタケ〔菌根菌類〕：M（E, 420）いわき市
ホウキタケ〔菌根菌類〕：M（F, 262）棚倉町，I；福島県
菌床シイタケ：M（E, 480）本宮市，E；伊達市，G；いわき市，南相馬市，I；福島県
原木シイタケ：M（E, 460）本宮市，E；白河市，F；本宮市，I；福島県
原木ナメコ：M（A, 4600）相馬市，G；玉川村
ソバ（夏ソバ）：M（G, 136）柳津町，H；福島県 3，I；福島県 2
ナ　タ　ネ：M（E, 370）天栄村
佃　　　煮：M（G, 106）栃木県（日光市），H；栃木県

2011年9月　セシウム-134とセシウム-137　100Bq/kg以上の試料が5点以上

Bq/kg

食品名	I	H	G	F	E	D	C	B	A	A～G	大きい値			
	25–49	50–99	100–199	200–299	300–499	500–999	1000–1999	2000–3999	4000–	数	M3	M2	M1	平均
イノシシ肉	1	10	11	10	3	4	1	0	0	29	890	940	1040	957

M1：茨城県（日立市），M2：茨城県（高萩市），M3：茨城県（土浦市），D：棚倉町，茨城県（水戸市），E：茨城県（城里町，桜川市），栃木県（那須塩原市），F：栃木県（塩谷町，日光市，宇都宮市，益子町），茨城県（かすみがうら市，水戸市，笠間市，常陸大宮市），千葉県（印西市），群馬県（みどり市），G：平田村，茨城県（北茨城市，大子町，石岡市，つくば市，筑西市），栃木県（大田原市，那珂川町，栃木市），群馬県（太田市，みどり市），H：千葉県4，茨城県2，栃木県，埼玉県，宮城県，神奈川県，I：埼玉県

食品名	I	H	G	F	E	D	C	B	A	A～G	大きい値			
	25–49	50–99	100–199	200–299	300–499	500–999	1000–1999	2000–3999	4000–	数	M3	M2	M1	平均
シカ肉	1	2	3	4	3	1	0	0	0	11	410	480	545	478

M1：栃木県（塩谷町），M2：岩手県（陸前高田市），M3：岩手県（一関市），E：群馬県（富岡市），F：岩手県（釜石市，遠野市），栃木県（栃木市），（群馬県），G：栃木県（那須塩原市，佐野市），岩手県（住田市），H：埼玉県，岩手県，I：埼玉県

食品名	I	H	G	F	E	D	C	B	A	A～G	大きい値			
	25–49	50–99	100–199	200–299	300–499	500–999	1000–1999	2000–3999	4000–	数	M3	M2	M1	平均
牛肉	165	123	53	28	27	17	2	0	0	127	920	1349	1400	1223

M1：（福島県），M2, M3：（宮城県），D：浪江町3，白河市，（福島県）2，宮城県（栗原市），（宮城県）6，（岩手県）4，E：浪江町3，相馬市，（福島県）4，宮城県（登米市，栗原市），（宮城県）14，栃木県（大田原市），（岩手県）2，F：鏡石町，宮城県（登米市2，涌谷町，栗原市），（宮城県）16，（岩手県）6，神奈川県（横浜市），G：猪苗代町，田村市，郡山市，二本松市，喜多方市，白河市，宮城県（白石市2，登米市2，美里町，栗原市），（宮城県）16，山形県（尾花沢市7，米沢市2，村山市2，鶴岡市），（岩手県）8，茨城県（つくばみらい市2），群馬県（前橋市），栃木県（那須町），静岡県（富士宮市），H：福島県15，山形県28，宮城県28，静岡県24，岩手県14，茨城県9，栃木県4，群馬県，I：福島県43，山形県64，静岡県25，宮城県18，茨城県8，岩手県7

食品名	I	H	G	F	E	D	C	B	A	A～G	大きい値			
	25–49	50–99	100–199	200–299	300–499	500–999	1000–1999	2000–3999	4000–	数	M3	M2	M1	平均
アイナメ	2	6	4	3	0	0	1	0	0	8	204	240	1680	708

M1：いわき市，M2：南相馬市，M3：茨城県［高萩市沖］，F：茨城県［日立市沖］，G：相馬市2，南相馬市，茨城県［北茨城市沖］ H：福島県6，I：福島県，茨城県

食品名	I	H	G	F	E	D	C	B	A	A～G	大きい値			
	25 ｜ 49	50 ｜ 99	100 ｜ 199	200 ｜ 299	300 ｜ 499	500 ｜ 999	1000 ｜ 1999	2000 ｜ 3999	4000 ｜	数	M3	M2	M1	平均
イシガレイ	2	0	6	2	1	0	1	0	0	10	250	330	1030	537

M1, M3：南相馬市，M2：いわき市，F：新地町，G：相馬市 4，いわき市 2，I：茨城県 2

食品名	I	H	G	F	E	D	C	B	A	A～G	大きい値			
	25 ｜ 49	50 ｜ 99	100 ｜ 199	200 ｜ 299	300 ｜ 499	500 ｜ 999	1000 ｜ 1999	2000 ｜ 3999	4000 ｜	数	M3	M2	M1	平均
コモンカスベ	0	4	3	2	0	4	2	0	0	11	980	1100	1560	1213

M1, M2, M3：いわき市，D：いわき市 2，広野町，F：いわき市 2，G：相馬市 2，南相馬市，H：福島県 4

食品名	I	H	G	F	E	D	C	B	A	A～G	大きい値			
	25 ｜ 49	50 ｜ 99	100 ｜ 199	200 ｜ 299	300 ｜ 499	500 ｜ 999	1000 ｜ 1999	2000 ｜ 3999	4000 ｜	数	M3	M2	M1	平均
スズキ	1	1	1	2	1	1	0	0	0	5	204	321	670	398

M1：南相馬市，M2：茨城県［ひたちなか市沖］，M3：相馬市，F：新地町，G：新地町，H：福島県，I：茨城県

食品名	I	H	G	F	E	D	C	B	A	A～G	大きい値			
	25 ｜ 49	50 ｜ 99	100 ｜ 199	200 ｜ 299	300 ｜ 499	500 ｜ 999	1000 ｜ 1999	2000 ｜ 3999	4000 ｜	数	M3	M2	M1	平均
ニベ	0	0	0	5	2	0	0	0	0	7	240	380	390	337

M1, M2, M3：いわき市，F：新地町 2，相馬市，南相馬市

食品名	I	H	G	F	E	D	C	B	A	A～G	大きい値			
	25 ｜ 49	50 ｜ 99	100 ｜ 199	200 ｜ 299	300 ｜ 499	500 ｜ 999	1000 ｜ 1999	2000 ｜ 3999	4000 ｜	数	M3	M2	M1	平均
ヒラメ	6	5	14	5	0	0	1	0	0	20	280	290	1610	727

M1：南相馬市，M2, M3：いわき市，F：いわき市 2，南相馬市，G：相馬市 4，いわき市 4，南相馬市 3，広野町，新地町，茨城県［北茨城市沖］，H：福島県 3，宮城県，茨城県，I：茨城県 4，千葉県 2

食品名	I	H	G	F	E	D	C	B	A	A～G	大きい値			
	25 ｜ 49	50 ｜ 99	100 ｜ 199	200 ｜ 299	300 ｜ 499	500 ｜ 999	1000 ｜ 1999	2000 ｜ 3999	4000 ｜	数	M3	M2	M1	平均
ホウボウ	1	5	7	0	1	0	0	0	0	8	142	143	380	222

M1：いわき市，M2, M3：相馬市，G：いわき市 2，相馬市，南相馬市，茨城県［北茨城市沖］，H：福島県 5，I：茨城県

食品名	I 25–49	H 50–99	G 100–199	F 200–299	E 300–499	D 500–999	C 1000–1999	B 2000–3999	A 4000–	A～G 数	大きい値 M3	M2	M1	平均
マコガレイ	3	6	1	2	3	0	0	0	0	6	370	440	480	430

M1, M2：いわき市，M3：広野町，F：いわき市 2，G：茨城県［北茨城市沖］，H：福島県 5，茨城県，I：茨城県 3

食品名	I 25–49	H 50–99	G 100–199	F 200–299	E 300–499	D 500–999	C 1000–1999	B 2000–3999	A 4000–	A～G 数	大きい値 M3	M2	M1	平均
ア　ユ	3	1	4	0	0	2	1	0	0	7	650	780	1120	850

M1, M2, M3：伊達市［阿武隈川］，G：いわき市［夏井川］，栃木県（那珂川町，茂木町，足利市），H：栃木県，I：福島県 2，栃木県

食品名	I 25–49	H 50–99	G 100–199	F 200–299	E 300–499	D 500–999	C 1000–1999	B 2000–3999	A 4000–	A～G 数	大きい値 M2	M2	M1	平均
ワカサギ	1	1	1	1	3	1	0	0	0	6	350	350	650	450

M1：群馬県（前橋市），M2：猪苗代町・北塩原村［秋元湖］，E：北塩原村［桧原湖］，F：群馬県（桐生市），G：群馬県（みどり市），H：茨城県，I：茨城県

食品名	I 25–49	H 50–99	G 100–199	F 200–299	E 300–499	D 500–999	C 1000–1999	B 2000–3999	A 4000–	A～G 数	大きい値 M3	M1	M1	平均
カキ（柿）	11	10	5	2	0	0	0	0	0	7	182	208	208	199

M1, M3：伊達市，G：伊達市 3，国見町，H：福島県 10，I：福島県 11

食品名	I 25–49	H 50–99	G 100–199	F 200–299	E 300–499	D 500–999	C 1000–1999	B 2000–3999	A 4000–	A～G 数	大きい値 M2	M2	M1	平均
カボス	0	1	1	1	3	0	0	0	0	5	350	350	400	367

M1：南相馬市，M2：福島市，南相馬市，F：千葉県（柏市），G：いわき市，H：福島県

食品名	I 25–49	H 50–99	G 100–199	F 200–299	E 300–499	D 500–999	C 1000–1999	B 2000–3999	A 4000–	A～G 数	大きい値 M3	M2	M1	平均
ク　リ	12	20	14	2	5	1	0	1	0	23	420	870	2040	1110

M1：南相馬市，M2：伊達市，M3：桑折町，E：桑折町 2，広野町，相馬市，F：相馬市，福島市，G：郡山市 3，広野町，白河市，伊達市，本宮市，二本松市，三春町，鏡石町，相馬市，新地町，田村市，茨城県（かすみがうら市），H：福島県 16，茨城県 4，I：福島県 11，茨城県

食品名	I 25–49	H 50–99	G 100–199	F 200–299	E 300–499	D 500–999	C 1000–1999	B 2000–3999	A 4000–	A～G 数	大きい値 M3	M2	M1	平均
チチタケ（菌根菌類）	3	2	1	2	0	0	1	1	5	10	8000	13900	28000	16633

M1, M2：棚倉町，M3：茨城県（高萩市），A：いわき市，棚倉町，B：鮫川村，C：棚倉町，F：茨城県（高萩市, 大子町）G：鮫川村，H：福島県 2，I：福島県 3

食品名	I 25–49	H 50–99	G 100–199	F 200–299	E 300–499	D 500–999	C 1000–1999	B 2000–3999	A 4000–	A～G 数	大きい値 M3	M2	M1	平均
ハツタケ（菌根菌類）	0	1	1	0	0	2	1	3	2	9	3200	4600	19900	9233

M1：南相馬市，M2：白河市，M3：川内村，B：大玉村，泉崎村，C：西郷村，D：福島市，玉川村，G：猪苗代町，H：福島県

食品名	I 25–49	H 50–99	G 100–199	F 200–299	E 300–499	D 500–999	C 1000–1999	B 2000–3999	A 4000–	A～G 数	大きい値 M3	M2	M1	平均
原木シイタケ	11	3	2	3	1	0	1	0	0	7	270	440	1955	2033

M1：千葉県（我孫子市），M2, M3：本宮市，F：本宮市，いわき市，G：白河市，千葉県（市原市），H：福島県，埼玉県，宮城県，I：福島県 10，栃木県

食品名	I 25–49	H 50–99	G 100–199	F 200–299	E 300–499	D 500–999	C 1000–1999	B 2000–3999	A 4000–	A～G 数	大きい値 M3	M2	M1	平均
茶（製茶）	14	25	83	52	50	32	35	2	0	268	1989	2048	2063	2033

M1, M2, M3：埼玉県（野呂山町），C：埼玉県（横瀬町 11，野呂山町 7，小鹿野町 4，本庄市 4，長瀞町 3，新座市 3，皆野町），（埼玉県），D：埼玉県（日高市 7，小鹿野町 6，横瀬町 4，長瀞町 4，新座市 2，川越市 2，本庄市，ときがわ市，上尾市，鶴ヶ島市），（埼玉県）3，E：埼玉県（飯能市 9，鶴ヶ島市 8，東松山市 4，日高市 3，毛呂山町 3，小鹿野市 2，川越市 2，横瀬市 2，本庄市，坂戸市），（埼玉県）13，千葉県（市原市 2），F：埼玉県（鶴ヶ島市 19，飯能市 7，川越市 2，東松山市 2，ふじみ野市 2，白岡市 2，日高市，春日部市，横瀬市，志木市，坂戸市），（埼玉県）8，千葉県（市原市 3，袖ヶ浦市 2），G：埼玉県（上尾市 18，鶴ヶ島市 15，飯能市 9，ふじみ野市 5，坂戸市 4，日高市 4，川越市 4，毛呂山町 3，志木市 2，三芳町 2，白岡市，久喜市），（埼玉県）10，千葉県（袖ヶ浦市 3，市原市），（静岡県），H：埼玉県 25，I：埼玉県 13，静岡県

2011 年 9 月　セシウム-134 とセシウム-137　100 Bq/kg 以上の試料が 4 点以下

クマ肉：M (F, 261) 栃木県 (那須塩原市)，F；郡山市，G：宮城県 (蔵王町)，岩手県 (奥州市)，H；群馬県 2，岩手県，I；岩手県
アカエイ：M (G, 103) 新地町，H；福島県
アカシタビラメ：M (G, 150) いわき市，I；相馬市
イカナゴ：M (E, 400) 南相馬市，G；相馬市
ウスメバル：M (D, 950) いわき市，D；広野町，E；いわき市
エゾイソアイナメ（ドンコ）：M (C, 1770) いわき市，D；茨城県 [日立市沖]，G；南相馬市，相馬市，H；茨城県
カナガシラ：M (G, 125) 南相馬市，G；南相馬市，いわき市，H；福島県 2，I；福島県 2，茨城県
キアンコウ：M (G, 110) 南相馬市，H；福島県，I；福島県
クロソイ：M (B, 2190) いわき市，I；茨城県
ショウサイフグ：M (F, 210) いわき市，G；広野町，いわき市、H；福島県，I；福島県
シロメバル：M (B, 2200) いわき市，E；南相馬市，H；福島県 2
ババガレイ：M (C, 1140) いわき市，G；南相馬市，H；福島県 3，茨城県，I；福島県 3，茨城県 2
ブリ：M (G, 105) 岩手県 [宮古市沖]，H；福島県 3，岩手県，I；福島県，岩手県 2，青森県
ホシエイ：M (G, 103) 新地町
マアジ：M (G, 176) 南相馬市，G；(宮城県)，H；福島県 3，千葉県，I；福島県 2，千葉県 3，茨城県
マアナゴ：M (G, 121) いわき市，H；福島県 2，I；茨城県
マガレイ：M (G, 143) 茨城県 [高萩市沖]，H；福島県 7，茨城県，I；福島県，茨城県
マゴチ：M (F, 250) 南相馬市，H；福島県
マトウダイ：M (E, 380) 南相馬市，E；いわき市，F；南相馬市，H；福島県 2，I；福島県 4
ムシガレイ：M (G, 175) 南相馬市，H；福島県 3，茨城県，I；福島県
メイタガレイ：M (F, 250) いわき市，H；福島県，I；福島県 3，茨城県
メバル：M (G, 114) 茨城県 [日立市沖]
アラメ：M (E, 390) いわき市，G；いわき市
イセエビ：M (G, 141) いわき市，I；茨城県
ヒラツメガニ：M (G, 105) いわき市
キタムラサキウニ：M (E, 450) いわき市，F；いわき市
ホッキガイ：M (F, 230) いわき市，G；いわき市
イワナ：M (D, 563) 群馬県 (前橋市)，G；猪苗代町 [阿賀川]，H；福島県，I；福島県 2
ウグイ：M (D, 741) 群馬県 (前橋市)，H；福島県 2，I；福島県
ギンブナ：M (G, 137) 会津坂下町 [阿賀川]，I；福島県
コイ：M (G, 155) 会津坂下町 [阿賀川]
ヒメマス：M (G, 119) 金山町 [沼沢湖]
ウズハツ：M (G, 113) 埼玉県 (皆野町)
キシメジ：M (F, 201) 山梨県 (北杜市)
クリフウセンタケ〔菌根菌類〕：M (F, 207) 桑折町
ホウキタケ：M (G, 155) 猪苗代町，G；福島市，H；岩手県，I；福島県 4
アミタケ〔菌根菌類〕：M (D, 810) いわき市
ウラベニホテイシメジ〔菌根菌類〕：M (G, 173) 猪苗代町，G；棚倉町，H；福島県
オオツガタケ〔菌根菌類〕：M (F, 261) 群馬県 (嬬恋村)
コウタケ〔菌根菌類〕：M (C, 1330) 相馬市，G；郡山市，H；山梨県

サクラシメジ〔菌根菌類〕：M（F, 280）田村市，G；磐梯町，H；福島県 2，I；福島県
ショウゲンジ〔菌根菌類〕：M（G, 197）山梨県（鳴沢村），H；山梨県 2
ハナイグチ〔菌根菌類〕：M（G, 153）山梨県（鳴沢村），H；青森県
マ ツ タ ケ〔菌根菌類〕：M（B, 3300）伊達市，H；福島県，I；福島県，岩手県
菌床シイタケ：M（G, 170）伊達市，I；福島県
菌床ナメコ：M（G, 101）郡山市，H；福島県
原木ナメコ：M（G, 188）平田村，G；北塩原村，H；福島県 2，I；福島県 3
原木マイタケ：M（G, 117）二本松市，H；福島県，I；福島県 6
マ イ タ ケ〔腐生菌類〕：M（G, 185）西会津町，I；福島県，宮城県
ア ケ ビ：M（F, 280）田村市，H；福島県 2，I；福島県 3
イ チ ジ ク：M（G, 192）南相馬市，G；南相馬市，H；福島県 4，I；福島県 6
ザ ク ロ：M（G, 181）福島市
ス ダ チ：M（F, 290）福島市
ブ ド ウ：M（G, 121）伊達市，I；福島県 7
ポ ポ ー：M（G, 199）南相馬市
ヤ マ グ リ：M（E, 364）栃木県（矢板市）
ユ ズ：M（E, 460）いわき市，E；いわき市，天栄村，G；新地町，H；福島県 2，I；東京都
青 ユ ズ：M（G, 180）栃木県（那須塩原市），H；栃木県，I；栃木県
コ メ：M（G, 161）伊達市，G；福島市，相馬市，宮城県（白石市），H；福島県 9，茨城県，群馬県，栃木県，I；福島県 34，宮城県，岩手県
ク ワ：M（G, 180）（岩手県）
茶（荒茶）：M（F, 280）神奈川県（松田町），F；神奈川県（松田町 2），G；静岡県（伊豆市），H；福島県 3，I；静岡県 12
粉 茶：M（E, 340）（埼玉県）

2011 年 10 月　セシウム-134 とセシウム-137　100 Bq/kg 以上の試料が 5 点以上

Bq/kg

食品名	I	H	G	F	E	D	C	B	A	A～G	大きい値			
	25–49	50–99	100–199	200–299	300–499	500–999	1000–1999	2000–3999	4000–	数	M3	M2	M1	平均
イノシシ肉	3	5	8	3	3	1	3	1	1	20	1284	2340	4120	2581

M1, M2：南相馬市，M3：伊達市，C：伊達市 2，D：西郷村，E：鮫川村，群馬県（沼田市），（群馬県），F：（群馬県）2，栃木県（鹿沼市），G：須賀川市，栃木県（茂木町 2，那珂川町），群馬県（安中市），（群馬県）2，埼玉県（ときがわ市），H：栃木県 2，群馬県 2，千葉県，I：千葉県 3

食品名	I	H	G	F	E	D	C	B	A	A～G	大きい値			
	25–49	50–99	100–199	200–299	300–499	500–999	1000–1999	2000–3999	4000–	数	M3	M2	M1	平均
シカ肉	5	0	4	1	2	1	0	0	0	8	464	482	540	495

M1：栃木県（鹿沼市），M2：群馬県（前橋市），M3：檜枝岐村，F：（群馬県），G：群馬県（みどり市 2，前橋市），埼玉県（秩父市），I：埼玉県 2，宮城県，山梨県，神奈川県

食品名	I	H	G	F	E	D	C	B	A	A～G	大きい値			
	25–49	50–99	100–199	200–299	300–499	500–999	1000–1999	2000–3999	4000–	数	M3	M2	M1	平均
牛肉	150	140	42	6	10	8	1	0	0	67	876	920	1400	1065

M1, M2, M3：（宮城県），D：浪江町，（宮城県）3，岩手県（一関市），（岩手県），E：郡山市，（福島県）2，宮城県（栗原市 2），（宮城県）5，F：（福島県），宮城県（登米市 3），（宮城県）2，G：いわき市 3，大玉村 2，（福島県），岩手県（北上市 4，平泉町 4，滝沢村 3，花巻市 3，岩泉町 2，遠野市，村山市），宮城県（栗原市 6，大崎市 2，登米市），（宮城県）6，茨城県（守谷市 2），山形県（米沢市），H：福島県 14，宮城県 64，岩手県 37，山形県 19，群馬県 3，栃木県 2，富山県，I：福島県 31，山形県 48，宮城県 40，岩手県 19，静岡県 9，千葉県 2，茨城県

食品名	I	H	G	F	E	D	C	B	A	A～G	大きい値			
	25–49	50–99	100–199	200–299	300–499	500–999	1000–1999	2000–3999	4000–	数	M3	M2	M1	平均
アイナメ	2	5	4	5	1	2	0	0	0	12	370	560	610	513

M1, M2：広野町，M3：いわき市，F：南相馬市 3，いわき市 2，G：南相馬市 2，相馬市，茨城県[日立市沖]，H：福島県 4，茨城県，I：福島県 2

食品名	I	H	G	F	E	D	C	B	A	A～G	大きい値			
	25–49	50–99	100–199	200–299	300–499	500–999	1000–1999	2000–3999	4000–	数	M3	M2	M1	平均
イシガレイ	5	3	5	2	0	0	0	0	0	7	194	230	270	231

M1, M2：いわき市，M3：南相馬市，G：南相馬市 2，相馬市 2，H：福島県 3，I：福島県，茨城県 3，宮城県

食品名	I	H	G	F	E	D	C	B	A	A～G	大きい値			
	25 | 49	50 | 99	100 | 199	200 | 299	300 | 499	500 | 999	1000 | 1999	2000 | 3999	4000 |	数	M3	M2	M1	平均
コモンカスベ	2	3	9	3	3	1	1	0	0	17	390	730	1280	800

M1, M2：広野町，M3：いわき市，E：広野町 2，F：いわき市 2，南相馬市，G：相馬市 3，いわき市 3，南相馬市 2，新地町，H：福島県 3，I：茨城県 2

食品名	I	H	G	F	E	D	C	B	A	A～G	大きい値			
	25 | 49	50 | 99	100 | 199	200 | 299	300 | 499	500 | 999	1000 | 1999	2000 | 3999	4000 |	数	M3	M2	M1	平均
ニ　ベ	0	0	4	1	0	0	0	0	0	5	194	195	290	226

M1：広野町，M2：南相馬市，M3：相馬市，G：新地町，相馬市

食品名	I	H	G	F	E	D	C	B	A	A～G	大きい値			
	25 | 49	50 | 99	100 | 199	200 | 299	300 | 499	500 | 999	1000 | 1999	2000 | 3999	4000 |	数	M3	M2	M1	平均
ヒ ラ メ	8	17	10	4	1	0	0	0	0	15	250	260	490	333

M1：広野町，M2, M3：南相馬市，F：南相馬市，相馬市，G：相馬市 4，いわき市 3，南相馬市 2，新地町，H：福島県 10，茨城県 7，I：福島県 3，茨城県 5

食品名	I	H	G	F	E	D	C	B	A	A～G	大きい値			
	25 | 49	50 | 99	100 | 199	200 | 299	300 | 499	500 | 999	1000 | 1999	2000 | 3999	4000 |	数	M3	M2	M1	平均
マコガレイ	3	11	11	3	1	1	0	0	0	16	290	310	530	377

M1, M2：広野町，M3：南相馬市，F：いわき市，茨城県［北茨城市沖］，G：いわき市 4，南相馬市 2，広野町，茨城県［北茨城市沖 2，日立市沖 2］，H：福島県 10，茨城県，I：福島県，茨城県 2

食品名	I	H	G	F	E	D	C	B	A	A～G	大きい値			
	25 | 49	50 | 99	100 | 199	200 | 299	300 | 499	500 | 999	1000 | 1999	2000 | 3999	4000 |	数	M1	M1	M1	平均
ワカサギ	3	4	0	2	4	0	0	0	0	6	410	410	410	410

M1：北塩原村［桧原湖］，E：北塩原村［桧原湖］，F：猪苗代町［秋元湖 2］，H：岩手県 2，長野県，茨城県，I：埼玉県 2，茨城県

食品名	I	H	G	F	E	D	C	B	A	A～G	大きい値			
	25 | 49	50 | 99	100 | 199	200 | 299	300 | 499	500 | 999	1000 | 1999	2000 | 3999	4000 |	数	M3	M2	M1	平均
原木シイタケ	10	20	20	15	17	7	0	0	0	59	890	930	990	937

M1：茨城県（鉾田市），M2：二本松市，M3：茨城県（小美玉市），D：二本松市，茨城県（行方市，土浦市），千葉県（君津市），E：茨城県（土浦市 5，阿見町，牛久市，小美玉市 2，かすみがうら市），千葉県

（四街道市, 木更津市, 印西市），栃木県（大田原市 2），宮城県（丸森町），静岡県（伊東市），F：茨城県（笠間市 2, 茨城町 2, 城里町 2, 土浦市, 石岡市, 小美玉市），栃木県（大田原市, 栃木市, 芳賀町），千葉県（四街道市），群馬県（みなかみ町），G：千葉県（匝瑳市, 睦沢町, 長柄町, 千葉市, 富津市, 佐倉市, 勝浦市），茨城県（日立市 2, 水戸市, かすみがうら市, 笠間市, 小美玉市 2），（茨城県），栃木県（茂木町, 宇都宮市），群馬県（高山村, みどり市），長野県（軽井沢町），H：茨城県 10, 千葉県 3, 神奈川県 2, 東京都 2, 静岡県 2, 宮城県, I：福島県, 茨城県 5, 千葉県, 東京都, 栃木県, 静岡県

食品名	I	H	G	F	E	D	C	B	A	A〜G	大きい値			
	25–49	50–99	100–199	200–299	300–499	500–999	1000–1999	2000–3999	4000–	数	M3	M2	M1	平均
ナメコ	1	1	2	1	0	2	0	0	0	5	205	619	759	528

M1, M2：栃木県（那須塩原市），M3：栃木県（大田原市），G：柳津町，栃木県（那珂川町），H：茨城県，I：福島県

食品名	I	H	G	F	E	D	C	B	A	A〜G	大きい値			
	25–49	50–99	100–199	200–299	300–499	500–999	1000–1999	2000–3999	4000–	数	M3	M2	M1	平均
ナラタケ（腐生菌）	3	0	3	2	0	0	0	0	0	5	111	270	283	221

M1：群馬県（片品村），M2：柳津町，M3：栃木県（那珂川町），G：北塩原村，栃木県（大田原市）I：福島県 3

食品名	I	H	G	F	E	D	C	B	A	A〜G	大きい値			
	25–49	50–99	100–199	200–299	300–499	500–999	1000–1999	2000–3999	4000–	数	M3	M2	M1	平均
乾シイタケ	2	6	2	2	2	3	0	0	0	9	508	550	599	552

M1：静岡県（伊豆市），M2：神奈川県（相模原市），M3：静岡県（伊東市），E：静岡県（伊豆市 2），F：静岡県（伊東市，伊豆市），G：静岡県（藤枝市，浜松市），H：静岡県 5，神奈川県，I：静岡県 2

食品名	I	H	G	F	E	D	C	B	A	A〜G	大きい値			
	25–49	50–99	100–199	200–299	300–499	500–999	1000–1999	2000–3999	4000–	数	M3	M2	M1	平均
原木ナメコ	2	3	3	1	1	0	0	0	0	5	167	280	305	251

M1：宮城県（栗原市），M2：猪苗代町，M3：柳津町，G：宮城県（栗原市 2），H：福島県，宮城県 2，I：福島県 2

食品名	I	H	G	F	E	D	C	B	A	A〜G	大きい値			
	25–49	50–99	100–199	200–299	300–499	500–999	1000–1999	2000–3999	4000–	数	M3	M2	M1	平均
カキ（柿）	20	17	6	0	0	0	0	0	0	6	135	141	158	145

M1, M3：南相馬市，M2：福島市，G：福島市，広野町 2，H：福島県 17，I：福島県 20

食品名	I	H	G	F	E	D	C	B	A	A～G	大きい値			
	25｜49	50｜99	100｜199	200｜299	300｜499	500｜999	1000｜1999	2000｜3999	4000｜	数	M3	M1	M1	平均
ギンナン	7	8	5	2	0	0	0	0	0	7	176	280	280	245

M1：南相馬市，M3：川俣町，G：南相馬市 2，川俣町，鏡石町，H：福島県 7，山梨県，I：福島県 7

食品名	I	H	G	F	E	D	C	B	A	A～G	大きい値			
	25｜49	50｜99	100｜199	200｜299	300｜499	500｜999	1000｜1999	2000｜3999	4000｜	数	M3	M2	M1	平均
ユ　ズ	5	3	6	3	3	2	0	0	0	14	440	720	860	673

M1：伊達市，M2：桑折町，M3：川俣町，E：伊達市，相馬市，F：相馬市 2，伊達市，G：須賀川市 2，棚倉町 2，国見町，泉崎村，H：福島県 2，神奈川県，I：福島県 2，東京都，茨城県，栃木県

食品名	I	H	G	F	E	D	C	B	A	A～G	大きい値			
	25｜49	50｜99	100｜199	200｜299	300｜499	500｜999	1000｜1999	2000｜3999	4000｜	数	M3	M2	M1	平均
茶（荒茶）	1	3	22	11	0	3	5	1	0	42	1600	1620	2700	1987

M1, M2, M3：（埼玉県），C：（埼玉県）3，D：（埼玉県） 3，F：神奈川県（南足柄市 3, 清川村 3, 小田原市 2, 相模原市, 愛川町），茨城県（常総市），G:茨城県（境町 3, 八千代町 3, 古河市 3, 坂東市 2, 常総市），神奈川県（中井町 3, 相模原市 2, 愛川町 2, 北上町 2, 小田原市），H：茨城県 2, 神奈川県，I；神奈川県

食品名	I	H	G	F	E	D	C	B	A	A～G	大きい値			
	25｜49	50｜99	100｜199	200｜299	300｜499	500｜999	1000｜1999	2000｜3999	4000｜	数	M3	M2	M1	平均
茶（製茶）	22	115	326	302	175	28	21	2	0	854	1969	2129	2150	2083

M1, M2, M3：埼玉県（狭山市），C：埼玉県（狭山市 9, 所沢市 6, 飯能市 3, 入間市 2），D：埼玉県（狭山市 10, 入間市 8, 所沢市 7），東京都（瑞穂町, あきる野市, 武蔵村山市），E：埼玉県（入間市 80, 所沢市 55, 狭山市 30, 飯能市），東京都（瑞穂町 8, 武蔵村山市），F：埼玉県（所沢市 123, 入間市 91, 狭山市 74, 鴻巣市），東京都（青梅市 4, 武蔵村山市 4, 東大和市 3, 瑞穂町 2），G：埼玉県（所沢市 116, 入間市 109, 狭山市 88），東京都（武蔵村山市 6, 青梅市 4, 瑞穂町 3），H：埼玉県 114，東京都，I：埼玉県 22

2011 年 10 月　セシウム-134 とセシウム-137　100 Bq/kg 以上の試料が 4 点以下

クマ肉：M（F, 230）山形県（山形市），H；岩手県
アカエイ：M（F, 250）広野町，H；福島県，I；福島県
エゾイソアイナメ：M（E, 320）南相馬市，G；南相馬市，H；福島県 2，茨城県，I；福島県 2，茨城県
カガミダイ：M（G, 127）南相馬市，H；福島県，I；福島県 3，茨城県 3
カナガシラ：M（G, 194）広野町，G；広野町, 相馬市, いわき市，H；福島県 6，I；福島県, 茨城県 4
キアンコウ：M（G, 136）南相馬市，H；福島県
ギンザケ：M（G, 113）宮城県［三陸南部沖］

ショウサイフグ：M(G, 177)広野町，H；福島県，I；福島県
シロメバル：M(B, 2400)広野町，E；いわき市，南相馬市，G；南相馬市，H；福島県，I；福島県
ス　ズ　キ：M(G, 124)広野町，G；いわき市，茨城県[日立市沖]，H；茨城県
ニ　　　べ：M(F, 290)広野町，G；南相馬市
ババガレイ(ナメタガレイ)：M(G, 106)南相馬市，H；福島県 2，茨城県 2，I；福島県，茨城県
ホ ウ ボ ウ：M(G, 161)南相馬市，G；茨城県[茨城町沖]，H；福島県 7，I；福島県，茨城県
マ　ア　ジ：M(G, 173)南相馬市，G；広野町，H；福島県 2，茨城県，I；福島県，千葉県
マ ア ナ ゴ：M(G, 115)広野町，H；福島県，I；福島県
マ ガ レ イ：M(G, 146)広野町, G；茨城県[北茨城市沖], H；福島県 6, 茨城県 2, I；福島県 5, 茨城県 2
マ　ダ　ラ：M(G, 142)いわき市，H；茨城県，青森県，I；岩手県，青森県
マトウダイ：M(G, 111)相馬市，H；福島県 8，I；福島県 7，茨城県
マ　フ　グ：M(G, 128)いわき市，G；南相馬市，H；福島県 3
ホッキガイ：M(F, 220)いわき市，F；いわき市，G；いわき市 2
ギ ン ブ ナ：M(G, 120)会津坂下町[阿賀川]，H；福島県 2
コ　　　イ：M(G, 126)会津坂下町[阿賀川]，I；福島県
ヤ　マ　メ：M(D, 670)猪苗代町[秋元湖]
シ　　　ソ：M(G, 104)南相馬市
ショウゲンジ：M(E, 454)山梨県(富士吉田市)
オヤマボクチ：M(E, 460)いわき市
カ ノ シ タ：M(E, 373)山梨県(富士吉田市)
ア ミ タ ケ〔菌根菌類〕：M(D, 520)猪苗代町，G；柳津町，H；福島県, 栃木県，I；宮城県, 栃木県
ク リ タ ケ：M(C, 1040)栃木県(鹿沼市), E；栃木県(那須町), F；栃木県(大田原市), H；栃木県
コ ウ タ ケ：M(G, 126)山梨県(北杜市)
ハタケシメジ〔腐生菌〕：M(D, 820)喜多方市, G；栃木県(那須町), H；福島県, 宮城県, I；茨城県
ハナイグチ〔菌根菌類〕：M(G, 102)猪苗代町
ヒ ラ タ ケ〔菌根菌類〕：M(E, 436)栃木県(那須町)，I；福島県 2
マ イ タ ケ〔腐生菌〕：M(B, 2800)広野町，C；川内村，E；柳津町
マ ツ タ ケ〔菌根菌類〕：M(G, 147)棚倉町
ム キ タ ケ〔野生キノコ〕：M(G, 106)新潟県(湯沢町)
生シイタケ：M(F, 287)岩手県(一関市)
菌床ナメコ：M(G, 101)猪苗代町，H；福島県，I；福島県 2
原木マイタケ：M(G, 184)猪苗代町，H；福島県 3，I；福島県 3
アカモミタケ〔野生キノコ〕：M(F, 290)埼玉県(ときがわ町)，G；埼玉県(秩父市)
チャナメツム〔野生キノコ〕：M(C, 1320)長野県(佐久市)
カ　ボ　ス：M(G, 148)大玉村
カ　リ　ン：M(F, 270)伊達市，G；二本松市，伊達市，H；福島県 2，I；福島県 2
キウイフルーツ：M(F, 270)国見町，F；南相馬市，G；伊達市，桑折町，H；福島県 7，I；福島県 5
ク　　　リ：M(F, 200)千葉県(柏市)，G；川俣町，I；福島県
ザ　ク　ロ：M(D, 560)伊達市，F；伊達市，G；本宮市，H；福島県，I；福島県
ソ　　　バ：M(G, 149)泉崎村，G；泉崎村，I；福島県 3，茨城県 4
小　　　麦：M(E, 320)南相馬市
コ　　　メ：M(E, 470)二本松市，G；伊達市，福島県，二本松市，H；福島県 5，I；福島県 35
米　ぬ　か：M(D, 668)宮城県(白石市)，E；宮城県(気仙沼市)

2011 年 11 月　セシウム-134 とセシウム-137　100 Bq/kg 以上の試料が 5 点以上

Bq/kg

食品名	I	H	G	F	E	D	C	B	A	A～G	大きい値			
	25–49	50–99	100–199	200–299	300–499	500–999	1000–1999	2000–3999	4000–	数	M3	M2	M1	平均
イノシシ肉	3	0	4	3	5	14	10	2	2	40	3720	5720	14600	8013

M1：二本松市，M2：相馬市，M3：南相馬市，B：二本松市，C：二本松市 4，白河市 2，南相馬市，いわき市，川俣町，相馬市，D：二本松市 7，白河市，川俣町，棚倉町，相馬市，いわき市，須賀川市，鮫川村，E：相馬市 2，郡山市，いわき市，塙町，F：平田村，群馬県（東吾妻町 2），G：須賀川市，白河市，宮城県（丸森町，白石市），I：山形県，宮城県，神奈川県

食品名	I	H	G	F	E	D	C	B	A	A～G	大きい値			
	25–49	50–99	100–199	200–299	300–499	500–999	1000–1999	2000–3999	4000–	数	M3	M2	M1	平均
キジ肉	6	2	3	2	1	0	0	0	0	6	231	234	310	258

M1：相馬市，M2, M3：二本松市，G：相馬市 2，西郷村，H：福島県 2，I：福島県 4，茨城県 2

食品名	I	H	G	F	E	D	C	B	A	A～G	大きい値			
	25–49	50–99	100–199	200–299	300–499	500–999	1000–1999	2000–3999	4000–	数	M3	M2	M1	平均
クマ肉	1	3	5	0	0	1	0	0	0	6	161	172	737	357

M1：西郷村，M2, M3：山形県（上山市），G：三島町，山形県（南陽町，最上町），H：福島県，山形県，岩手県，I：福島県

食品名	I	H	G	F	E	D	C	B	A	A～G	大きい値			
	25–49	50–99	100–199	200–299	300–499	500–999	1000–1999	2000–3999	4000–	数	M3	M2	M1	平均
牛肉	211	172	57	9	3	1	1	0	0	71	424	742	1180	782

M1：（宮城県），M2, M3：浪江町，E：（福島県），（岩手県），F：（福島県），宮城県（栗原市 3，南三陸町），（宮城県），（岩手県）3，G：猪苗代町，浅川町，岩手県（盛岡市 10，一関市 6，金ヶ崎町 4，奥州市 2，花巻市 2，滝沢村），（岩手県）3，宮城県（登米市 9，栗原市 8，大崎市 2，七ヶ宿町），（宮城県），群馬県（太田市 3，中之条町，渋川市），山形県（鶴岡市），H：福島県 26，宮城県 85，岩手県 39，群馬県 16，茨城県 2，山形県 2，秋田県 2，I：福島県 36，宮城県 62，山形県 57，岩手県 28，静岡県 18，群馬県 3，秋田県 2，栃木県 2，千葉県 2，茨城県

食品名	I	H	G	F	E	D	C	B	A	A～G	大きい値			
	25–49	50–99	100–199	200–299	300–499	500–999	1000–1999	2000–3999	4000–	数	M3	M2	M1	平均
アイナメ	0	7	9	4	4	1	2	0	0	20	770	1050	1780	1200

M1, M2, M3：いわき市，E：いわき市 2，南相馬市 2，F：いわき市 3，南相馬市，G：相馬市 3，いわき市 3，南相馬市，広野町，新地町，H：福島県 5，茨城県 2

食品名	I	H	G	F	E	D	C	B	A	A～G	大きい値			
	25 ｜ 49	50 ｜ 99	100 ｜ 199	200 ｜ 299	300 ｜ 499	500 ｜ 999	1000 ｜ 1999	2000 ｜ 3999	4000 ｜	数	M3	M2	M1	平均
イシガレイ	1	3	11	1	3	2	1	0	0	18	590	870	1180	880

M1, M3：いわき市，M2：広野町，E：南相馬市 2，いわき市，F：いわき市，G：相馬市 3，南相馬市 3，新地町 2，広野町，茨城県［北茨城市沖，日立市沖］，H：福島県 2，茨城県，I：茨城県

食品名	I	H	G	F	E	D	C	B	A	A～G	大きい値			
	25 ｜ 49	50 ｜ 99	100 ｜ 199	200 ｜ 299	300 ｜ 499	500 ｜ 999	1000 ｜ 1999	2000 ｜ 3999	4000 ｜	数	M3	M2	M1	平均
コモンカスベ	0	5	6	3	5	8	2	0	0	24	910	1150	1260	1107

M1, M2, M3：いわき市，D：いわき市 5，広野町 2，E：いわき市 4，広野町，F：いわき市 2，南相馬市，G：南相馬市 2，相馬市 2，いわき市，新地町，H：福島県 5

食品名	I	H	G	F	E	D	C	B	A	A～G	大きい値			
	25 ｜ 49	50 ｜ 99	100 ｜ 199	200 ｜ 299	300 ｜ 499	500 ｜ 999	1000 ｜ 1999	2000 ｜ 3999	4000 ｜	数	M3	M2	M1	平均
シロメバル	0	0	0	1	1	2	0	1	0	5	580	950	2300	1277

M1, M3：広野町，M2：いわき市，E：いわき市，F：いわき市

食品名	I	H	G	F	E	D	C	B	A	A～G	大きい値			
	25 ｜ 49	50 ｜ 99	100 ｜ 199	200 ｜ 299	300 ｜ 499	500 ｜ 999	1000 ｜ 1999	2000 ｜ 3999	4000 ｜	数	M3	M2	M1	平均
ス ズ キ	1	5	3	0	2	0	0	0	0	5	146	360	390	299

M1, M2：いわき市，M3：相馬市，G：いわき市，南相馬市，H：福島県 3，茨城県 2，I：福島県

食品名	I	H	G	F	E	D	C	B	A	A～G	大きい値			
	25 ｜ 49	50 ｜ 99	100 ｜ 199	200 ｜ 299	300 ｜ 499	500 ｜ 999	1000 ｜ 1999	2000 ｜ 3999	4000 ｜	数	M3	M2	M1	平均
ニ ベ	0	2	3	2	0	0	0	0	0	5	150	225	240	205

M1, M2, M3：いわき市，G：いわき市，南相馬市，H：福島県 2

食品名	I	H	G	F	E	D	C	B	A	A～G	大きい値			
	25 ｜ 49	50 ｜ 99	100 ｜ 199	200 ｜ 299	300 ｜ 499	500 ｜ 999	1000 ｜ 1999	2000 ｜ 3999	4000 ｜	数	M3	M2	M1	平均
ババガレイ (ナメタガレイ)	6	6	3	1	1	0	0	0	0	5	185	270	420	292

M1：広野町，M2, M3：いわき市，G：双葉町，南相馬市，H：福島県 6，I：福島県 4，茨城県 2

食品名	I	H	G	F	E	D	C	B	A	A～G	大きい値			
	25–49	50–99	100–199	200–299	300–499	500–999	1000–1999	2000–3999	4000–	数	M3	M2	M1	平均
ヒラメ	15	12	18	5	4	1	0	0	1	29	490	610	4500	1867

M1, M2, M3：いわき市，E：いわき市，広野町，双葉町，F：広野町 2，南相馬市 2，いわき市，G：いわき市 7，相馬市 4，南相馬市 3，新地町 2，茨城県［北茨城市沖 2］，H：福島県 10，茨城県，宮城県，I：福島県 4，茨城県 10，宮城県

食品名	I	H	G	F	E	D	C	B	A	A～G	大きい値			
	25–49	50–99	100–199	200–299	300–499	500–999	1000–1999	2000–3999	4000–	数	M3	M2	M1	平均
マガレイ	6	5	5	0	0	0	0	0	0	5	126	146	187	153

M1：双葉町, M2：いわき市, M3：浪江町, G：いわき市 2, H：福島県 3, 茨城県 2, I：福島県 3, 茨城県 3

食品名	I	H	G	F	E	D	C	B	A	A～G	大きい値			
	25–49	50–99	100–199	200–299	300–499	500–999	1000–1999	2000–3999	4000–	数	M3	M2	M1	平均
マコガレイ	6	10	8	2	2	1	0	0	0	13	340	360	530	410

M1, M2, M3：広野町，F：いわき市 2，G：いわき市 4，南相馬市 2，相馬市，茨城県［高萩市沖］，H：福島県 8，茨城県 2，I：福島県，茨城県 5

食品名	I	H	G	F	E	D	C	B	A	A～G	大きい値			
	25–49	50–99	100–199	200–299	300–499	500–999	1000–1999	2000–3999	4000–	数	M3	M2	M1	平均
マダラ	4	9	5	0	1	0	0	0	0	6	127	128	300	185

M1：いわき市，M2：茨城県［大洗町沖］, M3：茨城県［ひたちなか市沖］, G：茨城県［日立市沖 2, 高萩市沖］, H：福島県 2，岩手県 2，茨城県 2，青森県 2，宮城県，I：福島県，北海道，岩手県，茨城県

食品名	I	H	G	F	E	D	C	B	A	A～G	大きい値			
	25–49	50–99	100–199	200–299	300–499	500–999	1000–1999	2000–3999	4000–	数	M3	M2	M1	平均
ホッキガイ	0	0	4	1	0	0	0	0	0	5	190	191	240	207

M1, M2, M3：いわき市，G：いわき市 2

食品名	I	H	G	F	E	D	C	B	A	A～G	大きい値			
	25–49	50–99	100–199	200–299	300–499	500–999	1000–1999	2000–3999	4000–	数	M3	M2	M1	平均
ワカサギ	1	1	0	2	4	3	0	0	0	9	533	556	589	559

M1, M2, M3：群馬県（前橋市［赤城大沼］), E：北塩原村［桧原湖 2, 小野川湖 2］, F：北塩原村［小野川湖］, 猪苗代町－北塩原村［秋元湖］，H：茨城県，I：茨城県

食品名	I	H	G	F	E	D	C	B	A	A～G	大きい値			
	25｜49	50｜99	100｜199	200｜299	300｜499	500｜999	1000｜1999	2000｜3999	4000｜	数	M3	M2	M1	平均
クリタケ	0	1	3	1	1	3	4	0	0	12	1137	1850	1908	1632

M1：栃木県（那須塩原市），M2：栃木県（矢板市），M3：栃木県（大田原市），C：栃木県（大田原市），D：栃木県（大田原市, 佐倉市, 鹿沼市），E：栃木県（日光市），F：栃木県（鹿沼市），G：栃木県（塩谷市, 宇都宮市, 鹿沼市），H：福島県

食品名	I	H	G	F	E	D	C	B	A	A～G	大きい値			
	25｜49	50｜99	100｜199	200｜299	300｜499	500｜999	1000｜1999	2000｜3999	4000｜	数	M3	M2	M1	平均
ナメコ	2	1	2	0	2	1	0	0	0	5	482	493	517	497

M1：栃木県（日光市），M2, M3：栃木県（那須塩原市），G：栃木県（矢板市, 益子町），H：栃木県，I：千葉県，新潟県

食品名	I	H	G	F	E	D	C	B	A	A～G	大きい値			
	25｜49	50｜99	100｜199	200｜299	300｜499	500｜999	1000｜1999	2000｜3999	4000｜	数	M3	M2	M1	平均
キウイフルーツ	8	5	3	0	1	1	1	0	0	6	470	580	1120	723

M1, M2：南相馬市, M3：川俣町, G：広野町, 本宮市, 南相馬市, H：福島県 4, 栃木県, I：福島県 7, 千葉県

食品名	I	H	G	F	E	D	C	B	A	A～G	大きい値			
	25｜49	50｜99	100｜199	200｜299	300｜499	500｜999	1000｜1999	2000｜3999	4000｜	数	M3	M2	M1	平均
ユズ	4	3	5	2	1	0	0	0	0	8	210	211	380	267

M1：本宮市，M2：いわき市，M3：広野町，G：三春町 2, いわき市, 千葉県（我孫子市），栃木県（那須塩原市），H：福島県 2，宮城県，I：東京都 2，埼玉県，宮城県

食品名	I	H	G	F	E	D	C	B	A	A～G	大きい値			
	25｜49	50｜99	100｜199	200｜299	300｜499	500｜999	1000｜1999	2000｜3999	4000｜	数	M3	M2	M1	平均
乾シイタケ	9	17	18	9	16	10	12	5	2	72	3100	4900	6940	4980

M1：栃木県（大田原市），M2：二本松市，M3：いわき市, B：二本松市, 神奈川県（横浜市），栃木県（矢板市, 宇都宮市），C：白河市，本宮市，天栄村，塙町，西郷村，郡山市，棚倉町，栃木県（那須烏山市，栃木市, 茂木市, 佐野市），茨城県（茨城町），D：喜多方市，国見町，矢祭町，鏡石町，須賀川市，神奈川県（横浜市, 南足柄市），栃木県（日光市, 足利市），静岡県（伊豆市），E：石川町 2，平田村 2，鮫川村 2，小野町，塙町，相馬市，南相馬市，玉川村，埼玉県（秩父市－皆野町，ときがわ町, 日高市, 小川町），静岡県（伊豆市），F：鮫川村 2，平田村，玉川村，埼玉県（秩父市, 小鹿野町, 寄居町），静岡県（伊豆市），神奈川県（清川村），G：喜多方市，玉川村，西会津町，矢祭町，埼玉県（秩父市 3，小鹿野町 2，本庄市，入間市，

長瀞町，行田市，日高市），静岡県（伊豆市 3），栃木県（野木市），H：福島県 9，埼玉県 6，静岡県 2，I：福島県 7，静岡県，埼玉県

食品名	I	H	G	F	E	D	C	B	A	A～G	大きい値			
	25－49	50－99	100－199	200－299	300－499	500－999	1000－1999	2000－3999	4000－	数	M3	M2	M1	平均
原木シイタケ	7	18	16	12	11	6	0	0	0	45	700	830	831	787

M1：千葉県（流山市），M2：茨城県（行方市），M3：川俣町，D：茨城県（行方市，阿見町，小美玉市），E：いわき市，茨城県（土浦市 5，小美玉市 3，牛久市），宮城県（白石市），F：二本松市，茨城県（阿見町 2，茨城町 2，土浦市，行方市，小美玉市），栃木県（那須塩原市，大田原市），宮城県（丸森町），千葉県（野田市），G：茨城県（桜川市，土浦市，水戸市，行方市，城里町，笠間市，日立市，小美玉市），栃木県（栃木市 2，那須町，宇都宮市，芳賀町），岩手県（奥州市），神奈川県（南足柄市），東京都（武蔵村山市），H：茨城県 5，宮城県 4，埼玉県 4，岩手県 2，栃木県，東京都，千葉県，I：茨城県 6，岩手県

食品名	I	H	G	F	E	D	C	B	A	A～G	大きい値			
	25－49	50－99	100－199	200－299	300－499	500－999	1000－1999	2000－3999	4000－	数	M3	M1	M1	平均
梅　　干	2	5	4	3	0	0	0	0	0	7	205	280	280	255

M1 本宮市，二本松市，M3：二本松市，G：本宮市 3，白河市，H：福島県 5，I：福島県 2

食品名	I	H	G	F	E	D	C	B	A	A～G	大きい値			
	25－49	50－99	100－199	200－299	300－499	500－999	1000－1999	2000－3999	4000－	数	M3	M2	M1	平均
畑わさび（根）	0	1	2	1	1	2	1	0	0	7	540	620	1060	740

M1, M2, M3：伊達市，E：伊達市，F：伊達市，G：伊達市 2，H：福島県

食品名	I	H	G	F	E	D	C	B	A	A～G	大きい値			
	25－49	50－99	100－199	200－299	300－499	500－999	1000－1999	2000－3999	4000－	数	M2	M2	M1	平均
大　　豆	25	21	7	3	1	0	0	0	0	11	240	240	400	293

M1：二本松市，M2：いわき市，宮城県（登米市），F：西郷村，G：天栄村，須賀川市，郡山市，福島市，宮城県（栗原市，加美町），群馬県（渋川市），H：福島県 11，茨城県 3，宮城県 3，岩手県 2，千葉県，栃木県，I：福島県 16，栃木県 7，岩手県 2

食品名	I	H	G	F	E	D	C	B	A	A～G	大きい値			
	25－49	50－99	100－199	200－299	300－499	500－999	1000－1999	2000－3999	4000－	数	M3	M2	M1	平均
桑葉煎茶	3	1	2	2	1	0	0	0	0	5	204	225	320	250

M1, M2, M3：二本松市，G：二本松市 2，H：福島県，I：福島県 3

食品名	I	H	G	F	E	D	C	B	A	A～G	大きい値			
	25 ｜ 49	50 ｜ 99	100 ｜ 199	200 ｜ 299	300 ｜ 499	500 ｜ 999	1000 ｜ 1999	2000 ｜ 3999	4000 ｜	数	M3	M2	M1	平均
茶 (秋冬番茶荒茶)	0	0	2	1	3	2	0	0	0	8	490	500	510	500

M1, M3：神奈川県（湯河原町), M2：神奈川県（真鶴町), E：神奈川県（湯河原町, 真鶴町), F：神奈川県（真鶴町), G：神奈川県（湯河原町, 真鶴町)

食品名	I	H	G	F	E	D	C	B	A	A～G	大きい値			
	25 ｜ 49	50 ｜ 99	100 ｜ 199	200 ｜ 299	300 ｜ 499	500 ｜ 999	1000 ｜ 1999	2000 ｜ 3999	4000 ｜	数	M2	M2	M1	平均
茶（製茶)	1	37	70	32	24	0	1	0	0	127	480	480	1300	753

M1：埼玉県（入間市), M2：埼玉県（所沢市, 入間市), E：埼玉県（入間市 13, 飯能市 4, 鶴ヶ島市 2, 狭山市, さいたま市, ふじみ野市), F：埼玉県（入間市 13, 所沢市 6, 鶴ヶ島市 5, 飯能市 3, さいたま市 3, 白岡市 2), G：埼玉県（入間市 25, 鶴ヶ島市 16, 狭山市 11, 所沢市 9, 日高市 4, さいたま市 3, 白岡市, 三芳町), H：埼玉県 36, 山梨県, I：埼玉県

2011 年 11 月　セシウム-134 とセシウム-137　100 Bq/kg 以上の試料が 4 点以下

カルガモ肉：M（G, 165）西郷村, G；西郷村, H；福島県 7, I；福島県
シ　カ　肉：M（E, 326）群馬県（桐生市), I；群馬県 2, 神奈川県
ヤ マ ド リ：M（D, 736）いわき市, E；伊達市, G；郡山市, H；福島県, I；福島県 2, 山形県
アカシタビラメ：M（F, 218）いわき市, G；いわき市, H；福島県
ウスメバル：M（E, 300）いわき市, F；広野町
エゾイソアイナメ：M（G, 167）南相馬市, G；相馬市 2, いわき市, H；福島県, 茨城県 3
カナガシラ：M（G, 126）広野町, G；広野町, H；福島県 2, I；福島県 3, 茨城県 2
キツネメバル：M（F, 290）いわき市
クロウシノシタ：M（F, 207）いわき市, G；いわき市
ク ロ ソ イ：M（C, 1420）いわき市, F；いわき市, G；いわき市
ク ロ ダ イ：M（G, 172）いわき市, H；福島県
クロメバル：M（F, 280）いわき市
ケムシカジカ：M（F, 260）相馬市, G；南相馬市, H；福島県, I；福島県 2
ゴ マ ソ イ：M（G, 149）いわき市
ショウサイフグ：M（G, 130）広野町, G；いわき市
ヒガンフグ：M（G, 159）いわき市, G；いわき市
ブ　　　リ：M（F, 270）南相馬市, H；福島県 2, I；宮城県 2, 千葉県, 岩手県
ホ ウ ボ ウ：M（G, 150）いわき市, G；広野町, H；福島県 5, I；福島県 4, 茨城県
ホ シ ザ メ：M（G, 107）いわき市, H；福島県 2, I；福島県
マ ア ナ ゴ：M（G, 176）広野町, G；いわき市, H；福島県 4, I；福島県
マ　ゴ　チ：M（F, 290）いわき市, F；いわき市 2, H；福島県
マトウダイ：M（F, 280）広野町, H；福島県 4, I；福島県 3, 茨城県
ムシガレイ：M（G, 183）浪江町, H；福島県 2, 茨城県 2, I；福島県, 茨城県 2

ムラソイ：M（G, 193）いわき市
メイタガレイ：M（E, 470）広野町，F；広野町，H；福島県，I；福島県 2
キタムラサキウニ：M（E, 390）いわき市，E；いわき市，F；いわき市
アラメ：M（G, 164）いわき市，H；福島県，I；福島県
イワナ：M（D, 692）群馬県（前橋市［赤城大沼］）
ウグイ：M（D, 685）群馬県（前橋市［赤城大沼］），D；群馬県（前橋市［赤城大沼］）H；福島県 2，I；福島県 2
ウナギ：M（G, 114）いわき市［夏井川］
ギンブナ：M（G, 188）会津坂下町［阿賀川］，H；福島県
モツゴ：M（G, 115）千葉県（柏市－我孫子市［手賀沼］），H；福島県
イモガラ：M（G, 195）白河市〈工場〉，G；棚倉町〈工場〉，I；福島県
エゴマ：M（E, 300）南相馬市，G；天栄村，H；福島県 2
チンゲンサイ：M（G, 198）南相馬市
葉ワサビ：M（E, 400）伊達市，F；伊達市，G；伊達市，H；福島県 4，I；福島県 3
シモフリシメジ：M（F, 296）長野県（御代田町），F；長野県（軽井沢町 2）
チャナメツムタケ：M（G, 111）長野県（佐久穂市）
ムラサキシメジ：M（E, 460）宮城県（大崎市），G；宮城県（栗原市）
原木ムキタケ：M（C, 1400）宮城県（栗原市），F；宮城県（加美町）
乾燥キクラゲ：M（D, 550）会津若松市，E；会津若松市 2
カキ（柿）：M（D, 670）南相馬市，G；千葉県（柏市），H；福島県 4，I；福島県 7
ドライフルーツ（イチゴ）：M（G, 101）会津若松市
ミカン：M（E, 360）南相馬市，F；広野町，H；福島県，I；福島県 2
干しウメ：M（E, 490）本宮市〈工場〉，G；本宮市〈工場〉
米（白米）：M（E, 300）福島市
米（玄米）：M（E, 630）福島市
乾燥ドクダミ：M（B, 3400）西郷村〈工場〉，D；喜多方市，平田村〈工場〉
乾燥メグスリノキ：M（D, 710）会津若松市〈工場〉

2011 年 12 月　セシウム-134 とセシウム-137　100 Bq/kg 以上の試料が 5 点以上

Bq/kg

食品名	I	H	G	F	E	D	C	B	A	A~G	大きい値			
	25–49	50–99	100–199	200–299	300–499	500–999	1000–1999	2000–3999	4000–	数	M3	M2	M1	平均
イノシシ肉	0	0	2	1	1	1	0	0	0	5	211	400	650	420

M1, M3：茨城県（石岡市），M2：山形県（山形市），G：茨城県（石岡市），山形県（米沢市）

食品名	I	H	G	F	E	D	C	B	A	A~G	大きい値			
	25–49	50–99	100–199	200–299	300–499	500–999	1000–1999	2000–3999	4000–	数	M3	M2	M1	平均
牛　肉	93	92	27	3	3	2	0	1	0	36	586	738	2110	1115

M1：浪江町，M2, M3：岩手県（一関市），E：南相馬市，宮城県（亘理町），岩手県（盛岡市），F：岩手県（奥州市 2, 遠野市），G：南相馬市 2，浅川町，岩手県（盛岡市 4, 遠野市 4, 奥州市 2, 金ケ崎町 2，陸前高田市 2），宮城県（栗原市 5, 蔵王町 2, 登米町, 美里町），茨城県（水戸市），H：福島県 27，宮城県 36，岩手県 22，群馬県 5，栃木県，茨城県，I：福島県 50，岩手県 23，宮城県 12，秋田県 5，群馬県 3

食品名	I	H	G	F	E	D	C	B	A	A~G	大きい値			
	25–49	50–99	100–199	200–299	300–499	500–999	1000–1999	2000–3999	4000–	数	M3	M2	M1	平均
アイナメ	1	2	8	3	2	0	4	0	0	17	1220	1380	1940	1513

M1, M2：広野町, M3：いわき市, C：広野町, E：いわき市 2, F：いわき市 2, 南相馬市, G：相馬市 2, 広野町, いわき市, 南相馬市, 新地町, 茨城県［ひたちなか市沖, 日立市沖］, H：福島県, 茨城県, I：福島県

食品名	I	H	G	F	E	D	C	B	A	A~G	大きい値			
	25–49	50–99	100–199	200–299	300–499	500–999	1000–1999	2000–3999	4000–	数	M3	M2	M1	平均
イシガレイ	4	3	4	3	1	0	0	0	0	8	260	270	320	283

M1, M3：いわき市, M2：南相馬市，F：南相馬市, G：新地町, 相馬市, 南相馬市, 茨城県［日立市沖］, H：福島県, 茨城県, 宮城県，I：福島県 2, 茨城県 2

食品名	I	H	G	F	E	D	C	B	A	A~G	大きい値			
	25–49	50–99	100–199	200–299	300–499	500–999	1000–1999	2000–3999	4000–	数	M3	M2	M1	平均
コモンカスベ	1	2	2	0	1	5	1	0	0	9	560	970	1160	897

M1：いわき市, M2, M3：広野町, D：いわき市 2, 広野町, E：広野町, G：相馬市 2, H：福島県 2, I：茨城県

食品名	I	H	G	F	E	D	C	B	A	A~G	大きい値			
	25–49	50–99	100–199	200–299	300–499	500–999	1000–1999	2000–3999	4000–	数	M3	M2	M1	平均
シロメバル	1	0	0	0	5	2	0	1	0	8	520	550	2130	1067

M1, M2：広野町，M3：南相馬市，E：いわき市 5，I：福島県

食品名	I	H	G	F	E	D	C	B	A	A～G	大きい値			
	25｜49	50｜99	100｜199	200｜299	300｜499	500｜999	1000｜1999	2000｜3999	4000｜	数	M3	M2	M1	平均
ス ズ キ	1	4	7	1	1	0	0	0	0	9	169	240	340	250

M1：広野町，M2：いわき市，M3：新地町，G：南相馬市，広野町，いわき市，相馬市，茨城県［日立市沖，ひたちなか市沖］，H：福島県 3，宮城県，I：宮城県

食品名	I	H	G	F	E	D	C	B	A	A～G	大きい値			
	25｜49	50｜99	100｜199	200｜299	300｜499	500｜999	1000｜1999	2000｜3999	4000｜	数	M3	M2	M1	平均
ババガレイ（ナメタガレイ）	5	3	2	3	0	0	0	0	0	5	225	240	260	242

M1：楢葉町，M2, M3：広野町，G：いわき市，南相馬市，H：福島県 2，茨城県，I：福島県 3，茨城県 2

食品名	I	H	G	F	E	D	C	B	A	A～G	大きい値			
	25｜49	50｜99	100｜199	200｜299	300｜499	500｜999	1000｜1999	2000｜3999	4000｜	数	M2	M2	M1	平均
ヒ ラ メ	16	11	8	4	4	0	0	0	0	16	430	430	470	443

M1, M2：いわき市，E：いわき市，F：広野町 3，相馬市，G：いわき市 3，南相馬市 2，広野町，新地町，相馬市，H：福島県 7，茨城県 4，I：福島県 5，茨城県 11

食品名	I	H	G	F	E	D	C	B	A	A～G	大きい値			
	25｜49	50｜99	100｜199	200｜299	300｜499	500｜999	1000｜1999	2000｜3999	4000｜	数	M3	M2	M1	平均
マコガレイ	11	6	4	0	1	0	1	0	0	6	173	340	1380	631

M1：いわき市，M2, M3：広野町，G：広野町，茨城県［北茨城市沖 2］，H：福島県 5，茨城県，I：福島県 3，茨城県 8

食品名	I	H	G	F	E	D	C	B	A	A～G	大きい値			
	25｜49	50｜99	100｜199	200｜299	300｜499	500｜999	1000｜1999	2000｜3999	4000｜	数	M3	M2	M1	平均
マ ダ ラ	5	9	6	1	0	0	0	0	0	7	117	141	230	163

M1, M2：いわき市，M3：青森県（八戸市［おいらせ沖］），G：相馬市 2，茨城県［北茨城市沖 2］，H：福島県 3，茨城県 2，宮城県，北海道，青森県，岩手県，I：福島県，岩手県 2，北海道，青森県

食品名	I	H	G	F	E	D	C	B	A	A～G	大きい値			
	25｜49	50｜99	100｜199	200｜299	300｜499	500｜999	1000｜1999	2000｜3999	4000｜	数	M3	M1	M1	平均
ワカサギ	3	2	0	4	2	0	0	0	0	6	270	440	440	383

M1:北塩原村［桧原湖］, 群馬県（前橋市［赤城大沼］）, M3:北塩原村［桧原湖］, F:北塩原村［小野川湖 2］, 猪苗代町－北塩原村［秋元湖］, H：茨城県 2, I：福島県, 茨城県, 群馬県

食品名	I	H	G	F	E	D	C	B	A	A～G	大きい値			
	25–49	50–99	100–199	200–299	300–499	500–999	1000–1999	2000–3999	4000–	数	M3	M2	M1	平均
イモガラ	3	9	6	2	2	1	0	0	0	11	470	490	550	503

M1, M3：本宮市, M2:天栄村, F：二本松市 2, G：福島市 2, 大玉村, 二本松市, 川俣町, 矢吹町, H:福島県 9, I：福島県 3

食品名	I	H	G	F	E	D	C	B	A	A～G	大きい値			
	25–49	50–99	100–199	200–299	300–499	500–999	1000–1999	2000–3999	4000–	数	M3	M2	M1	平均
乾シイタケ（原木）	1	5	13	1	5	6	2	1	0	28	1433	1519	2867	1940

M1:群馬県（東吾妻村）, M2:群馬県（富岡市）, M3:群馬県（高崎市）, D:群馬県（高山村, みなかみ町, 中之条町, 沼田市, 渋川市, 下仁田町）, E：南相馬市, 埼玉県（長瀞町, 小鹿野町, 皆野町）, 神奈川県（横浜市）, F：埼玉県（秩父市）, G：埼玉県（長瀞町 4, 小鹿野町 3, 秩父市 2, 宮代町）, 群馬県（嬬恋村, 伊勢崎市, 前橋市）, H：埼玉県 4, 神奈川県, I：群馬県

食品名	I	H	G	F	E	D	C	B	A	A～G	大きい値			
	25–49	50–99	100–199	200–299	300–499	500–999	1000–1999	2000–3999	4000–	数	M3	M2	M1	平均
原木シイタケ	5	7	6	3	7	3	1	0	0	20	598	660	1377	878

M1, M3：宮城県（白石市）, M2：千葉県（佐倉市）, D：千葉県（佐倉市）, E：千葉県（佐倉市 3）, 茨城県（水戸市）, 宮城県（白石市 2, 栗原市）, F：茨城県（小美玉市, 桜川市）, 群馬県（高崎市）, G：郡山市, 群馬県（中之条町, 桐生市）, 千葉県（佐倉市 2）, 茨城県（日立市）, H：福島県, 茨城県 2, 群馬県 2, 千葉県, 埼玉県, I：茨城県 3, 宮城県 2

食品名	I	H	G	F	E	D	C	B	A	A～G	大きい値			
	25–49	50–99	100–199	200–299	300–499	500–999	1000–1999	2000–3999	4000–	数	M3	M2	M1	平均
梅　干	4	4	11	3	1	0	0	0	0	15	270	280	300	283

M1, M2, M3：二本松市, F：二本松市, G：二本松市 11, H：福島県 4, I：福島県 4

食品名	I	H	G	F	E	D	C	B	A	A～G	大きい値			
	25–49	50–99	100–199	200–299	300–499	500–999	1000–1999	2000–3999	4000–	数	M3	M2	M1	平均
茶（製茶）	0	6	24	15	6	0	0	0	0	45	318	370	450	379

M1, M2：埼玉県（入間市）, M3：（静岡県）, E：埼玉県（入間市, 毛呂山町, 日高市）, F：埼玉県（入間市 12, 所沢市 2, 毛呂山町）, G：埼玉県（入間市 18, 狭山市 3, 所沢市, 毛呂山町, 飯能市）, H：埼玉県 6

2011 年 12 月　セシウム-134とセシウム-137　100 Bq/kg 以上の試料が 4 点以下

シ　カ　肉：M（E, 370）岩手県（陸前高田市），F；岩手県（住田町），G；岩手県（大船渡市），長野県（御代田町），H；長野県，I；岩手県
ク　マ　肉：M（D, 600）岩手県（一関市），G；山形県（高畠町），I；山形県
ノウサギ肉：M（G, 120）山形県（南陽市）
イ カ ナ ゴ：M（G, 108）いわき市，H；宮城県
ウスメバル：M（C, 1630）広野町，F；広野町，G；いわき市，H；茨城県
ウミタナゴ：M（F, 224）いわき市
エゾイソアイナメ（ドンコ）：M（D, 900）いわき市，D；いわき市，H；福島県 3，I；福島県 4
キツネメバル：M（D, 910）広野町
ク ロ ソ イ：M（G, 134）いわき市
ク ロ ダ イ：M（F, 240）いわき市
ニ　　　ベ：M（G, 129）茨城県［北茨城市沖］，H；茨城県
ヌマガレイ：M（G, 148）相馬市
マ ガ レ イ：M（G, 146）広野町，G；広野町，いわき市，H；福島県，I；福島県
ム ラ ソ イ：M（D, 870）広野町，G；いわき市 2
キタムラサキウニ：M（C, 1660）いわき市，G；いわき市
ホッキガイ：M（G, 182）いわき市，G；いわき市，H；福島県 2
イ　ワ　ナ：M（G, 108）会津美里町［阿賀川］，H；福島県，I；福島県 2
モ　ツ　ゴ：M（G, 119）郡山市
エ　ゴ　マ：M（G, 148）南相馬市，H；福島県 2，I；福島県
切干ダイコン：M（G, 179）福島市，G；本宮市，須賀川市，H；福島県 3，I；福島県 5
菌床シイタケ：M（F, 255）宮城県（東松島市），H；千葉県
ア ン ポ 柿：M（G, 107）二本松市，H；福島県 2，I；福島県 2
キウイフルーツ：M（D, 590）相馬市，D；相馬市
プルーンジャム：M（G, 103）伊達市
ミ　カ　ン：M（G, 127）広野町
ユ　　　ズ：M（E, 440）二本松市，F；広野町，新地町，H；福島県，栃木県，千葉県，I；千葉県
リンゴジュース：M（G, 113）伊達市，I；福島県
柿スライス：M（G, 125）塙町
干　し　柿：M（G, 199）須賀川市，G；玉川村，二本松市，宮城県（栗原市）H；福島県 2，I；福島県 14，群馬県，宮城県
桑の実ジャム：M（G, 177）二本松市
洋ナシチップ：M（G, 134）伊達市
大　　　豆：M（G, 179）南相馬市，G；南相馬市，新地町，H；福島県 6，宮城県 4，I；福島県 2
ニガウリ茶：M（C, 1020）南相馬市
杜　仲　茶：M（D, 660）本宮市
乾燥ドクダミ：M（C, 1640）二本松市

2012 年 1 月　セシウム-134 とセシウム-137　100 Bq/kg 以上の試料が 5 点以上

Bq/kg

食品名	I	H	G	F	E	D	C	B	A	A～G	大きい値			
	25～49	50～99	100～199	200～299	300～499	500～999	1000～1999	2000～3999	4000～	数	M3	M2	M1	平均
イノシシ肉	0	0	7	6	6	10	6	0	0	35	1260	1350	1870	1493

M1：相馬市，M2：西郷村，M3：川内村，C：川俣町 2，川内村，D：川俣町 3，郡山市，相馬市，矢祭町，伊達市，茨城県（石岡市 2），栃木県（那須町），E：相馬市 2，いわき市，大玉村，茨城県（石岡市 2），F：郡山市 3，茨城県（石岡市 3）G：須賀川市 2，郡山市，西会津町，茨城県（石岡市 2），栃木県（那須烏山市）

食品名	I	H	G	F	E	D	C	B	A	A～G	大きい値			
	25～49	50～99	100～199	200～299	300～499	500～999	1000～1999	2000～3999	4000～	数	M3	M2	M1	平均
牛　肉	14	47	13	3	0	1	0	0	0	17	216	217	562	332

M1：岩手県（盛岡市），M2, M3：岩手県（岩泉町），F：田村市，G：二本松市，岩手県（滝沢村 4，奥州市 2，北上市，岩手町），茨城県（水戸市 2，つくばみらい市），宮城県（登米市），H：福島県 2，岩手県 31，宮城県 8，茨城県 3，栃木県，岐阜県，群馬県，I：福島県 6，岩手県 8

食品名	I	H	G	F	E	D	C	B	A	A～G	大きい値			
	25～49	50～99	100～199	200～299	300～499	500～999	1000～1999	2000～3999	4000～	数	M3	M2	M1	平均
アイナメ	1	1	5	2	1	1	3	0	0	12	1270	1480	1540	1430

M1, M2：広野町，M3：いわき市，D：広野町，E：いわき市，F：南相馬市，いわき市，G：相馬市 3，新地町 2，H：福島県，I：茨城県

食品名	I	H	G	F	E	D	C	B	A	A～G	大きい値			
	25～49	50～99	100～199	200～299	300～499	500～999	1000～1999	2000～3999	4000～	数	M2	M2	M1	平均
コモンカスベ	0	2	1	1	0	3	0	0	0	5	580	580	640	600

M1：いわき市，M2：広野町，F：いわき市，G：いわき市，H：福島県 2

食品名	I	H	G	F	E	D	C	B	A	A～G	大きい値			
	25～49	50～99	100～199	200～299	300～499	500～999	1000～1999	2000～3999	4000～	数	M3	M2	M1	平均
ス ズ キ	0	3	4	1	0	0	0	0	0	5	148	165	260	191

M1：相馬市，M2, M3：茨城県［日立市沖］，G：相馬市，茨城県［日立市沖］，H：福島県 2，茨城県

食品名	I	H	G	F	E	D	C	B	A	A～G	大きい値			
	25～49	50～99	100～199	200～299	300～499	500～999	1000～1999	2000～3999	4000～	数	M3	M2	M1	平均
ヒ ラ メ	10	5	4	0	0	2	0	0	0	6	147	530	540	406

M1, M3：いわき市，M2：南相馬市，G：相馬市 2，茨城県［日立市沖］，H：福島県 4，茨城県，I：福島県 4，茨城県 6

食品名	I	H	G	F	E	D	C	B	A	A～G	大きい値			
	25 ｜ 49	50 ｜ 99	100 ｜ 199	200 ｜ 299	300 ｜ 499	500 ｜ 999	1000 ｜ 1999	2000 ｜ 3999	4000 ｜	数	M3	M2	M1	平均
ワカサギ	2	0	1	1	2	1	0	0	0	5	473	480	591	515

M1, M2, M3：群馬県（前橋市［赤城大沼］），F：猪苗代町－北塩原村［秋元湖］，G：北塩原村［桧原湖］，I：茨城県 2

食品名	I	H	G	F	E	D	C	B	A	A～G	大きい値			
	25 ｜ 49	50 ｜ 99	100 ｜ 199	200 ｜ 299	300 ｜ 499	500 ｜ 999	1000 ｜ 1999	2000 ｜ 3999	4000 ｜	数	M3	M2	M1	平均
イモガラ	2	1	3	0	1	1	0	0	0	5	162	310	750	407

M1, M2：二本松市, M3：福島市，G：本宮市，二本松市，H：福島県，I：福島県 2

食品名	I	H	G	F	E	D	C	B	A	A～G	大きい値			
	25 ｜ 49	50 ｜ 99	100 ｜ 199	200 ｜ 299	300 ｜ 499	500 ｜ 999	1000 ｜ 1999	2000 ｜ 3999	4000 ｜	数	M3	M2	M1	平均
切干ダイコン	1	1	2	0	1	2	0	0	0	5	310	730	800	613

M1, M3：南相馬市，M2：二本松市，G：二本松市，福島市，H：福島県，I：福島県

食品名	I	H	G	F	E	D	C	B	A	A～G	大きい値			
	25 ｜ 49	50 ｜ 99	100 ｜ 199	200 ｜ 299	300 ｜ 499	500 ｜ 999	1000 ｜ 1999	2000 ｜ 3999	4000 ｜	数	M3	M2	M1	平均
原木シイタケ	3	1	3	1	0	1	0	0	0	5	140	203	657	333

M1：宮城県（角田市），M2：宮城県（白石市），M3：宮城県（美里町），G：宮城県（丸森町 2），H：群馬県，I：福島県 2，宮城県

2012 年 1 月　セシウム-134 とセシウム-137　100 Bq/kg 以上の試料が 4 点以下

カルガモ肉：M（E, 405）福島市，H；福島県
キ　ジ　肉：M（G, 123）いわき市，H；福島県
ク　マ　肉：M（C, 1100）西郷村，G；磐梯町
シ　カ　肉：M（D, 573）西郷村，F；郡山市，G；栃木県（那須塩原市）
ノウサギ肉：M（B, 2030）川俣町
ヤマドリ肉：M（F, 203）いわき市，G；岩手県（陸前高田市）
イ カ ナ ゴ：M（G, 122）いわき市
イシガレイ：M（G, 171）新地町，H；福島県，茨城県，I；福島県 2，茨城県 2，宮城県
ウスメバル：M（C, 1480）広野町，I；茨城県
キツネメバル：M（C, 1310）広野町

ギンアナゴ：M（G, 132）広野町
クロソイ：M（F, 230）宮城県［金華山沖］，H；福島県，I；茨城県
シロメバル：M（C, 1920）広野町，E；南相馬市，I；福島県
ババガレイ（ナメタガレイ）：M（E, 420）広野町，G；南相馬市，茨城県［日立市沖］，H；福島県 2，I；福島県 3
マコガレイ：M（F, 270）南相馬市，F；いわき市, G；茨城県（北茨城市）, H；福島県 6，I；茨城県 2
マダラ：M（G, 140）（宮城県），G；相馬市，茨城県［鹿島市沖］，H；福島県 2，宮城県 2
ウグイ塩焼き：M（F, 212）矢祭町
キタムラサキウニ：M（G, 134）いわき市
イワナ：M（D, 768）群馬県（前橋市［赤城大沼］），I；福島県
モツゴ：M（G, 119）千葉県（柏市－我孫子市［手賀沼］）
オヤマボクチ：M（E, 320）棚倉町
乾燥オヤマボクチ：M（D, 570）塙町，H；福島県
タケノコ塩漬：M（F, 250）大玉村
フキノトウ：M（G, 194）南相馬市
乾燥ヤーコンの葉：M（D, 970）二本松市
シイタケ：M（F, 203）栃木県（大田原市），G；栃木県（宇都宮市），H；栃木県，I；新潟県
乾シイタケ：M（C, 1629）栃木県（真岡市），D；栃木県（佐野市 2），F；栃木県（壬生町）
乾シイタケ（水戻し）：M（G, 129）栃木県（真岡市），I；栃木県 2
アンポ柿：M（G, 175）二本松市，G；二本松市，H；福島県
ミカン：M（G, 103）広野町
ユズ：M（D, 930）いわき市
乾燥リンゴチップ：M（G, 138）伊達市，G；伊達市
干し柿：M（F, 280）二本松市，G；棚倉町，本宮市，H；福島県 3，I；福島県 3

2012 年 2 月　セシウム-134 とセシウム-137　100 Bq/kg 以上の試料が 5 点以上

Bq/kg

食品名	I	H	G	F	E	D	C	B	A	A〜G	大きい値			
	25〜49	50〜99	100〜199	200〜299	300〜499	500〜999	1000〜1999	2000〜3999	4000〜	数	M3	M2	M1	平均
イノシシ肉	2	4	13	2	8	17	3	2	0	45	1990	2290	2490	2257

M1：栃木県（日光市），M2, M3：二本松市，C：二本松市，栃木県（那須塩原市），D：二本松市 9，川俣町 3，矢祭町，西郷村，福島市，田村市，茨城県（石岡市），E：二本松市 3，茨城県（石岡市 5），F：郡山市，二本松市，G：郡山市，二本松市，栃木県（佐野市 3，日光市 2，鹿沼市，宇都宮市，足利市），茨城県（石岡市 3），H：栃木県 3，茨城県，I：栃木県 2

食品名	I	H	G	F	E	D	C	B	A	A〜G	大きい値			
	25〜49	50〜99	100〜199	200〜299	300〜499	500〜999	1000〜1999	2000〜3999	4000〜	数	M3	M2	M1	平均
牛　　肉	38	43	17	5	0	0	0	0	0	22	233	242	275	250

M1：（宮城県），M2：宮城県（登米市），M3：岩手県（一関市），F：（福島県），茨城県（水戸市），G：喜多方市，宮城県（栗原市 6，登米市 2，亘理町），岩手県（奥州市 3，一関市，遠野市，滝沢村），茨城県（水戸市），H：福島県 3，岩手県 29，宮城県 6，茨城県 4，群馬県，I：福島県 24，岩手県 7，宮城県 7

食品名	I	H	G	F	E	D	C	B	A	A〜G	大きい値			
	25〜49	50〜99	100〜199	200〜299	300〜499	500〜999	1000〜1999	2000〜3999	4000〜	数	M3	M2	M1	平均
シ カ 肉	3	5	9	0	0	0	0	0	0	9	171	182	192	182

M1：栃木県（鹿沼市），M2：栃木県（日光市），M3：栃木県（佐野市），G：郡山市，猪苗代町，栃木県（日光市 2，矢板市，栃木市），H：栃木県 4，長野県，I：栃木県 2，長野県

食品名	I	H	G	F	E	D	C	B	A	A〜G	大きい値			
	25〜49	50〜99	100〜199	200〜299	300〜499	500〜999	1000〜1999	2000〜3999	4000〜	数	M3	M2	M1	平均
アイナメ	4	5	4	6	2	4	5	0	0	21	1190	1370	1790	1450

M1：いわき市，M2, M3：広野町，C：広野町，南相馬市，D：広野町 2，いわき市，南相馬市，E：いわき市，南相馬市，F：いわき市 5，南相馬市，G：南相馬市 2，いわき市 2，H：福島県 4，茨城県，I：福島県 3，茨城県

食品名	I	H	G	F	E	D	C	B	A	A〜G	大きい値			
	25〜49	50〜99	100〜199	200〜299	300〜499	500〜999	1000〜1999	2000〜3999	4000〜	数	M3	M2	M1	平均
エゾイソアイナメ（ドンコ）	3	5	3	4	1	1	1	0	0	10	320	790	1150	753

M1, M2, M3：いわき市，F：いわき市 4，G：いわき市 2，南相馬市，H：福島県 4，茨城県，I：福島県 3

食品名	I	H	G	F	E	D	C	B	A	A〜G	大きい値			
	25〜49	50〜99	100〜199	200〜299	300〜499	500〜999	1000〜1999	2000〜3999	4000〜	数	M3	M2	M1	平均
ケムシカジカ	3	6	3	0	1	1	0	0	0	5	194	390	710	431

M1, M3：南相馬市，M2：相馬市，G：広野町，南相馬市，H：福島県 6，I：福島県 3

食品名	I	H	G	F	E	D	C	B	A	A〜G	大きい値			
	25〜49	50〜99	100〜199	200〜299	300〜499	500〜999	1000〜1999	2000〜3999	4000〜	数	M3	M2	M1	平均
コモンカスベ	2	8	5	2	3	4	1	0	0	15	920	980	1050	983

M1, M2：広野町，M3：いわき市，D：広野町 2，E：広野町 2，いわき市，F：いわき市，南相馬市，G：いわき市 2，南相馬市 2，茨城県［北茨城市沖］，H：福島県 8，I：福島県，茨城県

食品名	I	H	G	F	E	D	C	B	A	A〜G	大きい値			
	25〜49	50〜99	100〜199	200〜299	300〜499	500〜999	1000〜1999	2000〜3999	4000〜	数	M3	M2	M1	平均
シロメバル	1	1	0	0	5	0	0	1	0	6	440	470	3100	1337

M1：広野町，M2：南相馬市，M3：いわき市，E：いわき市 3，H：福島県 I：福島県

食品名	I	H	G	F	E	D	C	B	A	A〜G	大きい値			
	25〜49	50〜99	100〜199	200〜299	300〜499	500〜999	1000〜1999	2000〜3999	4000〜	数	M3	M2	M1	平均
ス ズ キ	4	9	7	2	0	1	0	1	0	11	280	660	2110	1017

M1：広野町，M2：相馬市，M3：茨城県［日立市沖］，F：相馬市，G：広野町 2，相馬市，南相馬市，新地町，茨城県［日立市沖，鹿島市沖］，H：福島県 5，茨城県 2，宮城県 2，I：福島県 3，茨城県

食品名	I	H	G	F	E	D	C	B	A	A〜G	大きい値			
	25〜49	50〜99	100〜199	200〜299	300〜499	500〜999	1000〜1999	2000〜3999	4000〜	数	M3	M2	M1	平均
ババガレイ（ナメタガレイ）	5	3	6	0	4	3	3	0	0	16	1020	1170	1460	1217

M1, M2, M3：広野町，D：いわき市 2，広野町，E：広野町 3，いわき市，G：いわき市 5，南相馬市，H：福島県 3，I：福島県 5

食品名	I	H	G	F	E	D	C	B	A	A〜G	大きい値			
	25〜49	50〜99	100〜199	200〜299	300〜499	500〜999	1000〜1999	2000〜3999	4000〜	数	M3	M2	M1	平均
ヒ ラ メ	20	13	10	0	2	2	1	0	0	15	520	530	1000	683

M1, M2：広野町，M3：南相馬市，E：広野町 2，G：南相馬市 4，いわき市 3，相馬市 2，広野町，H：福島県 11，茨城県 2，I：福島県 7，茨城県 11，千葉県，宮城県

食品名	I	H	G	F	E	D	C	B	A	A～G	大きい値			
	25｜49	50｜99	100｜199	200｜299	300｜499	500｜999	1000｜1999	2000｜3999	4000｜	数	M3	M2	M1	平均
マコガレイ	6	10	8	2	2	1	0	1	0	14	450	650	2600	1233

M1, M2, M3：広野町，E：広野町，F：広野町，南相馬市，G：いわき市 3，南相馬市 3，茨城県［北茨城市沖 2］，H：福島県 7，茨城県 2，宮城県，I：福島県 4，茨城県 2

食品名	I	H	G	F	E	D	C	B	A	A～G	大きい値			
	25｜49	50｜99	100｜199	200｜299	300｜499	500｜999	1000｜1999	2000｜3999	4000｜	数	M3	M2	M1	平均
マ ダ ラ	17	18	17	1	0	0	0	0	0	18	176	198	260	211

M1, M3：広野町，M2：新地町，G：いわき市 5，広野町 3，南相馬市 2，相馬市 2，（宮城県） 2，茨城県［北茨城市沖］，H：福島県 10，茨城県 4，岩手県 2，宮城県 2，I：福島県 5，宮城県 6，岩手県 3，北海道 2，茨城県

食品名	I	H	G	F	E	D	C	B	A	A～G	大きい値			
	25｜49	50｜99	100｜199	200｜299	300｜499	500｜999	1000｜1999	2000｜3999	4000｜	数	M3	M2	M1	平均
イ ワ ナ	1	0	3	2	2	0	0	0	0	7	269	340	450	352

M1, M2：猪苗代町－北塩原村［秋元湖］，M3：栃木県（日光市［小百川］），F：群馬県（川湯村［桜川］），G：群馬県（高崎市［烏川］，東吾妻町［温川］），岩手県（陸前高田市［矢作川］），I：群馬県

食品名	I	H	G	F	E	D	C	B	A	A～G	大きい値			
	25｜49	50｜99	100｜199	200｜299	300｜499	500｜999	1000｜1999	2000｜3999	4000｜	数	M3	M2	M1	平均
ヤ マ メ	7	10	8	7	1	0	0	0	0	16	257	299	336	297

M1：群馬県（渋川市［沼尾川］），M2：群馬県（川湯村［桜川］），M3：群馬県（川湯村［薄根川］），F：猪苗代町－北塩原村［秋元湖］，栃木県（鹿沼市［粟野川］，塩谷町［荒川］，日光市［小百川］，那須塩原市［那珂川］），G：棚倉町［久慈川］，栃木県（塩谷町［西荒川］，日光市［渡良瀬川］，那須塩原市［箒川 2］）群馬県（川場村［桜川］），岩手県（一関市［砂鉄川］），宮城県（丸森町［内川］），H：群馬県 6，栃木県 2，岩手県，宮城県，I：神奈川県 3，群馬県 2，栃木県 2

食品名	I	H	G	F	E	D	C	B	A	A～G	大きい値			
	25｜49	50｜99	100｜199	200｜299	300｜499	500｜999	1000｜1999	2000｜3999	4000｜	数	M3	M2	M1	平均
ワカサギ	4	3	4	3	3	0	0	0	0	10	459	475	480	471

M1, M2, M3：群馬県（前橋市［赤城大沼］），F：北塩原村［桧原湖］，北塩原村－猪苗代町［秋元湖］，北塩原村［小野川］，G：猪苗代町－北塩原村［秋元湖］，北塩原村［桧原湖 2，小野川湖］，H：茨城県 2，山形県，I：長野県 2，茨城県 2

食品名	I	H	G	F	E	D	C	B	A	A～G	大きい値			
	25｜49	50｜99	100｜199	200｜299	300｜499	500｜999	1000｜1999	2000｜3999	4000｜	数	M3	M2	M1	平均
切干ダイコン	2	4	7	0	1	0	0	1	0	9	183	440	3000	1208

M1：福島市，M2, M3：田村市，G：福島市 2，田村市，本宮市，塙町，川俣町，棚倉町，H：福島県 4，I：福島県 2

食品名	I	H	G	F	E	D	C	B	A	A～G	大きい値			
	25｜49	50｜99	100｜199	200｜299	300｜499	500｜999	1000｜1999	2000｜3999	4000｜	数	M3	M2	M1	平均
原木シイタケ	11	18	20	6	5	4	0	0	0	35	561	600	993	718

M1：千葉県（印西市），M2：（栃木県），M3：栃木県（矢板市），D：栃木県（那須塩原市），E：宮城県（白石市 2，登米市），栃木県（矢板市，さくら市），F：千葉県（多古市，成田市），岩手県（一関市），宮城県（大河原市），茨城県（日立市），群馬県（安中市），G：栃木県（栃木市，宇都宮市，芳賀町，那珂川町，益子町，鹿沼市，小山市，那須烏山市，矢板市），千葉県（富津市，木更津市，長南町，大網白里町，市原市），群馬県（安中市 2），（群馬県），宮城県（登米市 2），茨城県（筑西市），H：栃木県 6，千葉県 4，群馬県 3，茨城県 3，埼玉県 2，I：福島県，千葉県 5，栃木県 2，群馬県，茨城県，埼玉県

食品名	I	H	G	F	E	D	C	B	A	A～G	大きい値			
	25｜49	50｜99	100｜199	200｜299	300｜499	500｜999	1000｜1999	2000｜3999	4000｜	数	M3	M2	M1	平均
乾シイタケ	2	3	3	1	3	0	7	4	0	18	2080	2430	2880	2463

M1, M2：岩手県（一関市），M3：（茨城県），B：（岩手県），C：岩手県（大船渡市，一関市－平泉町，奥州市），（茨城県）4，E：岩手県（奥州市，花巻市），〈不明〉，F：〈不明〉，G：岩手県（洋野町），（岩手県），〈不明〉，H：（岩手県），〈不明〉 2，I：岩手県，〈不明〉

2012 年 2 月　セシウム-134 とセシウム-137　100 Bq/kg 以上の試料が 4 点以下

カルガモ肉：M（G, 151）川俣町
キ　ジ　肉：M（E, 341）いわき市，G；いわき市 2，H；福島県，I；福島県
ク　マ　肉：M（F, 213）須賀川市
シカ肉ハム：M（F, 283）〈生産地不明〉
アカガレイ：M（G, 121）いわき市，H；福島県，I；福島県 3，茨城県
アカシタビラメ：M（G, 185）いわき市，G；いわき市
イシガレイ：M（E, 380）南相馬市，F；南相馬市，G；南相馬市，相馬市，H；福島県 5，茨城県，I；茨城県 3
ウスメバル：M（G, 126）茨城県［鉾田市沖］，I；茨城県 2
ウミタナゴ：M（G, 124）いわき市
キツネメバル：M（D, 970）広野町
クロウシノシタ：M（F, 250）いわき市，H；福島県
ク　ロ　ソ　イ：M（C, 1340）広野町，D；広野町，F；広野町，G；いわき市

クロダイ：M(G, 188)いわき市，H；福島県
サブロウ：M(D, 1440)いわき市，D；いわき市
ショウサイフグ：M(G, 188)茨城県[北茨城市沖]，G；茨城県[鉾田市沖 2]，H；茨城県，I；茨城県 2
ニベ：M(F, 217)いわき市，G；茨城県[北茨城市沖，日立市沖]，I；福島県
ヒガンフグ：M(G, 137)広野町，H；福島県，I；福島県
ホウボウ：M(G, 154)茨城県[日立市沖]，I；福島県，茨城県 2
マガレイ：M(G, 119)いわき市，G；相馬市，H；福島県 8，I；福島県 5，茨城県
マゴチ：M(F, 280)いわき市，I；福島県，茨城県
ムシガレイ：M(G, 138)広野町，G；いわき市，I；福島県，茨城県
ムラソイ：M(F, 236)いわき市，G；いわき市 2
メイタガレイ：M(G, 125)いわき市，H；福島県，I；福島県 2
キタムラサキウニ：M(G, 127)いわき市，H；福島県
ビノスガイ：M(G, 109)広野町
ホッキガイ：M(G, 102)いわき市，H；福島県 2，I；福島県 2
アメリカナマズ：M(G, 120)茨城県[霞ヶ浦(北浦)]，G；茨城県[霞ヶ浦(西浦)]
ウグイ：M(C, 300)棚倉町[久慈川]，F；岩手県(一関市[砂鉄川]，陸前高田市[矢作川])，G；白河市[阿武隈川]，H；栃木県
ゲンゴロウブナ：M(G, 115)茨城県[霞ヶ浦(西浦)]，G；茨城県[霞ヶ浦(北浦)]
ヒメマス：M(G, 158)金山町[沼沢湖]
アンポ柿：M(E, 330)二本松市
イモガラ：M(G, 100)石川町
ウコン粉末：M(G, 113)塙町
タラノメ（施設)：M(G, 102)川俣町，H；福島県，I；福島県 4
干しゼンマイ：M(G, 109)西会津町
ヤーコンの葉：M(G, 120)塙町
凍みダイコン：M(E, 400)福島市，F；本宮市，H；福島県，I；福島県 2
干し柿：M(E, 310)二本松市，G；二本松市 2，H；福島県 5，I；福島県
葉ワサビ：M(D, 640)伊達市，D；伊達市
大豆：M(E, 490)伊達市
沖縄ソバ：M(F, 258)沖縄県(糸満市)
〔注：放射線量の高い薪の灰をろ過した水をかんすい代わりに添加した食品〕
ハチミツ：M(G, 160)田村市
茶（製茶)：M(E, 330)埼玉県(さいたま市)，F；埼玉県(鶴ヶ島市)

2012 年 3 月　セシウム-134 とセシウム-137　100 Bq/kg 以上の試料が 5 点以上

Bq/kg

食品名	I	H	G	F	E	D	C	B	A	A～G	大きい値			
	25 ｜ 49	50 ｜ 99	100 ｜ 199	200 ｜ 299	300 ｜ 499	500 ｜ 999	1000 ｜ 1999	2000 ｜ 3999	4000 ｜	数	M3	M2	M1	平均
イノシシ肉	7	11	15	12	9	11	3	0	0	50	1050	1220	1730	1333

M1, M2, M3：二本松市，D：二本松市 10，川俣町，E：二本松市 4，伊達市，大玉村，群馬県（高崎市，みなかみ町，中之条町），F：郡山市 2，二本松市，群馬県（みなかみ町 2，下仁田町，安中市，沼田町，片品村，みどり市，渋川市，東吾妻町），G：喜多方市，須賀川市，群馬県（みなかみ町 3，みどり市，太田市，沼田市，藤岡市，桐生市，南牧村，川湯村，渋川市，中之条町，高山村），H：福島県，群馬県 9，神奈川県，I：福島県 3，群馬県 4

食品名	I	H	G	F	E	D	C	B	A	A～G	大きい値			
	25 ｜ 49	50 ｜ 99	100 ｜ 199	200 ｜ 299	300 ｜ 499	500 ｜ 999	1000 ｜ 1999	2000 ｜ 3999	4000 ｜	数	M3	M2	M1	平均
シ　カ　肉	6	18	8	7	1	0	0	0	0	16	260	266	308	278

M1, M2：群馬県（みどり市），M3：岩手県（一関市），F：群馬県（みどり市，みなかみ町，沼田市，川湯村），岩手県（一関市），G：群馬県（前橋市，沼田市，片品村，高崎市，下仁田町），岩手県（遠野市 2，住田町），H：群馬県 12，岩手県 6，I：群馬県 4，岩手県，神奈川県

食品名	I	H	G	F	E	D	C	B	A	A～G	大きい値			
	25 ｜ 49	50 ｜ 99	100 ｜ 199	200 ｜ 299	300 ｜ 499	500 ｜ 999	1000 ｜ 1999	2000 ｜ 3999	4000 ｜	数	M3	M2	M1	平均
牛　　肉	15	35	13	0	1	1	0	0	0	15	178	402	518	366

M1, M3：岩手県（奥州市），M2：宮城県（登米市），G：南相馬市，広野町，宮城県（大崎市 2，色麻町，加美町），岩手県（滝沢村），（岩手県），群馬県（渋川市），（群馬県）2，茨城県（守谷市），H：福島県 2，岩手県 20，宮城県 7，茨城県 4，群馬県 2，I：福島県 6，宮城県 9

食品名	I	H	G	F	E	D	C	B	A	A～G	大きい値			
	25 ｜ 49	50 ｜ 99	100 ｜ 199	200 ｜ 299	300 ｜ 499	500 ｜ 999	1000 ｜ 1999	2000 ｜ 3999	4000 ｜	数	M3	M2	M1	平均
アイナメ	2	6	3	4	2	2	1	0	0	12	540	840	1140	840

M1, M2：広野町，M3：南相馬市，E：広野町，いわき市，F：広野町 2，いわき市 2，G：いわき市 2，南相馬市，H：福島県 5，茨城県，I：福島県，茨城県

食品名	I	H	G	F	E	D	C	B	A	A～G	大きい値			
	25 ｜ 49	50 ｜ 99	100 ｜ 199	200 ｜ 299	300 ｜ 499	500 ｜ 999	1000 ｜ 1999	2000 ｜ 3999	4000	数	M3	M2	M1	平均
コモンカスベ	3	6	10	1	4	3	0	0	0	18	520	690	720	643

M1, M2：いわき市，M3：広野町，E：いわき市 3，広野町，F：いわき市，G：いわき市 5，南相馬市，茨城県［北茨城市沖 4］，H：福島県 6，I：茨城県 3

食品名	I	H	G	F	E	D	C	B	A	A～G	大きい値			
	25～49	50～99	100～199	200～299	300～499	500～999	1000～1999	2000～3999	4000～	数	M3	M2	M1	平均
スズキ	10	12	4	4	1	1	0	0	0	10	250	360	660	423

M1：南相馬市，M2：宮城県（栗原市［菖蒲田浜沖］），M3：新地町，F：いわき市，茨城県［大洗町沖，北茨城市沖］，G：相馬市，南相馬市，宮城県［亘理荒浜沖，菖蒲田浜沖］，H：福島県 3，茨城県 3，千葉県 3，宮城県 3，I：福島県 2，宮城県 4，茨城県 3，千葉県

食品名	I	H	G	F	E	D	C	B	A	A～G	大きい値			
	25～49	50～99	100～199	200～299	300～499	500～999	1000～1999	2000～3999	4000～	数	M3	M2	M1	平均
ババガレイ（ナメタガレイ）	5	5	2	3	2	0	1	0	0	8	300	410	1000	570

M1, M2：広野町，M3：いわき市，F：いわき市 2，茨城県［北茨城市沖］，G：いわき市，相馬市，H：福島県 4，茨城県，I：福島県 5

食品名	I	H	G	F	E	D	C	B	A	A～G	大きい値			
	25～49	50～99	100～199	200～299	300～499	500～999	1000～1999	2000～3999	4000～	数	M3	M2	M1	平均
ヒラメ	15	16	10	4	0	0	0	0	0	14	220	230	246	232

M1, M3：いわき市，M2：南相馬市，F：いわき市，G：南相馬市 4，いわき市 3，相馬市 2，茨城県（北茨城市），H：福島県 15，茨城県，I：福島県 5，茨城県 9，宮城県

食品名	I	H	G	F	E	D	C	B	A	A～G	大きい値			
	25～49	50～99	100～199	200～299	300～499	500～999	1000～1999	2000～3999	4000～	数	M3	M2	M1	平均
マコガレイ	4	10	5	3	1	1	0	0	0	10	250	300	660	403

M1：いわき市，M2, M3：南相馬市，F：いわき市 2，G：広野町 2，茨城県［北茨城市沖 3］，H：福島県 10，I：福島県 3，茨城県

食品名	I	H	G	F	E	D	C	B	A	A～G	大きい値			
	25～49	50～99	100～199	200～299	300～499	500～999	1000～1999	2000～3999	4000～	数	M3	M2	M1	平均
マダラ	15	23	9	0	0	0	0	0	0	9	151	163	170	161

M1：広野町，M2：南相馬市，M3：いわき市, G：いわき市 2，新地町，相馬市，茨城県［北茨城市沖］，（宮城県），H：福島県 10，茨城県 12，宮城県，I：福島県 6，宮城県 5，茨城県 4

食品名	I	H	G	F	E	D	C	B	A	A～G	大きい値			
	25｜49	50｜99	100｜199	200｜299	300｜499	500｜999	1000｜1999	2000｜3999	4000｜	数	M3	M2	M1	平均
イワナ	9	10	8	1	6	0	0	0	0	15	400	420	440	420

M1：群馬県（中之条町［四万川］），M2：北塩原村－猪苗代町［秋元湖］，M3：北塩原村［大川入川］），E：伊達市［大石川］，福島市［摺上川］，茨城県（北茨城市［花園川］），F：西郷村［阿武隈川］，G：昭和村［野尻川 2］，郡山市［五百川］，岩手県（一関市［磐井川，砂鉄川］），群馬県（東吾妻町［温川］），宮城県（蔵王町［小阿寺沢］），栃木県（日光市［小百川］），H：福島県 3，岩手県 2，群馬県 2，宮城県 2，栃木県，I：群馬県 8，東京都

食品名	I	H	G	F	E	D	C	B	A	A～G	大きい値			
	25｜49	50｜99	100｜199	200｜299	300｜499	500｜999	1000｜1999	2000｜3999	4000｜	数	M3	M2	M1	平均
ウグイ	6	13	6	0	1	1	0	0	0	8	192	334	570	365

M1：北塩原村［桧原湖］，M2：群馬県（高山村［名久田川］），M3：棚倉町［白子川］，E：岩手県（一関市［大川，砂鉄川］，住田町［気仙川］，金ヶ崎町［黒沢川］），栃木県（鹿沼市［思川］），H：福島県，栃木県 6，岩手県 3，茨城県 2，群馬県，I：岩手県 3，栃木県，群馬県，茨城県

食品名	I	H	G	F	E	D	C	B	A	A～G	大きい値			
	25｜49	50｜99	100｜199	200｜299	300｜499	500｜999	1000｜1999	2000｜3999	4000｜	数	M3	M2	M1	平均
ヤマメ	19	24	12	4	7	2	1	1	1	28	1130	2070	18700	7300

M1：飯舘村［新田川］，M2：南相馬市［太田川］，M3：伊達市［大石川］，D：桑折町［産ヶ沢川］，伊達市［布川］，E：大玉村［杉田川］，猪苗代町－北塩原村［秋元湖］，西郷村［堀川］，相馬市［摺上川］，群馬県（みどり市［小中川］，前橋市［赤城白川］），栃木県（日光市［鬼怒川］，），F：大玉村［安達太良川］，棚倉町［白子川］，栃木県（那須塩原市［箒川］，日光市［鬼怒川］），G：田村市［大滝根川］，飯舘村［真野川］，塙町［渡瀬川］，棚倉町［久慈川］，岩手県（奥州市［衣川］，一関市［磐井川］），栃木県（鹿沼市［荒井川］，日光市［男鹿川］），群馬県（東吾妻町［見城川，金井川，今川］，中之条町［上沢渡川］），H：福島県 7，栃木県 9，岩手県 4，群馬県 4，I：福島県 5，栃木県 10，群馬県 3，東京都

食品名	I	H	G	F	E	D	C	B	A	A～G	大きい値			
	25｜49	50｜99	100｜199	200｜299	300｜499	500｜999	1000｜1999	2000｜3999	4000｜	数	M3	M2	M1	平均
原木シイタケ	55	51	42	23	9	3	1	0	0	78	518	664	1600	927

M1, M2：宮城県（丸森町），M3：宮城県（蔵王町），D：岩手県（陸前高田市），E：栃木県（上三川町，さくら市，塩谷町，佐野市），千葉県（栄町，木更津市，睦沢町），宮城県（丸森町），岩手県（奥州市），F：（福島県），栃木県（日光市，大田原市，那珂川町，芳賀町，茂木町，宇都宮市），茨城県（笠間市 2，石岡市 2，かすみがうら市，高萩市，城里町），千葉県（千葉市 2，香取市 2，木更津市 2，成田市），岩手県（奥州市，一関市），G：栃木県（茂木町 4，益子町 2，宇都宮市 2，真岡市 2，市貝町 2，那須塩原市，足利市，高根沢市，芳賀町，鹿沼市），千葉県（千葉市 5，木更津市 2，睦沢町 2，いすみ市，長柄町，富津市），茨城県（日立市 3，笠間市 2，城里町 2，水戸市，高萩市，石岡市，桜川市），岩手県（山田町，

大槌町)，H：福島県，千葉県 23，栃木県 15，茨城県 7，群馬県 3，岩手県 2，I：福島県，千葉県 23，茨城県 12，岩手県 11，栃木県 4，群馬県 3，埼玉県

食品名	I	H	G	F	E	D	C	B	A	A～G	大きい値			
	25｜49	50｜99	100｜199	200｜299	300｜499	500｜999	1000｜1999	2000｜3999	4000｜	数	M3	M2	M1	平均
凍みダイコン	2	7	5	1	0	0	0	0	0	6	156	177	240	191

M1：大玉村，M2, M3：二本松市，G：二本松市 2，小野町，H：福島県 7，I：福島県 2

食品名	I	H	G	F	E	D	C	B	A	A～G	大きい値			
	25｜49	50｜99	100｜199	200｜299	300｜499	500｜999	1000｜1999	2000｜3999	4000｜	数	M3	M2	M1	平均
タケノコ	5	10	6	1	2	1	0	0	0	10	320	350	730	467

M1：茨城県（牛久市），M2：茨城県（かすみがうら市），M3：茨城県（土浦市），F：千葉県（流山市），G：茨城県（稲敷市，阿見町，水戸市），千葉県（印西市，香取市，富里市），H：千葉県 7，茨城県 2，栃木県，I：千葉県 2，栃木県，神奈川県，茨城県

2012 年 3 月　セシウム-134 とセシウム-137　100 Bq/kg 以上の試料が 4 点以下

カルガモ肉：M (G, 124) いわき市
ノウサギ肉：M (D, 560) 山形県 (米沢市)
マ ガ モ 肉：M (G, 143) いわき市，G；いわき市
ヤマドリ肉：M (E, 480) 福島市，E；福島市
アカシタビラメ：M (G, 160) いわき市，G；いわき市，H；茨城県
イシガレイ：M (E, 300) いわき市，F；南相馬市，G；南相馬市，広野町，H；福島県 3，茨城県，I；宮城県，茨城県
ウスメバル：M (D, 590) 広野町，F；広野町，G；茨城県 [鹿島市沖，神栖市沖]，H；茨城県
キツネメバル：M (F, 240) 広野町
クロウシノシタ：M (E, 390) いわき市，F；いわき市
ケムシカジカ：M (G, 101) 南相馬市，H；福島県 6，I；福島県 4
コモンフグ：M (G, 152) 茨城県 [日立市沖]，H；茨城県 3
サ ブ ロ ウ：M (C, 1210) いわき市，C；いわき市，D；いわき市 2，I；福島県
ショウサイフグ：M (G, 111) 茨城県 [北茨城市沖]，H；茨城県，I；茨城県 3
シロメバル：M (E, 480) 広野町，E；広野町，いわき市，H；茨城県
ニ　　べ：M (G, 150) いわき市，G；茨城県 [北茨城市沖，日立市沖]，H；茨城県 3，I；茨城県
ヌマガレイ：M (D, 550) 相馬市，G；新地町，I；宮城県
マ ア ナ ゴ：M (G, 180) 南相馬市
マ　ゴ　チ：M (F, 219) いわき市，G；いわき市，H；福島県，I；福島県
キタムラサキウニ：M (G, 100) いわき市，H；福島県
ウ　ナ　ギ（天然）：M (G, 104) 茨城県 [霞ヶ浦 (西浦)]
ギ ン ブ ナ：M (G, 108) 湯川村 [大川]，H；茨城県 3
ゲンゴロウブナ：M (F, 202) 南相馬市 [真野川]，G；茨城県 [霞ヶ浦 (西浦)]，H；茨城県 2

コ　　　イ：M（G, 135）会津坂下町［宮川］，H；群馬県，I；茨城県 2
ニジマス：M（G, 169）栃木県（日光市［中禅寺湖］）
ヒメマス：M（G, 196）栃木県（日光市［中禅寺湖］），G；金山町［沼沢湖］
フ　　　ナ：M（E, 400）千葉県（柏市－我孫子市［手賀沼］）
ブラウントラウト：M（F, 280）栃木県（日光市［中禅寺湖］）
モズクガニ：M（E, 320）南相馬市［真野川］
モ　ツ　ゴ：M（G, 171）千葉県（柏市－我孫子市［手賀沼］），H；千葉県，茨城県
ヤ　マ　メ（天然）：M（F, 200）茨城県（北茨城市［花園川］），G；茨城県（北茨城市［花園川］），宮城県（丸森町［雉梶川, 内川］），H；茨城県 4，宮城県 2，I；宮城県 3，茨城県，東京都
ワカサギ：M（E, 370）群馬県（前橋市［赤城大沼］），G；北塩原村－猪苗代町［秋元湖］，北塩原村［桧原湖］，H；福島県，I；神奈川県，茨城県
イモガラ：M（M, 151）伊達市，H；福島県 2，I；福島県
切干ダイコン：M（E, 340）本宮市，I；福島県
タラノメ：M（G, 131）川俣町，I；福島県 5
畑ワサビ：M（G, 143）宮城県（栗原市）
フキノトウ：M（F, 250）相馬市
乾燥アシタバ：M（G, 176）東京都（三宅村），H；東京都
アミタケ塩漬：M（G, 103）磐梯町
菌床シイタケ：M（G, 175）栃木県（那珂川町），G；宮城県（南三陸町），H；福島県，栃木県 3，I；栃木県 2，群馬県
原木乾シイタケ：M（F, 266）岩手県（花巻市），F；岩手県（盛岡市, 宮古市）
梅　　　干：M（F, 214）本宮市，H；福島県
干しウメ：M（F, 240）大玉村
干　し　柿：M（G, 136）二本松市，I；福島県
ユ　　　ズ：M（G, 130）（群馬県）
茶（荒茶）：M（G, 187）茨城県（常総市），G；茨城県（大子町 2, 常総市），H；茨城県 14
茶　　　葉：M（G, 109）（静岡県）

2012年4月　セシウム-134とセシウム-137　100Bq/kg以上の試料が5点以上

Bq/kg

食品名	I	H	G	F	E	D	C	B	A	A～G	大きい値			
	25–49	50–99	100–199	200–299	300–499	500–999	1000–1999	2000–3999	4000–	数	M3	M2	M1	平均
アイナメ	2	4	3	3	3	1	1	0	0	11	360	600	1150	703

M1：広野町，M2, M3：いわき市，E：いわき市2，F：広野町2，南相馬市，G：いわき市2，相馬市，H：福島県3，茨城県，I：福島県，茨城県

食品名	I	H	G	F	E	D	C	B	A	A～G	大きい値			
	25–49	50–99	100–199	200–299	300–499	500–999	1000–1999	2000–3999	4000–	数	M3	M2	M1	平均
イシガレイ	2	1	4	1	1	0	0	0	0	6	180	220	320	240

M1, M3：南相馬市，M2：いわき市，G：いわき市2，相馬市，H：福島県，I：宮城県，茨城県

食品名	I	H	G	F	E	D	C	B	A	A～G	大きい値			
	25–49	50–99	100–199	200–299	300–499	500–999	1000–1999	2000–3999	4000–	数	M2	M2	M1	平均
コモンカスベ	1	4	3	0	2	3	0	0	0	8	630	630	640	633

M1, M2：いわき市，E：広野町，いわき市，G：いわき市2，南相馬市，H：福島県3，宮城県，I：茨城県

食品名	I	H	G	F	E	D	C	B	A	A～G	大きい値			
	25–49	50–99	100–199	200–299	300–499	500–999	1000–1999	2000–3999	4000–	数	M3	M2	M1	平均
シロメバル	0	4	2	1	3	3	0	0	0	9	530	550	580	553

M1：広野町，M2, M3：いわき市，E：いわき市2，広野町，F；南相馬市，G：相馬市，茨城県［北茨城市沖］，H：福島県3，I：茨城県

食品名	I	H	G	F	E	D	C	B	A	A～G	大きい値			
	25–49	50–99	100–199	200–299	300–499	500–999	1000–1999	2000–3999	4000–	数	M3	M2	M1	平均
スズキ	4	15	13	2	0	1	0	0	0	16	240	250	540	343

M1：広野町，M2：宮城県［亘理町吉田沖］，M3：いわき市，G：いわき市3，相馬市3，新地町，宮城県［亘理町吉田沖，仙台湾南部海域，山本町沖］，茨城県［日立市沖2，鹿島市沖］，H：福島県，宮城県10，茨城県3，千葉県，I：福島県，千葉県2，宮城県

食品名	I	H	G	F	E	D	C	B	A	A～G	大きい値			
	25–49	50–99	100–199	200–299	300–499	500–999	1000–1999	2000–3999	4000–	数	M1	M1	M1	平均
ニベ	0	4	6	0	0	0	0	0	0	6	130	130	130	130

M1：茨城県［ひたちなか市沖 2］，いわき市，G：茨城県［日立市沖 3］，H：福島県，茨城県 3，

食品名	I	H	G	F	E	D	C	B	A	A～G	大きい値			
	25–49	50–99	100–199	200–299	300–499	500–999	1000–1999	2000–3999	4000–	数	M2	M2	M1	平均
ヒラメ	15	11	13	3	1	0	0	0	0	17	220	220	400	280

M1：宮城県［亘理町吉田地先］，M2：いわき市，F：いわき市，G：いわき市 5，相馬市 4，南相馬市，広野町，楢葉町，茨城県［北茨城市沖］，H：福島県 6，茨城県 5，I：福島県 4，茨城県 11

食品名	I	H	G	F	E	D	C	B	A	A～G	大きい値			
	25–49	50–99	100–199	200–299	300–499	500–999	1000–1999	2000–3999	4000–	数	M2	M2	M1	平均
マコガレイ	6	3	7	4	0	0	0	0	0	11	230	230	240	233

M1：広野町, M2：広野町, いわき市, F：いわき市, G：いわき市 6, 南相馬市, H：福島県 2, 宮城県, I：福島県2, 茨城県 4

食品名	I	H	G	F	E	D	C	B	A	A～G	大きい値			
	25–49	50–99	100–199	200–299	300–499	500–999	1000–1999	2000–3999	4000–	数	M3	M2	M1	平均
マダラ	18	11	5	0	0	0	0	0	0	5	120	130	180	143

M1：南相馬市，M2：宮城県［名取市閖上沖］，M3：いわき市, G：いわき市，広野町，H：福島県 3，宮城県 5，茨城県 3，I：福島県 7，茨城県 8，宮城県 3

食品名	I	H	G	F	E	D	C	B	A	A～G	大きい値			
	25–49	50–99	100–199	200–299	300–499	500–999	1000–1999	2000–3999	4000–	数	M3	M2	M1	平均
アメリカナマズ	0	0	4	1	0	0	0	0	0	5	160	180	210	183

M1, M3：茨城県［霞ヶ浦（西浦）］，M2：茨城県［霞ヶ浦（北浦）］，G：茨城県［霞ヶ浦（北浦）2］

食品名	I	H	G	F	E	D	C	B	A	A～G	大きい値			
	25–49	50–99	100–199	200–299	300–499	500–999	1000–1999	2000–3999	4000–	数	M3	M2	M1	平均
イワナ	8	7	4	2	1	0	0	0	0	7	200	210	330	247

M1：茨城県（北茨城市［花園川］）, M2, M3：宮城県（仙台市［横川］）, G：猪苗代町［高森川 2］, 北塩原村［大塩川］，福島市［摺上川］，H：福島県 4，宮城県 3，I：福島県 6，栃木県，宮城県

食品名	I	H	G	F	E	D	C	B	A	A～G	大きい値			
	25–49	50–99	100–199	200–299	300–499	500–999	1000–1999	2000–3999	4000–	数	M3	M1	M1	平均
ウグイ	4	5	5	1	3	0	0	0	0	9	410	420	420	417

M1：栃木県（那須町［黒川］），猪苗代町－北塩原村［秋元湖］，M3：宮城県（丸森町［阿武隈川］），F：郡山市［舟津川］），G：猪苗代町［猪苗代湖］，栃木県（那須町［余笹川］，鹿沼市［大芦川］，大田原市［那珂川］），宮城県（丸森町［阿武隈川］），H：栃木県 5，I：福島県，栃木県，山形県，埼玉県

食品名	I	H	G	F	E	D	C	B	A	A～G	大きい値			
	25–49	50–99	100–199	200–299	300–499	500–999	1000–1999	2000–3999	4000–	数	M3	M2	M1	平均
カワマス	12	7	6	1	0	0	0	0	0	7	170	190	200	187

M1, M2, M3：栃木県（日光市［湯川］），G：栃木県（日光市［湯川 4］），H：栃木県 7，I：栃木県 12

食品名	I	H	G	F	E	D	C	B	A	A～G	大きい値			
	25–49	50–99	100–199	200–299	300–499	500–999	1000–1999	2000–3999	4000–	数	M2	M2	M1	平均
ギンブナ	1	4	4	1	0	0	0	0	0	5	130	130	260	173

M1：猪苗代町－北塩原村［秋元湖］，M2：茨城県［霞ヶ浦（西浦）］，G：茨城県［霞ヶ浦（北浦）］，千葉県（神埼町［利根川］，H：福島県，茨城県 3，I：千葉県

食品名	I	H	G	F	E	D	C	B	A	A～G	大きい値			
	25–49	50–99	100–199	200–299	300–499	500–999	1000–1999	2000–3999	4000–	数	M3	M2	M1	平均
ヤマメ	9	9	1	4	1	0	1	0	0	7	270	390	1400	687

M1：川俣町［口太川］，M2：猪苗代町［猪苗代湖］，M3：宮城県（丸森町［雉子尾川］），F：猪苗代町［達沢川］，群馬県（渋川市［沼尾川］），茨城県（北茨城市［花園川］），G：宮城県（丸森町［雉子尾川］），H：福島県，栃木県 4，茨城県 2，宮城県 2，I：福島県 4，栃木県 4，岩手県

食品名	I	H	G	F	E	D	C	B	A	A～G	大きい値			
	25–49	50–99	100–199	200–299	300–499	500–999	1000–1999	2000–3999	4000–	数	M3	M2	M1	平均
クサソテツ（コゴミ）	5	5	5	3	2	2	0	0	0	12	480	620	700	600

M1：国見町，M2：桑折町，M3：栃木県（那須町），E：相馬市，F：三春町，伊達市，宮城県（栗原市），G：福島市，宮城県（大崎市，栗原市），栃木県（大田原市），茨城県（土浦市），H：福島県 3，宮城県，栃木県，I：福島県 5

食品名	I	H	G	F	E	D	C	B	A	A～G	大きい値			
	25–49	50–99	100–199	200–299	300–499	500–999	1000–1999	2000–3999	4000–	数	M3	M2	M1	平均
タケノコ	59	44	23	7	6	1	1	0	0	38	400	920	1300	873

M1：広野町，M2, M3：いわき市，E：相馬市，福島市，栃木県（那須町，那須塩原市），茨城県（北茨城市），F：いわき市，伊達市，三春町，茨城県（ひたちなか市，潮来町，大洗町，守谷市），G：新地町，いわき市，千葉県（我孫子市，柏市，境町，八千代市，木更津市，白井市，市原市，船橋市，芝山町，旭市），茨城県（鉾田市，小美玉市，東海村，つくばみらい市，茨城町，石岡市，利根町，龍ヶ崎市，取手市），

宮城県（白石市，丸森町），H：福島県 2，千葉県 26，栃木県 8，茨城県 5，宮城県 2，神奈川県，I：福島県 2，千葉県 27，栃木県 18，茨城県 6，神奈川県 4，埼玉県 2

食品名	I	H	G	F	E	D	C	B	A	A～G	大きい値			
	25–49	50–99	100–199	200–299	300–499	500–999	1000–1999	2000–3999	4000–	数	M3	M2	M1	平均
タラノメ	4	5	2	2	1	3	0	0	0	8	530	560	590	560

M1：桑折町，M2：相馬市，M3：伊達市，E：いわき市，F：栃木県（大田原市，矢板市），G：栃木県（那須町），茨城県（笠間市），H：福島県，栃木県 3，群馬県，I：福島県 2，栃木県，茨城県

食品名	I	H	G	F	E	D	C	B	A	A～G	大きい値			
	25–49	50–99	100–199	200–299	300–499	500–999	1000–1999	2000–3999	4000–	数	M3	M2	M1	平均
フキノトウ	13	9	4	4	1	0	0	0	0	9	230	290	490	337

M1：桑折町，M2：群馬県（中之条町），M3：伊達市，F：福島市，川俣町，G：広野町，国見町，田村市，相馬市，H：福島県 6，宮城県 2，群馬県，I：福島県 13

食品名	I	H	G	F	E	D	C	B	A	A～G	大きい値			
	25–49	50–99	100–199	200–299	300–499	500–999	1000–1999	2000–3999	4000–	数	M3	M2	M1	平均
原木シイタケ	39	42	43	18	19	21	6	1	0	151	1200	1400	2300	1633

M1, M2, M3：岩手県（一関市），C：岩手県（一関市 2，平泉町），栃木県（那須塩原市），D：栃木県（塩谷町 3，上三川町，さくら市，那須町，矢板市），茨城県（つくばみらい市，ひたちなか市），岩手県（一関市 8，平泉町，奥州市），千葉県（白井市），宮城県（大崎市），E：栃木県（大田原市 2，日光市，市貝町，壬生町，矢板市，茂木町，さくら市，真岡市），岩手県（一関市 3，陸前高田市 3，大槌町），茨城県（常陸大宮市，那珂市），宮城県（村田町），F：栃木県（日光市 2，那須烏山市 2，那須塩原市，芳賀町，大田原市，那珂川町，さくら市，壬生町，宇都宮市，矢板市），宮城県（名取市，加美町，南三陸町，気仙沼市），岩手県（奥州市 2），G：栃木県（那珂川町 2，栃木市 2，那須町，高根沢町，足利市，壬生町，益子町，大田原市，鹿沼市，芳賀町，八千代町，大子町），岩手県（奥州市 5，大槌町 4，大船渡市 3，釜石市，住田町），千葉県（八千代市，千葉市），宮城県（加美町 2，東松島市 2，仙台市 2，石巻市，気仙沼市，栗原市，登米市），茨城県（守谷市，常陸大宮市），神奈川県（真鶴町），H：栃木県 16，岩手県 7，埼玉県 5，宮城県 5，静岡県 2，東京都 2，群馬県 2，千葉県，神奈川県，茨城県，I：福島県 2，岩手県 9，栃木県 8，埼玉県 8，茨城県 3，東京都 3，千葉県 2，群馬県，静岡県，宮城県，神奈川県

食品名	I	H	G	F	E	D	C	B	A	A～G	大きい値			
	25–49	50–99	100–199	200–299	300–499	500–999	1000–1999	2000–3999	4000–	数	M3	M2	M1	平均
乾シイタケ	5	2	1	1	1	3	5	1	0	12	1400	1600	2200	1733

M1：茨城県（城里町），M2：茨城県（笠間市），M3：（茨城県），C：茨城県（常陸太田市，日立市），（茨城県），D：茨城県（常陸太田市），（茨城県）2，E：茨城県（つくば市），F：（秋田県），G：（茨城県），H：静岡県，群馬県，I：群馬県 3，静岡県 2

〔注：H と I は水戻ししたもの〕

2012年4月　セシウム-134とセシウム-137　100 Bq/kg以上の試料が4点以下

クマ肉：M(G, 110)山形県(上山市)，G；山形県(米沢市)，H；山形県3，I；山形県3
牛肉：M(G, 110)群馬県(渋川市)，H；福島県2，群馬県3，茨城県，I；福島県3，岩手県
アカシタビラメ：M(G, 180)いわき市
ウスメバル：M(D, 570)広野町，H；茨城県2，I；茨城県
エゾイソアイナメ：M(E, 460)大熊町，F；いわき市，G；楢葉町，I；福島県2
キツネメバル：M(E, 410)広野町，H；福島県，茨城県，I；福島県
クロウシノシタ：M(F, 270)いわき市
クロソイ：M(G, 160)広野町，H；福島県4，I；宮城県
ケムシカジカ：M(D, 510)南相馬市，G；南相馬市，I；福島県4
サブロウ：M(D, 690)いわき市
ババガレイ(ナメタガレイ)：M(F, 260)いわき市，F；いわき市，G；いわき市，南相馬市，H；福島県3，I；福島県3，茨城県2，宮城県
ヒガンフグ：M(G, 150)宮城県(岩沼市[二の倉沖])，H；福島県，宮城県11，茨城県2，I；茨城県2
マアナゴ：M(E, 360)広野町，H；福島県，I；福島県
マガレイ：M(G, 150)いわき市，H；福島県3，I；福島県7，宮城県
ムシガレイ：M(D, 540)いわき市，G；いわき市，H；福島県2，I；福島県2
ムラソイ：M(D, 560)いわき市，G；いわき市
メイタガレイ：M(G, 150)いわき市，G；いわき市2
キタムラサキウニ：M(F, 270)いわき市，H；福島県5，I；福島県3
ウナギ：M(G, 180)茨城県[霞ヶ浦(西浦)]，H；茨城県2
コイ：M(G, 190)猪苗代町－北塩原村[秋元湖]，H；茨城県，I；茨城県2，埼玉県
サクラマス：M(G, 130)相馬市
ニジマス：M(G, 150)栃木県(日光市[中禅寺湖])，H；栃木県，I；栃木県2
ヒメマス：M(F, 200)金山町[沼沢湖]，G；栃木県(日光市[中禅寺湖])，金山町[沼沢湖]，I；栃木県
ブラウントラウト：M(G, 160)栃木県(日光市[中禅寺湖])
クチボソ(モツゴ)から揚げ：M(G, 130)須賀川市
ホウレンソウ：M(D, 520)福島市，H；福島県，I；福島県3
コシアブラ(野生)：M(B, 2800)栃木県(那須町)，D；栃木県(大田原市)，G；栃木県(茂木町，那珂川町)
サンショウ(野生)：M(G, 190)栃木県(宇都宮市)，G；栃木県(日光市)，I；栃木県
ゼンマイ：M(C, 1100)いわき市，E；栃木県(那須町)，I；福島県，栃木県2
ワラビ：M(G, 110)栃木県(鹿沼市)，G；伊達市，H；茨城県，栃木県
花ワサビ：M(C, 1500)川俣町
ヤーコン茶：M(A, 20290)宮城県(蔵王町)，A；宮城県(蔵王町3)
干し柿：M(F, 260)栃木県(那須塩原市)

2012年5月　セシウム-134とセシウム-137　100Bq/kg以上の試料が5点以上

Bq/kg

食品名	I	H	G	F	E	D	C	B	A	A～G	大きい値			
	25–49	50–99	100–199	200–299	300–499	500–999	1000–1999	2000–3999	4000–	数	M3	M2	M1	平均
イノシシ肉	10	8	5	2	2	0	0	0	0	9	250	390	470	370

M1：宮城県（栗原市），M2, M3：宮城県（丸森町），F：宮城県（角田市），G：宮城県（山本町 2，角田市 2，丸森町），H：栃木県 4，宮城県 4，I：栃木県 8，宮城県 2

食品名	I	H	G	F	E	D	C	B	A	A～G	大きい値			
	25–49	50–99	100–199	200–299	300–499	500–999	1000–1999	2000–3999	4000–	数	M3	M2	M1	平均
アイナメ	4	6	7	4	4	3	1	0	0	19	870	910	1300	1027

M1, M2：いわき市，M3：広野町，D：広野町，E：いわき市 4，F：いわき市 2，南相馬市，広野町，G：相馬市 2，広野町 2，いわき市，南相馬市，新地町，H：福島県 5，宮城県，I：茨城県 3，宮城県

食品名	I	H	G	F	E	D	C	B	A	A～G	大きい値			
	25–49	50–99	100–199	200–299	300–499	500–999	1000–1999	2000–3999	4000–	数	M3	M2	M1	平均
イシガレイ	2	4	3	2	0	0	0	0	0	5	170	250	290	237

M1, M2：いわき市, M3：南相馬市, G：新地町, 茨城県［北茨城市沖］, H：福島県 4, I：福島県, 宮城県

食品名	I	H	G	F	E	D	C	B	A	A～G	大きい値			
	25–49	50–99	100–199	200–299	300–499	500–999	1000–1999	2000–3999	4000–	数	M3	M2	M1	平均
エゾイソアイナメ	1	4	1	0	3	1	0	0	0	5	380	420	570	457

M1, M2, M3：いわき市，E：いわき市，G：いわき市，H：福島県 4，I：福島県

食品名	I	H	G	F	E	D	C	B	A	A～G	大きい値			
	25–49	50–99	100–199	200–299	300–499	500–999	1000–1999	2000–3999	4000–	数	M3	M2	M1	平均
コモンカスベ	3	1	4	0	4	3	0	0	0	11	540	680	730	650

M1, M2, M3：いわき市，E：広野町 3，いわき市，G：南相馬市 2，新地町，茨城県［北茨城市沖］，H：宮城県，I：福島県，茨城県 2

食品名	I	H	G	F	E	D	C	B	A	A～G	大きい値			
	25–49	50–99	100–199	200–299	300–499	500–999	1000–1999	2000–3999	4000–	数	M3	M2	M1	平均
シロメバル	2	7	2	5	1	1	0	0	0	9	290	360	710	453

M1：広野町，M2, M3：いわき市，F：いわき市 2，広野町 2，G：南相馬市，茨城県［高萩市沖］，H：福島県 2，茨城県 5，I：茨城県 2

食品名	I	H	G	F	E	D	C	B	A	A～G	大きい値			
	25 ｜ 49	50 ｜ 99	100 ｜ 199	200 ｜ 299	300 ｜ 499	500 ｜ 999	1000 ｜ 1999	2000 ｜ 3999	4000 ｜	数	M3	M2	M1	平均
スズキ	17	16	4	2	2	1	0	0	0	9	340	370	570	427

M1, M3：宮城県［岩沼市沖］，M2：いわき市，F：いわき市，相馬市，G：相馬市，南相馬市，宮城県［岩沼市沖］，茨城県［ひたちなか市沖］ H：福島県 3，宮城県 8，茨城県 5，I：福島県，宮城県 10，茨城県 5，岩手県

食品名	I	H	G	F	E	D	C	B	A	A～G	大きい値			
	25 ｜ 49	50 ｜ 99	100 ｜ 199	200 ｜ 299	300 ｜ 499	500 ｜ 999	1000 ｜ 1999	2000 ｜ 3999	4000 ｜	数	M3	M2	M1	平均
ババガレイ（ナメタガレイ）	7	5	3	0	1	0	1	0	0	5	190	470	1100	523

M1, M2：いわき市，M3：南相馬市，G：いわき市 2，H：福島県 5，I：福島県 5，茨城県 2

食品名	I	H	G	F	E	D	C	B	A	A～G	大きい値			
	25 ｜ 49	50 ｜ 99	100 ｜ 199	200 ｜ 299	300 ｜ 499	500 ｜ 999	1000 ｜ 1999	2000 ｜ 3999	4000 ｜	数	M3	M2	M1	平均
ヒラメ	23	13	9	4	1	0	0	0	0	14	200	230	450	293

M1：いわき市，M2：宮城県（東松島市［浜市沖］），M3：南相馬市，F：南相馬市 2，G：いわき市 4，相馬市 3，南相馬市 2，H：福島県 7，宮城県 5，茨城県，I：福島県 7，茨城県 8，宮城県 7，千葉県

食品名	I	H	G	F	E	D	C	B	A	A～G	大きい値			
	25 ｜ 49	50 ｜ 99	100 ｜ 199	200 ｜ 299	300 ｜ 499	500 ｜ 999	1000 ｜ 1999	2000 ｜ 3999	4000 ｜	数	M3	M2	M1	平均
マコガレイ	11	5	7	2	0	2	0	0	0	11	250	540	840	543

M1, M2：いわき市，M3：広野町，F：いわき市，G：いわき市 3，南相馬市 2，広野町 2，H：福島県 4，茨城県，I：福島県 3，茨城県 6，宮城県 2

食品名	I	H	G	F	E	D	C	B	A	A～G	大きい値			
	25 ｜ 49	50 ｜ 99	100 ｜ 199	200 ｜ 299	300 ｜ 499	500 ｜ 999	1000 ｜ 1999	2000 ｜ 3999	4000 ｜	数	M3	M1	M1	平均
マダラ	22	10	5	0	0	0	0	0	0	5	120	130	130	127

M1：南相馬市，いわき市，M3：いわき市，G：南相馬市 2，H：福島県 5，茨城県 2，岩手県 2，宮城県，I：福島県 7，茨城県 7，宮城県 6，岩手県 2

食品名	I	H	G	F	E	D	C	B	A	A～G	大きい値			
	25 ｜ 49	50 ｜ 99	100 ｜ 199	200 ｜ 299	300 ｜ 499	500 ｜ 999	1000 ｜ 1999	2000 ｜ 3999	4000 ｜	数	M3	M2	M1	平均
アメリカナマズ	0	0	6	0	0	0	0	0	0	6	140	170	180	163

M1, M2, M3：茨城県［霞ヶ浦（西浦）］，G：茨城県［霞ヶ浦（北浦）3］

食品名	I	H	G	F	E	D	C	B	A	A〜G	大きい値			
	25〜49	50〜99	100〜199	200〜299	300〜499	500〜999	1000〜1999	2000〜3999	4000〜	数	M3	M2	M1	平均
イワナ	7	4	10	3	3	3	0	0	0	19	530	560	600	563

M1：福島県市［天戸川］，M2：川俣町［二百川］，M3：宮城県（栗原市［新湯沢］），E：福島市［摺上川，松川］，桑折町［産ヶ沢川］，F：宮城県（栗原市［新湯沢］，仙台市［名取川］，大崎市［杉ノ森沢］），G：須賀川市［滑川，江花川］，南会津町［鱒沢川］，北塩原村［入塩川］，柳津町［滝谷川］，宮城県（仙台市［湯川］，蔵王町［秋山沢］，栗原市［小野松沢］），群馬県（中之条町［四万川］），岩手県（一関市［砂鉄川］），H：福島県 3，岩手県，I：福島県 3，宮城県 2，岩手県，群馬県

食品名	I	H	G	F	E	D	C	B	A	A〜G	大きい値			
	25〜49	50〜99	100〜199	200〜299	300〜499	500〜999	1000〜1999	2000〜3999	4000〜	数	M3	M2	M1	平均
ウグイ	14	16	13	1	1	0	0	0	0	15	190	270	350	270

M1：伊達市［阿武隈川］，M2：宮城県（大崎市［江合川］），M3：栃木県（那須町［黒川］），G：西郷村［阿武隈川］，只見町［布沢川］，栃木県（那須町［余笹川 2］，大田原市［那珂川 2，箒川］，鹿沼市［荒井川］，那須塩原市［那珂川］），岩手県（奥州市［広瀬川］，一関市［大川］），宮城県（気仙沼市［大川］），H：栃木県 11，岩手県 4，宮城県，I：福島県 2，栃木県 11，宮城県

食品名	I	H	G	F	E	D	C	B	A	A〜G	大きい値			
	25〜49	50〜99	100〜199	200〜299	300〜499	500〜999	1000〜1999	2000〜3999	4000〜	数	M3	M2	M1	平均
ウナギ	2	2	5	1	0	0	0	0	0	6	120	140	200	153

M1, M3：茨城県［霞ヶ浦（西浦）］，M2：茨城県（常陸大宮市［那珂川］），G：茨城県［霞ヶ浦（西浦，北浦），涸沼］，H：茨城県 2，I：茨城県 2

食品名	I	H	G	F	E	D	C	B	A	A〜G	大きい値			
	25〜49	50〜99	100〜199	200〜299	300〜499	500〜999	1000〜1999	2000〜3999	4000〜	数	M3	M1	M1	平均
乾シイタケ	18	25	13	5	9	5	3	0	0	35	1000	1200	1200	1133

M1：岩手県（一関市，奥州市），M3：（岩手県），D：岩手県（一関市 2，陸前高田市 2，奥州市），E：岩手県（大船渡市 3，山田町，住田町，一関市，釜石市，大槌町），（岩手県），F：岩手県（花巻市 2，釜石市，山田町），（岩手県），G：岩手県（遠野市 4，奥州市 2，住田町，北上市，金ヶ崎町，大槌町，花巻市，釜石市，山田町），H：岩手県 18，神奈川県 4，栃木県 2，群馬県，I：岩手県 14，神奈川県 4

食品名	I	H	G	F	E	D	C	B	A	A〜G	大きい値			
	25〜49	50〜99	100〜199	200〜299	300〜499	500〜999	1000〜1999	2000〜3999	4000〜	数	M3	M2	M1	平均
原木シイタケ	64	81	48	19	16	10	1	0	0	94	850	970	1000	940

M1, M2, M3：岩手県（一関市），D：岩手県（一関市 6，奥州市 2），E：岩手県（一関市 13，奥州市 2，陸前高田市），F：岩手県（一関市 9，住田町 2，金ヶ崎町 2，奥州市，陸前高田市，北上町，山田町，花巻市），宮城県（七ヶ宿町），G：岩手県（一関市 9，奥州市 7，花巻市 7，遠野市 5，住田町 3，北上市 2，大船渡市 2，大槌町 2，金ヶ崎町，釜石市，盛岡市，山田町），宮城県（大和町 2，大衡村，色麻町，川崎町，富谷町），栃木県（さくら市）H：岩手県 64，千葉県 10，宮城県 6，栃木県，I：福島県 7，岩手県 46，千葉県 5，東京都 2，栃木県，茨城県，群馬県，山梨県

食品名	I	H	G	F	E	D	C	B	A	A～G	大きい値			
	25–49	50–99	100–199	200–299	300–499	500–999	1000–1999	2000–3999	4000–	数	M3	M2	M1	平均
クサソテツ（コゴミ）	12	12	5	4	1	0	0	0	0	10	240	290	310	280

M1：宮城県（加美町），M2：大玉村，M3：古殿町，F：二本松市，川俣町，G：田村市、岩手県（花巻市），栃木県（那須塩原市 2），宮城県（気仙沼市），H：福島県 4，宮城県 3，栃木県 2，岩手県 2，茨城県，I：福島県 6，栃木県 5，群馬県

食品名	I	H	G	F	E	D	C	B	A	A～G	大きい値			
	25–49	50–99	100–199	200–299	300–499	500–999	1000–1999	2000–3999	4000–	数	M3	M2	M1	平均
コシアブラ	7	9	15	6	10	11	9	1	0	52	1800	1900	2900	2200

M1：栃木県（那須塩原市），M2：栃木県（矢板市），M3：伊達市，C：伊達市，桑折町，西郷村，川俣町，栃木県（矢板市，塩谷町），茨城県（日立市），D：二本松市 2，天栄村，国見町，塙町，大玉村，栃木県（さくら市，宇都宮市，日光市，那須塩原市），宮城県（七ヶ宿町），E：須賀川市，白河市，福島市，石川町，岩手県（花巻市，釜石市），栃木県（那須烏山市，宇都宮市），茨城県（常陸太田市），宮城県（気仙沼市），F：いわき市，磐梯町，喜多方市，棚倉町，鮫川村，栃木県（鹿沼市），G：猪苗代町，会津美里町，郡山市，矢祭町，下郷町，宮城県（登米市 2，南三陸町，大崎市，栗原市），岩手県（盛岡市 2，奥州市，住田町），茨城県（常陸大宮市），H：福島県 3，岩手県 4，宮城県 2，I：福島県 6，群馬県

食品名	I	H	G	F	E	D	C	B	A	A～G	大きい値			
	25–49	50–99	100–199	200–299	300–499	500–999	1000–1999	2000–3999	4000–	数	M3	M2	M1	平均
ゼンマイ	3	3	3	2	4	1	0	0	0	10	330	340	700	457

M1：相馬市，M2：川俣町，M3：岩手県（一関市），E：岩手県（奥州市），宮城県（丸森町），F：二本松市，岩手県（住田町），G：宮城県（大崎市，気仙沼市），栃木県（日光市），H：宮城県 2，岩手県，I：福島県，栃木県，茨城県

食品名	I	H	G	F	E	D	C	B	A	A～G	大きい値			
	25–49	50–99	100–199	200–299	300–499	500–999	1000–1999	2000–3999	4000–	数	M3	M2	M1	平均
タケノコ	17	29	5	2	1	1	0	0	0	9	280	310	550	380

M1：栃木県（那須塩原市），M2：西郷村，M3：須賀川市，F：大玉村，G：二本松市，栃木県（大田原市，日光市），岩手県（一関市，奥州市），H：福島県 7，宮城県 9，岩手県 7，栃木県 5，群馬県，I：福島県 9，宮城県 3，栃木県 3，岩手県，群馬県

食品名	I	H	G	F	E	D	C	B	A	A～G	大きい値			
	25 ｜ 49	50 ｜ 99	100 ｜ 199	200 ｜ 299	300 ｜ 499	500 ｜ 999	1000 ｜ 1999	2000 ｜ 3999	4000 ｜	数	M3	M2	M1	平均
タラノメ	11	28	6	2	3	0	0	0	0	11	300	310	450	353

M1：川俣町，M2：西郷村，M3：郡山市，F：塙町，宮城県（大崎市），G：大玉村，福島市，新地町，白河市，岩手県（一関市），栃木県（市貝町），H：福島県 12，宮城県 8，栃木県 2，岩手県 3，群馬県 2，茨城県，I：福島県 7，栃木県 2，宮城県，岩手県

食品名	I	H	G	F	E	D	C	B	A	A～G	大きい値			
	25 ｜ 49	50 ｜ 99	100 ｜ 199	200 ｜ 299	300 ｜ 499	500 ｜ 999	1000 ｜ 1999	2000 ｜ 3999	4000 ｜	数	M3	M2	M1	平均
ワ ラ ビ	8	10	7	2	2	1	0	0	0	12	380	400	620	467

M1：栃木県（大田原市），M2：喜多方市，M3：福島市，F：岩手県（陸前高田市，奥州市），G：いわき市 2，川俣町，二本松市，桑折町，栃木県（矢板市），岩手県（一関市），H：福島県 4，栃木県 3，宮城県 2，茨城県，I：福島県 4，栃木県 3，岩手県

2012 年 5 月　セシウム-134 とセシウム-137　100 Bq/kg 以上の試料が 4 点以下

クマ肉：M（G, 130）新潟県（魚沼市），H；宮城県，I；宮城県
豚肉：M（G, 110）郡山市，H；福島県 2，I；福島県 2
アカシタビラメ：M（G, 140）いわき市
ウスメバル：M（C, 1500）広野町，F；広野町，G；広野町，H；福島県，茨城県，I；茨城県
クロウシノシタ：M（G, 170）いわき市
クロソイ：M（E, 390）いわき市，G；いわき市，H；茨城県，I；宮城県，茨城県
クロダイ：M（F, 200）いわき市，H；茨城県
ケムシカジカ：M（F, 240）南相馬市，H；福島県 2，I；福島県 7
サブロウ：M（E, 480）いわき市
スケトウダラ：M（G, 110）双葉町，H；福島県 2，I；福島県
ニベ：M（G, 160）いわき市，G；いわき市 2，H；福島県，茨城県 2
ヌマガレイ：M（F, 280）南相馬市，I；宮城県
ヒガンフグ：M（G, 130）宮城県（岩沼市［二の倉沖］），G；宮城県（岩沼市［二の倉沖］），H；宮城県 7，I；宮城県 6
ホシガレイ：M（D, 570）広野町，H；福島県，I；福島県 2
マアナゴ：M（F, 230）いわき市，G；いわき市，H；福島県 2，I；福島県 2
マゴチ：M（D, 650）いわき市，E；いわき市，H；宮城県，I；茨城県 3，宮城県
ムシガレイ：M（G, 120）広野町，H；福島県 2，I；茨城県 3
メイタガレイ：M（G, 190）広野町，H；福島県，I；福島県
キタムラサキウニ：M（F, 270）いわき市，H；福島県 2，I；福島県，茨城県
ギンブナ：M（E, 310）伊達市［阿武隈川］，G；会津坂下町［旧宮川］，茨城県［霞ヶ浦（西浦）］，H；茨城県 5，I；千葉県
ゲンゴロウブナ：M（G, 100）茨城県［霞ヶ浦（西浦）］，H；茨城県，I；茨城県
コイ：M（F, 280）伊達市［阿武隈川］，H；福島県 3，I；千葉県

ナ　マ　ズ：M（G, 130）埼玉県（吉川市［中川］）
ヒメマス：M（G, 180）栃木県（日光市［中禅寺湖］），G；金山町［沼沢湖］
ブラウントラウト：M（F, 250）栃木県（日光市［中禅寺湖］）
ヤ　マ　メ：M（D, 600）桑折町［産ヶ沢川］，E；川俣町［広瀬川］，G；須賀川市［滑川］，宮城県（丸森町［内川］），H；福島県 4，栃木県 4，宮城県 2，群馬県，I；福島県 2，栃木県 7，岩手県 3
桑　　茶：M（E, 390）（福島県）
ウワバミソウ：M（F, 210）栃木県（那須塩原市），H；栃木県 2，宮城県，I；福島県 2，栃木県 5
サンショウ：M（E, 300）栃木県（那須塩原市），F；栃木県（大田原市，日光市），H；福島県，栃木県 4，I；福島県，栃木県 3
シイタケ：M（F, 220）千葉県（山武市），I；千葉県 3
セ　　リ：M（G, 120）岩手県（一関市，奥州市），I；福島県 2
フ　　キ：M（G, 100）岩手県（一関市），H；福島県，岩手県，I；福島県 2
ミ　　ズ：M（G, 130）岩手県（一関市），H；岩手県

2012 年 6 月　セシウム-134 とセシウム-137　100 Bq/kg 以上の試料が 5 点以上

Bq/kg

食品名	I	H	G	F	E	D	C	B	A	A〜G	大きい値			
	25–49	50–99	100–199	200–299	300–499	500–999	1000–1999	2000–3999	4000–	数	M3	M2	M1	平均
イノシシ肉	4	4	2	0	5	0	0	0	0	7	340	350	380	357

M1：田村市，M2：白河市，M3：二本松市，E：二本松市，宮城県（大崎市），G：郡山市，茨城県（石岡市），H：宮城県 2，千葉県，茨城県，I：千葉県 3，宮城県

食品名	I	H	G	F	E	D	C	B	A	A〜G	大きい値			
	25–49	50–99	100–199	200–299	300–499	500–999	1000–1999	2000–3999	4000–	数	M3	M2	M1	平均
クマ肉	1	1	3	2	2	0	0	0	0	7	260	300	420	327

M1：二本松市，M2：宮城県（加美町），M3：宮城県（色麻町），F：大玉村，G：二本松市，宮城県（大崎市，栗原市），H：宮城県，I：福島県

食品名	I	H	G	F	E	D	C	B	A	A〜G	大きい値			
	25–49	50–99	100–199	200–299	300–499	500–999	1000–1999	2000–3999	4000–	数	M3	M2	M1	平均
アイナメ	4	5	6	0	1	4	0	0	0	11	600	640	910	717

M1, M2：いわき市，M3：広野町，D：広野町，E：いわき市，G：いわき市 4，相馬市，南相馬市，H：福島県 5，I：福島県 3，茨城県

食品名	I	H	G	F	E	D	C	B	A	A〜G	大きい値			
	25–49	50–99	100–199	200–299	300–499	500–999	1000–1999	2000–3999	4000–	数	M3	M2	M1	平均
イシガレイ	3	1	6	2	0	0	0	0	0	8	180	210	260	217

M1, M2, M3：いわき市，G：いわき市 2，南相馬市，相馬市，新地町，H：福島県，I：福島県 2，宮城県

食品名	I	H	G	F	E	D	C	B	A	A〜G	大きい値			
	25–49	50–99	100–199	200–299	300–499	500–999	1000–1999	2000–3999	4000–	数	M3	M2	M1	平均
エゾイソアイナメ	2	4	4	1	1	0	0	0	0	6	160	240	470	290

M1, M2, M3：いわき市，G：いわき市 2，南相馬市，H：福島県 3，茨城県，I：福島県，茨城県

食品名	I	H	G	F	E	D	C	B	A	A〜G	大きい値			
	25–49	50–99	100–199	200–299	300–499	500–999	1000–1999	2000–3999	4000–	数	M3	M2	M1	平均
コモンカスベ	3	1	6	2	2	1	0	0	0	11	330	370	770	490

M1：広野町，M2, M3：いわき市，F：広野町，いわき市，G：相馬市 2，南相馬市 2，いわき市，茨城県［北茨城市沖］，H：福島県，I：茨城県 3

食品名	I	H	G	F	E	D	C	B	A	A〜G	大きい値			
	25〜49	50〜99	100〜199	200〜299	300〜499	500〜999	1000〜1999	2000〜3999	4000〜	数	M3	M2	M1	平均
シロメバル	1	2	1	5	3	0	4	0	0	13	1500	1600	1700	1600

M1, M2, M3：広野町，C：広野町，E：いわき市 3，F：いわき市 3，南相馬市，茨城県［北茨城市沖］，G：南相馬市，H：宮城県，茨城県，I：茨城県

食品名	I	H	G	F	E	D	C	B	A	A〜G	大きい値			
	25〜49	50〜99	100〜199	200〜299	300〜499	500〜999	1000〜1999	2000〜3999	4000〜	数	M3	M2	M1	平均
ババガレイ（ナメタガレイ）	1	3	3	2	1	1	0	0	0	7	280	470	590	447

M1：広野町，M2, M3：いわき市，F：いわき市，G：いわき市 2，広野町，H：福島県 3，I：福島県

食品名	I	H	G	F	E	D	C	B	A	A〜G	大きい値			
	25〜49	50〜99	100〜199	200〜299	300〜499	500〜999	1000〜1999	2000〜3999	4000〜	数	M3	M2	M1	平均
ヒラメ	13	11	8	0	1	0	0	0	0	9	180	190	430	227

M1：広野町，M2：相馬市，M3：南相馬市，G：いわき市 4，広野町，宮城県［山元町沖］，H：福島県 8，宮城県 3，I：福島県 2，宮城県 9，茨城県 2

食品名	I	H	G	F	E	D	C	B	A	A〜G	大きい値			
	25〜49	50〜99	100〜199	200〜299	300〜499	500〜999	1000〜1999	2000〜3999	4000〜	数	M3	M1	M1	平均
マコガレイ	9	7	0	1	2	2	0	0	0	5	440	540	540	507

M1：いわき市, 広野町, M3：いわき市, E：いわき市, F：広野町, H：福島県 7, I：福島県 5, 茨城県 4

食品名	I	H	G	F	E	D	C	B	A	A〜G	大きい値			
	25〜49	50〜99	100〜199	200〜299	300〜499	500〜999	1000〜1999	2000〜3999	4000〜	数	M3	M2	M1	平均
アメリカナマズ	0	2	3	1	1	0	0	0	0	5	190	200	320	237

M1, M2, M3：茨城県［霞ヶ浦（西浦）］，G：茨城県［霞ヶ浦（北浦）］，H：茨城県 2

食品名	I	H	G	F	E	D	C	B	A	A〜G	大きい値			
	25〜49	50〜99	100〜199	200〜299	300〜499	500〜999	1000〜1999	2000〜3999	4000〜	数	M3	M2	M1	平均
イワナ	3	3	16	2	2	0	0	0	0	20	260	300	360	307

M1：群馬県（川湯村［桜川］），M2：宮城県（仙台市［穴戸川］），M3：福島市［烏川］，F：岩手県（一関市［砂鉄川］），G：福島市［摺上川，烏川，稲子沢］，三島町［大谷川］，西郷村［阿武隈川］，柳津町［滝谷川］，大玉村［安達太良川］，栃木県（日光市［渡良瀬川 3，庚申川，神子内川，餅ヶ瀬川，深沢川］），宮城県（栗

原市［一迫川］，川崎町［碁石川］），H：福島県 2，宮城県，I：福島県，群馬県 2

食品名	I	H	G	F	E	D	C	B	A	A～G	大きい値			
	25–49	50–99	100–199	200–299	300–499	500–999	1000–1999	2000–3999	4000–	数	M3	M2	M1	平均
ウ グ イ	7	12	9	1	2	0	0	0	0	12	240	300	310	283

M1：岩手県（一関市［砂鉄川］），M2：福島市［荒川］，M3：郡山市［舟津川］，G：福島市［天戸川］，本宮市［五百川］，岩手県（陸前高田市［気仙川］，奥州市［衣川］，花巻市［猿ヶ石川］），栃木県（那須町［余笹川，黒川］，大田原市［那珂川］），宮城県（栗原市［砥沢川］），H：福島県 3，栃木県 6，岩手県 3，I：福島県 2，栃木県 5

食品名	I	H	G	F	E	D	C	B	A	A～G	大きい値			
	25–49	50–99	100–199	200–299	300–499	500–999	1000–1999	2000–3999	4000–	数	M3	M1	M1	平均
ヤ マ メ	11	9	7	0	0	0	0	0	0	7	140	150	150	147

M1：福島市［鍛冶屋川］，群馬県（渋川市－伊香保町［沼尾川］），M3：棚倉町［白子川］，G：棚倉町［久慈川］，伊達市［大石川］，宮城県（丸森町［雉子尾川］），栃木県（日光市［渡良瀬川］，H：福島県 2，栃木県 5，宮城県，岩手県，I：福島県，群馬県 4，栃木県 3，宮城県 2，東京都

食品名	I	H	G	F	E	D	C	B	A	A～G	大きい値			
	25–49	50–99	100–199	200–299	300–499	500–999	1000–1999	2000–3999	4000–	数	M3	M2	M1	平均
タケノコ	4	0	5	1	1	0	0	0	0	7	190	240	330	253

M1：宮城県（栗原市），M2：群馬県（渋川市），M3：郡山市，G：郡山市 2，栃木県（矢板市），宮城県（栗原市），I：福島県 2，栃木県，宮城県

食品名	I	H	G	F	E	D	C	B	A	A～G	大きい値			
	25–49	50–99	100–199	200–299	300–499	500–999	1000–1999	2000–3999	4000–	数	M2	M2	M1	平均
乾シイタケ	19	18	15	10	5	6	3	0	0	39	1200	1200	1400	1267

M1：岩手県（一関市），M2：岩手県（奥州市，一関市），D：岩手県（一関市 3，奥州市 2，住田町），E：岩手県（大船渡市 2，奥州市 2，北上市），F：岩手県（奥州市 8，大船渡市，釜石市），G：岩手県（花巻市 6，奥州市 4，北上市 3，大槌町，釜石市），H：福島県，岩手県 17，I：福島県 2，岩手県 15，群馬県 2

2012 年 6 月　セシウム-134 とセシウム-137　100 Bq/kg 以上の試料が 4 点以下

牛　　　肉：M（G, 140）須賀川市，H；群馬県，宮城県，岩手県，I；福島県 3，岩手県 4，栃木県 3，茨城県 3，群馬県，静岡県

シ　カ　肉：M（G, 140）長野県（軽井沢町），H；長野県 3，I；長野県 2，千葉県

ウスメバル：M（F, 270）広野町，G；広野町，H；茨城県，I；福島県，青森県，茨城県

キツネメバル：M(D, 590) 広野町，F；いわき市，G；いわき市 2
クロソイ：M(E, 400) 岩手県［釜石市沖］，G；いわき市，I；岩手県
クロダイ：M(D, 730) 宮城県(亘理町［吉田浜沖］)，D；宮城県［菖蒲田浜沖］，F；いわき市，広野町
ケムシカジカ：M(E, 460) 広野町，G；南相馬市，H；福島県 2，I；福島県 2，宮城県
サブロウ：M(F, 290) いわき市
スズキ：M(G, 100) 宮城県(名取市［閖上沖］)，H；宮城県 6，茨城県 3，I；宮城県 5，岩手県，茨城県
ナガズカ：M(E, 320) いわき市
ニベ：M(G, 150) いわき市，G；広野町，いわき市，H；宮城県，I；福島県 2，宮城県 2
ホウボウ：M(G, 120) いわき市，H；福島県，I；福島県，茨城県
ホシガレイ：M(G, 110) いわき市，I；福島県
マアナゴ：M(E, 310) いわき市，G；いわき市 2，H；福島県 2，I；福島県 3
マガレイ：M(G, 100) 南相馬市，H；福島県 5，I；福島県 4，茨城県
マダラ：M(G, 120) 青森県(八戸市)，G；いわき市，H；福島県 2，宮城県 3，岩手県，I；岩手県 4，宮城県 3，青森県，北海道，茨城県
ムシガレイ：M(G, 100) 広野町，H；福島県 3，I；福島県 2
ムラソイ：M(E, 310) いわき市，G；いわき市 2，I；茨城県
キタムラサキウニ：M(G, 120) いわき市，H；福島県，I；福島県 2
アユ：M(G, 170) 伊達市［阿武隈川］，H；福島県 2，茨城県，岩手県，I；宮城県 3，栃木県 2，岩手県
ウナギ：M(E, 390) 福島市［阿武隈川］，G；茨城県［霞ヶ浦(西浦 2)］，千葉県(香取市ほか*［利根川］)，H；茨城県 5，I；福島県，千葉県 2，茨城県 2
オオクチバス：M(G, 110) 神奈川県(箱根町［芦ノ湖］)，G；神奈川県(箱根町［芦ノ湖］)，H；神奈川県
ギンブナ：M(F, 240) 千葉県(柏市－我孫子市［手賀沼］)，G；茨城県［霞ヶ浦(西浦)］，H；茨城県，I；茨城県，千葉県
ゲンゴロウブナ：M(G, 170) 福島市［阿武隈川］
ドジョウ（養殖）：M(F, 240) 郡山市
ヒメマス：M(G, 150) 栃木県(日光市［中禅寺湖］)，G；金山町［沼沢湖］
ブラウントラウト：M(F, 220) 栃木県(日光市［中禅寺湖］)
アシタバ：M(G, 120) 東京都(大島町)，I；東京都 4
乾燥アシタバ：M(F, 280) 東京都(大島町)，G；東京都(大島町)，H；東京都，I；東京都 2
ウメ：M(F, 210) 国見町，G；栃木県(大田原市)，H；福島県 6，栃木県，I；福島県 20，栃木県 4，千葉県
フキ：M(G, 110) 岩手県(奥州市)，I；群馬県
モミジガサ：M(G, 140) 栃木県(矢板市)，H；栃木県
原木シイタケ：M(G, 150) 栃木県(鹿沼市)，G；栃木県(鹿沼市，壬生町，宇都宮市)，H；栃木県 5，群馬県，千葉県，I；福島県，栃木県 6，茨城県 4，千葉県 3，群馬県 2，岩手県
乾燥マイタケ：M(G, 180) 檜枝岐村
桑葉のほうじ茶：M(E, 340) 二本松市
玄米桑茶：M(F, 240) 二本松市

〔*「ほか」は，野田市，柏市，我孫子市，印西市，栄町，成田市，神崎町，東庄町など〕

2012 年 7 月　セシウム-134 とセシウム-137　100 Bq/kg 以上の試料が 5 点以上

Bq/kg

食品名	I	H	G	F	E	D	C	B	A	A～G	大きい値			
	25–49	50–99	100–199	200–299	300–499	500–999	1000–1999	2000–3999	4000–	数	M3	M2	M1	平均
イノシシ肉	1	4	5	3	2	0	0	0	1	11	370	420	25000	8597

M1, M2, M3：二本松市，F：二本松市 2，郡山市，G：郡山市 2，二本松市，大玉村，群馬県（沼田市），H：群馬県 4，I：福島県

食品名	I	H	G	F	E	D	C	B	A	A～G	大きい値			
	25–49	50–99	100–199	200–299	300–499	500–999	1000–1999	2000–3999	4000–	数	M3	M2	M1	平均
クマ肉	1	3	3	2	2	0	0	0	0	7	280	410	450	380

M1：群馬県（渋川市），M2：福島市，M3：南会津町，F：群馬県（中之条町），G：郡山市，群馬県（中之条町, 安中市），H：岩手県 2，群馬県，I：岩手県

食品名	I	H	G	F	E	D	C	B	A	A～G	大きい値			
	25–49	50–99	100–199	200–299	300–499	500–999	1000–1999	2000–3999	4000–	数	M3	M2	M1	平均
アイナメ	7	3	5	3	4	1	0	0	0	13	430	460	650	513

M1, M3：広野町，M2：いわき市，E：いわき市 2，F：いわき市 3，G：いわき市 2，南相馬市 2，広野町，H：福島県 2，茨城県，I：福島県 4，宮城県 2，茨城県

食品名	I	H	G	F	E	D	C	B	A	A～G	大きい値			
	25–49	50–99	100–199	200–299	300–499	500–999	1000–1999	2000–3999	4000–	数	M3	M2	M1	平均
イシガレイ	5	0	5	1	1	0	0	0	0	7	150	230	450	277

M1, M2：いわき市，M3：茨城県［日立市沖］，G：いわき市 3，南相馬市，I：福島県 2, 宮城県 3

食品名	I	H	G	F	E	D	C	B	A	A～G	大きい値			
	25–49	50–99	100–199	200–299	300–499	500–999	1000–1999	2000–3999	4000–	数	M3	M2	M1	平均
クロソイ	0	0	3	1	1	0	0	0	0	5	110	200	440	250

M1, M2：いわき市，M3：広野町，G：いわき市 2

食品名	I	H	G	F	E	D	C	B	A	A～G	大きい値			
	25–49	50–99	100–199	200–299	300–499	500–999	1000–1999	2000–3999	4000–	数	M3	M2	M1	平均
クロダイ	2	2	2	0	1	1	0	1	0	5	490	850	3300	1547

M1, M2：宮城県（東松島市［浜市沖］），M3：宮城県［菖蒲田浜沖］，G：宮城県（東松島市［浜市沖］），

宮城県［亘理町沖］，H：福島県，宮城県，I：宮城県，茨城県

食品名	I	H	G	F	E	D	C	B	A	A～G	大きい値			
	25-49	50-99	100-199	200-299	300-499	500-999	1000-1999	2000-3999	4000-	数	M3	M2	M1	平均
コモンカスベ	6	3	1	3	0	3	0	0	0	7	500	510	520	510

M1, M2, M3：いわき市，F：いわき市 2，広野町，G：南相馬市，H：福島県 3，I：茨城県 5，宮城県

食品名	I	H	G	F	E	D	C	B	A	A～G	大きい値			
	25-49	50-99	100-199	200-299	300-499	500-999	1000-1999	2000-3999	4000-	数	M3	M2	M1	平均
シロメバル	3	3	1	1	4	2	1	0	0	9	520	640	1700	953

M1, M2, M3：広野町，E：いわき市 4，F：いわき市，G：いわき市，H：福島県，宮城県，茨城県，I：福島県，茨城県

食品名	I	H	G	F	E	D	C	B	A	A～G	大きい値			
	25-49	50-99	100-199	200-299	300-499	500-999	1000-1999	2000-3999	4000-	数	M3	M2	M1	平均
ババガレイ(ナメタガレイ)	3	2	6	1	0	4	0	0	0	11	640	650	720	670

M1, M2, M3：いわき市，D：いわき市，F：いわき市，G：いわき市 6，H：福島県 2，I：福島県 3

食品名	I	H	G	F	E	D	C	B	A	A～G	大きい値			
	25-49	50-99	100-199	200-299	300-499	500-999	1000-1999	2000-3999	4000-	数	M3	M2	M1	平均
ヒラメ	23	7	5	1	0	0	0	0	0	6	150	190	200	180

M1：広野町，M2, M3：いわき市，G：いわき市 2，南相馬市，H：福島県 6，宮城県，I：福島県 7，宮城県 9，茨城県 5，岩手県 2

食品名	I	H	G	F	E	D	C	B	A	A～G	大きい値			
	25-49	50-99	100-199	200-299	300-499	500-999	1000-1999	2000-3999	4000-	数	M3	M2	M1	平均
マコガレイ	7	3	5	1	1	0	0	0	0	7	180	250	350	260

M1, M2, M3：いわき市, G：いわき市 3, 広野町, H：福島県 3, I：福島県 4, 茨城県 2，宮城県

食品名	I	H	G	F	E	D	C	B	A	A～G	大きい値			
	25-49	50-99	100-199	200-299	300-499	500-999	1000-1999	2000-3999	4000	数	M3	M2	M1	平均
イワナ	2	4	9	2	1	0	0	0	0	12	230	250	460	313

M1：宮城県（仙台市［名取川］），M2：栃木県（日光市［深沢川］），M3：宮城県（大崎市［岩魚川］），G：

猪苗代町［大倉川］，栃木県（日光市［渡良瀬川 6］），宮城県（仙台市［名取川］，蔵王町［小阿寺沢］），H：福島県 2，栃木県，宮城県，I：福島県，栃木県

2012 年 7 月　セシウム-134 とセシウム-137　100 Bq/kg 以上の試料が 4 点以下

シ　カ　肉：M（G, 180）岩手県（大船渡市），G；岩手県（大船渡市, 釜石市），H；群馬県 3，岩手県
アカシタビラメ：M（G, 170）いわき市
ウスメバル：M（G, 170）広野町，H；福島県，I；福島県，茨城県
エゾイソアイナメ（ドンコ）：M（F, 230）いわき市，G；いわき市，H；福島県 3，I；福島県 3
キツネメバル：M（D, 610）広野町，G；いわき市
ス　ズ　キ：M（G, 110）宮城県（岩沼市［二の倉沖］），H；宮城県 4，千葉県，I；宮城県 5
ニ　　　ベ：M（G, 170）いわき市，G；いわき市 2，H；福島県 2，宮城県，I；福島県 3，宮城県 4
ホ ウ ボ ウ：M（G, 110）いわき市，H；福島県 2，I；福島県，茨城県 2，岩手県
ホ シ ザ メ：M（G, 180）いわき市，H；福島県，I；茨城県
マ ア ナ ゴ：M（E, 320）いわき市，F；いわき市，G；南相馬市 2，H；福島県 3，I；福島県 3
マ　ゴ　チ：M（E, 340）いわき市，H；福島県 3，I；茨城県 2，宮城県
マ　ダ　ラ：M（G, 170）いわき市，G；いわき市，宮城県［仙台湾］，H；福島県 2, 北海道 3, 青森県，I；福島県 6，北海道 2，青森県 2，茨城県
マ ツ カ ワ：M（G, 140）いわき市，H；福島県 2
ムシガレイ：M（D, 580）いわき市，D；広野町，H；福島県 2，茨城県
ム ラ ソ イ：M（D, 510）いわき市，G；いわき市，H；福島県，I；茨城県
キタムラサキウニ：M（G, 170）いわき市，H；福島県，I；福島県 2
アメリカナマズ：M（F, 200）茨城県［霞ヶ浦（西浦）］，G；茨城県［霞ヶ浦（北浦）］，
ア　　　ユ：M（G, 170）福島市［阿武隈川］，G；福島市［摺上川］，H；福島県 2，宮城県 10，茨城県，I；福島県 3，宮城県 5，茨城県
ウ　グ　イ：M（G, 170）郡山市［船津川］，G；猪苗代町［長瀬川］，I；福島県 3
ウ　ナ　ギ：M（G, 130）宮城県（丸森町［阿武隈川］），G；茨城県（［霞ヶ浦（西浦）］，ひたちなか市［那珂川］），H；茨城県 3，千葉県 3，I；茨城県 3，宮城県 2，千葉県 2
ギ ン ブ ナ：M（G, 100）茨城県［霞ヶ浦（北浦）］，H；福島県，千葉県，I；千葉県
ヒ メ マ ス：M（G, 170）栃木県（日光市［中禅寺湖］），G；金山町［沼沢湖］
ブラウントラウト：M（G, 160）栃木県（日光市［中禅寺湖］）
ヤ　マ　メ：M（D, 520）伊達市［布川］，E；伊達市［岩田川］，F；棚倉町［久慈川］，G；栃木県（日光市［餅ヶ瀬川］），H；福島県 2，栃木県，I；福島県，栃木県 8，東京都
サンショウ：M（G, 140）岩手県（奥州市）
チ チ タ ケ：M（G, 110）栃木県（益子町），H；栃木県 2，I；栃木県
ブルーベリー：M（G, 190）宮城県（栗原市），G；田村市，H；福島県，宮城県，I；福島県 5，宮城県，栃木県

2012 年 8 月　セシウム-134 とセシウム-137　100 Bq/kg 以上の試料が 5 点以上

Bq/kg

食品名	I	H	G	F	E	D	C	B	A	A～G	大きい値			
	25｜49	50｜99	100｜199	200｜299	300｜499	500｜999	1000｜1999	2000｜3999	4000｜	数	M3	M2	M1	平均
イノシシ肉	43	22	6	1	3	3	1	1	0	15	870	1100	2000	1323

M1：南相馬市，M2：田村市，M3：栃木県（日光市），D：二本松市，栃木県（矢板市），E：川俣町，福島市，栃木県（那須塩原市），F：いわき市，G：塙町 2，栃木県（那珂川町 2，鹿沼市，益子町）H：栃木県 21，千葉県，I：栃木県 39，千葉県 4

食品名	I	H	G	F	E	D	C	B	A	A～G	大きい値			
	25｜49	50｜99	100｜199	200｜299	300｜499	500｜999	1000｜1999	2000｜3999	4000｜	数	M3	M2	M1	平均
クマ肉	3	5	3	0	1	1	0	0	0	5	190	450	590	410

M1：福島市，M2：岩手県（一関市），M3：岩手県（陸前高田市），G：郡山市，宮城県（七ヶ宿町），H：福島県 2，宮城県 3，I：福島県 2，岩手県

食品名	I	H	G	F	E	D	C	B	A	A～G	大きい値			
	25｜49	50｜99	100｜199	200｜299	300｜499	500｜999	1000｜1999	2000｜3999	4000｜	数	M3	M2	M1	平均
シカ肉	2	4	1	3	2	1	0	0	0	7	320	390	590	433

M1：栃木県（矢板市），M2：岩手県（陸前高田市），M3：栃木県（日光市），F：岩手県（一関市），栃木県（那須塩原市，日光市），G：栃木県（鹿沼市），H：岩手県 3，栃木県，I：栃木県，千葉県

食品名	I	H	G	F	E	D	C	B	A	A～G	大きい値			
	25｜49	50｜99	100｜199	200｜299	300｜499	500｜999	1000｜1999	2000｜3999	4000｜	数	M3	M2	M1	平均
アイナメ	13	7	4	2	5	2	0	0	0	13	480	560	670	570

M1, M3：広野町，M2：楢葉町，E：いわき市 2，広野町 2，F：いわき市 2，G：いわき市 4，H：福島県 5，宮城県 2，I：福島県 8，宮城県 5

食品名	I	H	G	F	E	D	C	B	A	A～G	大きい値			
	25｜49	50｜99	100｜199	200｜299	300｜499	500｜999	1000｜1999	2000｜3999	4000｜	数	M3	M2	M1	平均
イシガレイ	2	1	1	3	1	1	0	0	0	6	290	420	600	437

M1, M3：いわき市，M2：南相馬市，F：いわき市，双葉町，G：いわき市，H：福島県，I：宮城県 2

食品名	I	H	G	F	E	D	C	B	A	A～G	大きい値			
	25｜49	50｜99	100｜199	200｜299	300｜499	500｜999	1000｜1999	2000｜3999	4000｜	数	M3	M2	M1	平均
コモンカスベ	2	5	3	2	3	2	0	0	0	10	410	640	850	633

M1：広野町，M2, M3：いわき市，E：富岡町，広野町，F：双葉町，いわき市，G：いわき市 2，相馬市，H：福島県 4，茨城県，I：福島県 2

食品名	I	H	G	F	E	D	C	B	A	A～G	大きい値			
	25–49	50–99	100–199	200–299	300–499	500–999	1000–1999	2000–3999	4000–	数	M3	M2	M1	平均
シロメバル	1	0	0	2	2	3	1	0	0	8	720	920	1700	1113

M1：富岡町，M2：楢葉町，M3：広野町，D：広野町，E：いわき市 2，F：いわき市 2，I：茨城県

食品名	I	H	G	F	E	D	C	B	A	A～G	大きい値			
	25–49	50–99	100–199	200–299	300–499	500–999	1000–1999	2000–3999	4000–	数	M3	M2	M1	平均
ヒ ラ メ	16	8	10	3	0	0	0	0	0	13	200	240	280	240

M1, M3：広野町，M2：新地町，G：いわき市 6，相馬市 2，南相馬市 2，H：福島県 6，宮城県 2，I：福島県 5，宮城県 9，岩手県，青森県

食品名	I	H	G	F	E	D	C	B	A	A～G	大きい値			
	25–49	50–99	100–199	200–299	300–499	500–999	1000–1999	2000–3999	4000–	数	M3	M2	M1	平均
マコガレイ	8	4	3	1	1	0	0	0	0	5	140	290	490	307

M1, M2, M3：いわき市，G：広野町，双葉町，H：福島県 2，茨城県 2，I：福島県 8

食品名	I	H	G	F	E	D	C	B	A	A～G	大きい値			
	25–49	50–99	100–199	200–299	300–499	500–999	1000–1999	2000–3999	4000–	数	M3	M2	M1	平均
ムラソイ	0	0	2	0	3	0	0	0	0	5	300	390	450	380

M1：広野町，M2, M3：いわき市，G：いわき市 2

食品名	I	H	G	F	E	D	C	B	A	A～G	大きい値			
	25–49	50–99	100–199	200–299	300–499	500–999	1000–1999	2000–3999	4000–	数	M3	M2	M1	平均
チチタケ	0	0	2	1	1	5	1	3	4	17	5600	23000	31000	19867

M1：栃木県（日光市），M2：栃木県（矢板市），M3：矢祭町，A：矢祭町，B：栃木県（矢板市，日光市），群馬県（沼田市），C：栃木県（那須町），D：鮫川村，塙町，栃木県（那須塩原市，那珂川町），群馬県（沼田市），E：栃木県（大田原市），F：昭和村，G：栃木県（真岡市，鹿沼市）

2012 年 8 月　セシウム-134 とセシウム-137　100 Bq/kg 以上の試料が 4 点以下

牛　　　肉：M (G, 130) 栃木県 (矢板市)，H；福島県，I；福島県 2，岩手県 4，群馬県 2，埼玉県，栃木県
ウスメバル：M (D, 560) 楢葉町，H；福島県，I；福島県
ウミタナゴ：M (G, 110) 広野町，H；福島県
キツネメバル：M (D, 500) 富岡町，E；いわき市，F；広野町，G；いわき市
ク ロ ダ イ：M (D, 860) 宮城県 (東松島市 [浜市沖])，G；新地町，広野町，H；福島県，宮城県 2，I；茨城県，宮城県
ケムシカジカ：M (G, 150) 広野町，H；福島県 2，I；福島県 3
サ ブ ロ ウ：M (F, 210) いわき市
ショウサイフグ：M (G, 180) 広野町，H；福島県，I；福島県
ス　ズ　キ：M (F, 280) 宮城県 [亘理荒浜沖]，H；福島県 4，宮城県 2，I；宮城県 4，千葉県
ニ　　　ベ：M (G, 100) いわき市，H；福島県 7，I；福島県 3
ババガレイ (ナメタガレイ)：M (D, 780) 広野町，E；いわき市，浪江町，F；いわき市，H；福島県 4，I；福島県 3
マ ア ナ ゴ：M (F, 210) 広野町，G；いわき市 2，H；福島県，I；福島県 4，宮城県
マ ガ レ イ：M (G, 150) いわき市，H；福島県 2，I；福島県 3
マ　ゴ　チ：M (D, 510) 広野町，G；いわき市，H；福島県 2
マ　ダ　ラ：M (G, 130) 青森県 [青森県沖]，H；福島県 2，青森県 3，I；福島県，岩手県 14，青森県 4，北海道 2，宮城県
ムシガレイ：M (G, 150) いわき市，H；福島県，I；福島県 2
アメリカナマズ：M (F, 200) 茨城県 [霞ヶ浦 (西浦)]
ア　　　ユ：M (G, 110) 宮城県 (丸森町 [阿武隈川])，H；福島県，宮城県 6，I；福島県 3，宮城県 8，岩手県 2，栃木県 2，茨城県
イ　ワ　ナ：M (E, 410) 宮城県 (栗原市 [三迫川])，G；宮城県 (栗原市 [二迫川])，H；福島県 3，宮城県，I；福島県，岩手県
ウ　ナ　ギ：M (G, 140) 本宮市 [阿武隈川]，G；茨城県 ([霞ヶ浦 (西浦)])，H；茨城県，I；千葉県，茨城県
ギ ン ブ ナ：M (G, 120) 会津坂下町 [宮川]，H；茨城県，I；千葉県，栃木県
ニ ジ マ ス：M (G, 100) 栃木県 (日光市 [中禅寺湖])
ヒ メ マ ス：M (G, 120) 栃木県 (日光市 [中禅寺湖])，G；金山町 [沼沢湖]，H；福島県
ブラウントラウト：M (G, 140) 栃木県 (日光市 [中禅寺湖])
ヤ　マ　メ：M (F, 240) 大玉村 [杉田川]，H；福島県 3，I；福島県，栃木県 2
ワ カ サ ギ：M (F, 210) 群馬県 (前橋市 [赤城大沼])，I；茨城県 3
ア イ タ ケ：M (F, 220) 群馬県 (沼田市)
アカヤマドリ〔きのこ〕：M (E, 340) 群馬県 (沼田市)，H；長野県
ショウゲンジ：M (D, 630) 長野県 (御代田町)
センボンイチメガサ：M (D, 530) 群馬県 (沼田市)
タマゴダケ：M (E, 460) 群馬県 (沼田市)，I；栃木県
ハナビラタケ：M (E, 380) 群馬県 (沼田市)，G；栃木県 (那須町)
ミ ョ ウ ガ：M (F, 260) 栃木県 (大田原市)，H；福島県 3，I；福島県
原木シイタケ：M (E, 380) 広島県 (三次市)，G；群馬県 (高崎市 3)，H；栃木県 5，群馬県 2，I；福島県，群馬県 3，茨城県

2012 年 9 月　セシウム-134 とセシウム-137　100 Bq/kg 以上の試料が 5 点以上

Bq/kg

食品名	I	H	G	F	E	D	C	B	A	A～G	大きい値			
	25–49	50–99	100–199	200–299	300–499	500–999	1000–1999	2000–3999	4000–	数	M3	M2	M1	平均
イノシシ肉	14	11	10	5	4	3	0	1	1	24	990	2100	6000	3030

M1：川俣町，M2：福島市，M3：相馬市，D：二本松市，田村市，E：福島市，二本松市，郡山市，白河市，F：郡山市，茨城県（北茨城市，日立市），宮城県（山本町），千葉県（君津市），G：西郷村，矢祭町，茨城県（高萩市，常陸太田市，かすみがうら市，石岡町），群馬県（東吾妻町，前橋市），宮城県（山元町 2），H：茨城県 5，群馬県 3，栃木県 2，宮城県，I：茨城県 4，栃木県 3，群馬県 3，埼玉県 2，千葉県 2

食品名	I	H	G	F	E	D	C	B	A	A～G	大きい値			
	25–49	50–99	100–199	200–299	300–499	500–999	1000–1999	2000–3999	4000–	数	M3	M2	M1	平均
クマ肉	4	7	10	5	5	0	0	0	0	20	360	370	390	373

M1：二本松市，M2：宮城県（栗原市），M3：郡山市，E：郡山市，福島市，F：二本松市，猪苗代町，群馬県（川湯村，長野原町，片品町），G：郡山市 2，昭和村，会津若松市，大玉村，磐梯町，会津美里町，猪苗代町，宮城県（仙台市），群馬県（みなかみ町），H：福島県 3，群馬県 2，岩手県，宮城県，I：福島県 4

食品名	I	H	G	F	E	D	C	B	A	A～G	大きい値			
	25–49	50–99	100–199	200–299	300–499	500–999	1000–1999	2000–3999	4000–	数	M3	M2	M1	平均
アイナメ	6	6	4	2	1	0	0	0	0	7	220	250	370	280

M1, M2：楢葉町，M3：いわき市，G：富岡町，いわき市，大熊町，南相馬市，H：福島県 6，I：福島県 3，茨城県 2，宮城県

食品名	I	H	G	F	E	D	C	B	A	A～G	大きい値			
	25–49	50–99	100–199	200–299	300–499	500–999	1000–1999	2000–3999	4000–	数	M3	M2	M1	平均
コモンカスベ	4	2	4	3	1	1	0	0	0	9	290	350	790	477

M1, M2：楢葉町，M3：いわき市，F：いわき市 2，G：富岡町，広野町，いわき市，南相馬市，H：茨城県 2，I：福島県 2，茨城県 2

食品名	I	H	G	F	E	D	C	B	A	A～G	大きい値			
	25–49	50–99	100–199	200–299	300–499	500–999	1000–1999	2000–3999	4000–	数	M3	M2	M1	平均
シロメバル	0	1	2	3	1	0	0	0	0	6	230	280	350	287

M1, M2：南相馬市，M3：いわき市，F：富岡町，G：いわき市，大熊町，H：福島県

食品名	I	H	G	F	E	D	C	B	A	A～G	大きい値			
	25–49	50–99	100–199	200–299	300–499	500–999	1000–1999	2000–3999	4000–	数	M2	M2	M1	平均
ヒラメ	11	6	5	0	0	0	0	0	0	5	140	140	160	147

M1：いわき市，M2：いわき市，宮城県［仙台湾］，G：いわき市，相馬市，H：福島県 5，宮城県，I：福島県 3，茨城県 5，宮城県 2，岩手県

食品名	I	H	G	F	E	D	C	B	A	A～G	大きい値			
	25–49	50–99	100–199	200–299	300–499	500–999	1000–1999	2000–3999	4000–	数	M3	M2	M1	平均
イワナ	1	6	6	0	0	0	0	0	0	6	130	140	170	147

M1：栃木県（日光市［渡良瀬川］），M2：猪苗代町［高森川］），M3：宮城県（仙台市［名取川］），G：栃木県（日光市［渡良瀬川 3］），H：福島県 4，栃木県，岩手県，I：福島県

食品名	I	H	G	F	E	D	C	B	A	A～G	大きい値			
	25–49	50–99	100–199	200–299	300–499	500–999	1000–1999	2000–3999	4000–	数	M3	M2	M1	平均
クリ	31	15	3	2	0	0	0	0	0	5	180	220	260	220

M1, M2：栃木県（那須町），M3：栃木県（大田原市），G：二本松市，栃木県（那須塩原市），H：福島県 4，栃木県 5，岩手県 3，千葉県 3，I：福島県 10，千葉県 14，栃木県 5，茨城県 2

2012 年 9 月　セシウム-134 とセシウム-137　100 Bq/kg 以上の試料が 4 点以下

キジ肉：M（G, 150）田村市

シカ肉：M（D, 580）岩手県（陸前高田市），G；群馬県（片品村），岩手県（陸前高田市，住田町），H；岩手県 2，長野県，I；長野県 2

イシガレイ：M（F, 230）茨城県［北茨城市沖］，G；富岡町，H；福島県，宮城県，I；福島県 2，宮城県

ウスメバル：M（D, 510）富岡町，G；大熊町

キツネメバル：M（G, 160）いわき市，G；富岡市，南相馬市

クロアナゴ：M（G, 100）いわき市

クロソイ：M（G, 120）富岡町，H；福島県

ケムシカジカ：M（G, 180）南相馬市，G；いわき市，I；相馬市

スズキ：M（G, 130）いわき市，G；いわき市，I；宮城県 3，茨城県 2

ニベ：M（G, 100）楢葉町，H；福島県 3，I；福島県 4，茨城県 2

マアナゴ：M（G, 160）広野町，H；福島県，I；福島県 2，宮城県

マゴチ：M（G, 110）楢葉町，H；福島県 2，I；茨城県

マダラ：M（G, 140）いわき市，H；福島県 3，岩手県 4，I；福島県 2，岩手県 10，青森県 5，宮城県 5，北海道

ムラソイ：M（G, 140）いわき市，G；いわき市，H；福島県

アユ：M（F, 280）伊達市［阿武隈川］，G；福島市［摺上川］，H；福島県 2，岩手県，I；福島県 2，宮城県 6，栃木県，茨城県

ギンブナ：M（F, 220）千葉県（柏市－我孫子市［手賀沼］），I；福島県，千葉県
ヒメマス：M（G, 140）栃木県（日光市［中禅寺湖］）
ブラウントラウト：M（G, 150）栃木県（日光市［中禅寺湖］）
ヤマメ：M（G, 140）栃木県（鹿沼市［永野川］，H；福島県，I；福島県 4
ワカサギ：M（F, 200）群馬県（前橋市［赤城大沼］），H；福島県 2，栃木県 2，I；福島県 3，茨城県 5
ユズ：M（G, 110）栃木県（日光市），H；栃木県，I；栃木県 7
ウズハツ〔キノコ〕：M（F, 240）楢葉町
オオイチョウタケ：M（G, 110）宮城県（栗原市），I；群馬県 2
ショウゲンジ：M（G, 130）長野県（小海町），I；長野県
チチタケ：M（D, 570）群馬県（嬬恋村），E；長野県（軽井沢町），G；群馬県（東吾妻村）
ハナイグチ：M（G, 190）長野県（南牧村），H；山梨県
ホウキタケ：M（C, 1400）岩手県（一関市）
野生キノコ類〔ハナイグチ，ヤマイグチ，ホテイシメジ他の混合品〕：M（G, 120）長野県（南牧村）
乾シイタケ：M（C, 1100）（岩手県），I；福島県，群馬県，埼玉県
梅干：M（F, 250）二本松市，H；福島県 2，I；福島県 7

【資料3】

3軒の宅地とナッちゃんの散歩道の大気中放射線量率

1. はじめに

2011年3月11日の東京電力福島第一原子力発電所の1，2，3，4号機の事故によって，放射性物質，特に放射性セシウム（セシウム-134とセシウム-137）およびヨウ素-131が大量に放出された．それらは，風によって北，西，南西および南に流れ，雨と共に地表の植物や土壌を汚染した．図1に示したように，放射性物質は ①原発から一端海上に出て北上し岩手県・宮城県の県境を移動し落下したもの，②原発から北西に移動し福島市付近から南西に移動して落下したもの，③原発から北西に移動し福島市付近から南南西に移動し落下したもの，福島県以外ではこれによる汚染面積が最も広い，④原発から南に移動し，一端海上に出て，鹿島灘から再移動し，霞ヶ浦西部から柏市，流山市，我孫子市，松戸市，埼玉県東部，東京都東部に落下したもの，からなっている（文部科学省，2011a）．地表への落下，すなわち土壌汚染は主として雨によって行われた．

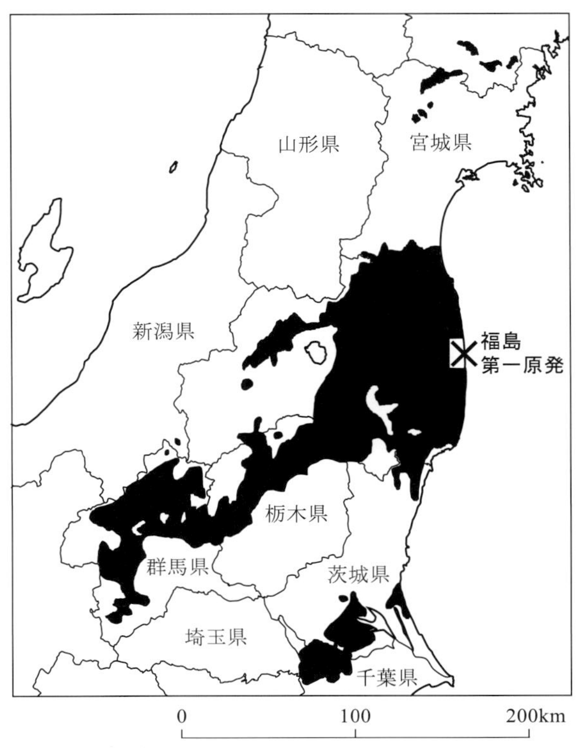

図1　福島原発事故によって放出された放射性セシウムによる土壌汚染が3万Bq/m^{2}以上の地域
文部科学省（2011a）を浅見が改変

我孫子市の汚染は④によるものであり，放射性セシウムによる土壌汚染は，西側約3分の1で6万～10万Bq/m^2，東側約3分の2で3万～6万Bq/m^{2}という高濃度汚染であることは，文部科学省によって報告されている（文部科学省，2011b）．

ヨウ素-131の物理的半減期は約8日と短いので，現在はすでに消滅し測定できない．現在測定されている大気中放射線量率（以下 放射線量率）は，ほとんど放射性セシウムによると考えられている．しかし，後で述べるように，原発の南側では，放射性セシウムよりはるかに大量のヨウ素-131の汚染があった．

著者は，我孫子市にある 1 軒の室内，3 軒の宅地（庭）と周辺の道路について，放射線量率の測定を 2011 年 10 月 31 日（1 回目），およびその 6 ヵ月後の 2012 年 4 月 30 日（2 回目）に行った．そこで，1 回目測定と 2 回目測定の間の放射線量率などの変化について報告する．

2. 測定機種，測定方法

2－1. 測定機種

測定は，クリアパルス製，Mr. Gamma Model：A2700 で行った．

2－2. 測定方法

測定した 3 軒の住宅は A，B，C で表示し（図 2），道路の測定地点は①～⑧で表示した（図 3）．なお，A 宅では室内での測定も行った．測定は，高さ，1 m，0.5 m，0 m で行った．野外の 0 m での測定はポリエチレンのシートを敷いて行った．

3. 測定結果

測定結果と若干の考察は以下の通りである．

3－1. 室内の測定値

室内の測定は A 宅でしか行わなかった．結果は，表 1 に示した．1 回目，2 回目測定による放射線量率の平均値（μSv/h）および比率（[2 回目/1 回目] × 100%）は，1 m で 0.116, 0.116, 100%，0.5 m で 0.115，0.103，90%，0 m で 0.102，0.101，99% であり，0.5 m でわずかに減少したが，1 m と 0 m では変化はなく，セシウム-134 の半減期（2.062 年）に由来する減少によって，特に放射性物質の減少がなくても放射線量率は 92% になっているはずであるので，

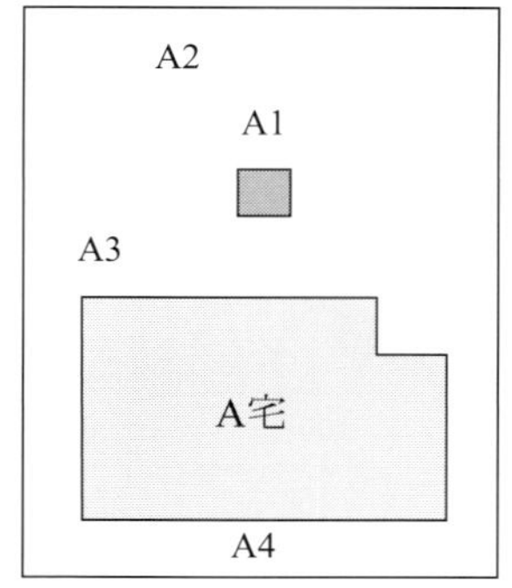

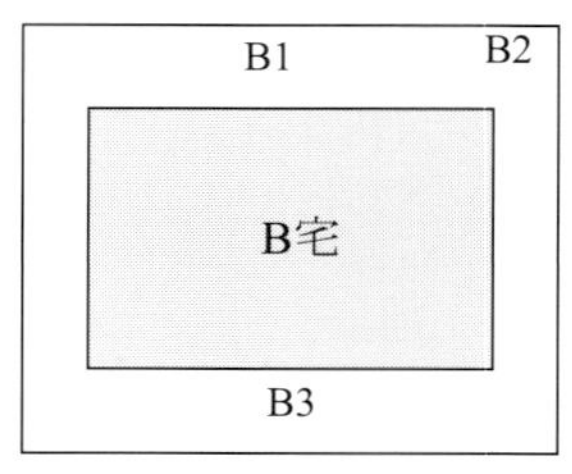

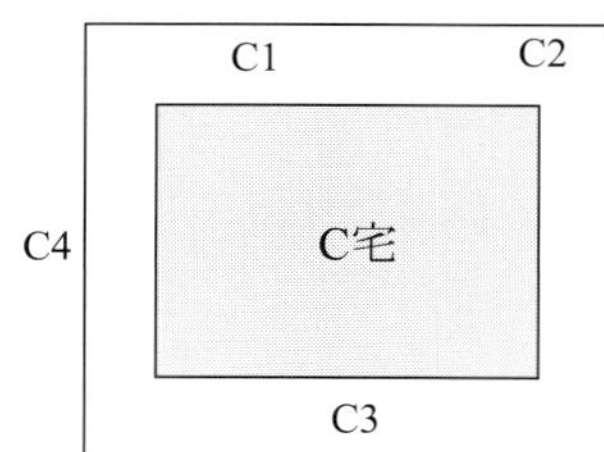

図 2　宅地の測定地点

むしろ若干増加しているようである．

したがって，全体としてみれば，室内の放射線量率は変化ないか，若干増加しているようである．

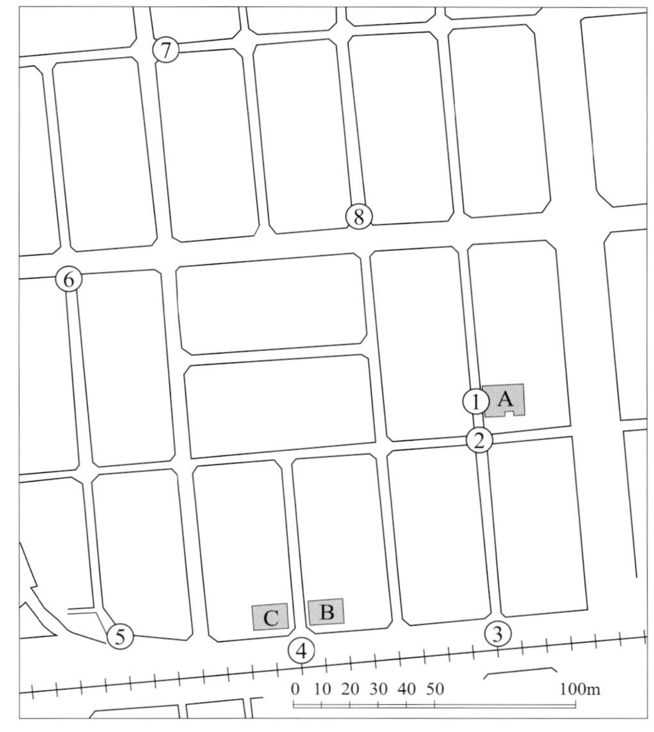

図 3　放射線量率測定地点

3－2．宅地（庭）での測定値

表 1 に 1 回目の測定値と並べて 2 回目の測定値を示した．

A： A1～A4 における 1 回目，2 回目測定による放射線量率の平均値（μSv/h）および比率（［2 回目/1 回目］×100%）は，1 m で 0.250，0.215，86%，0.5 m で 0.286，0.250，87%，0 m で 0.415，0.340，82%であり，若干の減少が認められた．

B： 1 m では 0.166，0.156，94%，0.5 m で 0.190，0.167，88%，0 m で 0.288，0.226，78%であり，低位置での測定値の減少率が高かった．

C： 1 m で 0.205，0.177，86%，0.5 m で 0.230，0.204，89%，0 m で 0.392，0.276，71%であり，0 m での減少率は 3 軒の中で最も高かった．

1 m における 2 回目測定値の平均値（0.185μSv/h）について，文部科学省の計算法で年間被曝量を求めると，（0.185×8＋0.185×0.4×16）×365＝0.972 mSv/y であって，ほぼ 1 mSv/y であった．

3－3．ナッちゃんの散歩道での測定値

測定地点は図 3 に，測定値は表 2 に示した．道路はアスファルト舗装をされている．①，②，⑤，⑥，⑧は両側に側溝がある．③，④は南側に鉄道線路に接して草むらがあり，北側に側溝がある．⑦は南側が塀，北側に側溝がある．

道路中央での測定値（μSv/h）は，1 m で 1 回目が 0.215～0.271，2 回目が 0.174～0.249 であった．0.5 m で 1 回目が 0.220～0.314，2 回目が 0.178～0.247 であった．0 m で 1 回目が 0.243～0.460，2 回目が 0.187～0.416 であった．道路両側での測定値は，1 m で 1 回目が 0.170～0.456，

表 1　宅地および室内の放射線量率

（μSv / hr）

氏名	場所	1 m	0.5 m	0 m	備考
A 宅	A1	0.274	0.338	0.570	庭中央の溜め升の横
		0.230	*0.318*	*0.420*	
	A2	0.271	0.290	0.283	庭木の下
		0.238	*0.235*	*0.228*	
	A3	0.248	0.290	0.390	芝生の上
		0.204	*0.266*	*0.336*	
	A4	0.206	0.227	0.418	土の上
		0.186	*0.179*	*0.374*	
	a1	0.101	0.112	0.105	2 階 10 畳（カーペット）
		0.109	*0.082*	*0.098*	
	a2	0.121	0.139	0.124	2 階　9 畳（カーペット）
		0.112	*0.116*	*0.109*	
	a3	0.113	0.095	0.085	1 階　8 畳（畳）
		0.127	*0.114*	*0.109*	
	a4	0.127	0.112	0.095	1 階北側の 6 畳（カーペット）
		0.114	*0.101*	*0.088*	
B 宅	B1	0.137	0.142	0.117	玄関前（タイル張り）
		0.141	*0.123*	*0.115*	
	B2	0.196	0.207	0.338	庭土
		0.156	*0.171*	*0.175*	
	B3	0.166	0.220	0.410	砂利
		0.171	*0.207*	*0.388*	
C 宅	C1	0.191	0.211	0.336	植物の下，土
		0.179	*0.188*	*0.169*	
	C2	0.178	0.210	0.286	植物の下，土
		0.169	*0.169*	*0.302*	
	C3	0.200	0.232	0.396	裏の勝手口，コンクリート
		0.163	*0.193*	*0.279*	
	C4	0.252	0.268	0.544	屋根に植物が沢山ある車置場の外，道路際
		0.195	*0.266*	*0.354*	

各上段の数字は 1 回目（2011 年 10 月 31 日），各下段のイタリック数字は 2 回目（2012 年 4 月 30 日）測定による

2 回目が 0.154～0.349 であった．0.5m で 1 回目が 0.188～0.660, 2 回目が 0.152～0.457 であった．0 m では 1 回目が 0.192～0.759，2 回目が 0.141～0.490 であった．いずれも，放射線量率は減少していた．

表２　道路の放射線量率

（μSv/hr）

地点	場所	1 m	0.5 m	0 m	備考
①	中央	0.215	0.267	0.371	A 宅の前
		0.196	*0.209*	*0.307*	
	東側	0.253	0.307	0.584	側溝のすぐ脇，0m はコンクリート蓋の上
		0.209	*0.276*	*0.337*	
	西側	0.255	0.278	0.422	側溝のすぐ脇
		0.208	*0.234*	*0.319*	
②	中央	0.251	0.270	0.367	十字路の南側
		0.187	*0.207*	*0.228*	
	東側	0.241	0.303	0.484	側溝のすぐ脇
		0.223	*0.266*	*0.352*	
	西側	0.335	0.338	0.535	側溝のすぐ脇
		0.238	*0.269*	*0.381*	
③	中央	0.239	0.220	0.273	
		0.185	*0.178*	*0.187*	
	南側	0.264	0.287	0.385	鉄道線路脇の草むら
		0.210	*0.234*	*0.309*	
	北側	0.277	0.294	0.493	側溝のすぐ脇
		0.203	*0.236*	*0.442*	
④	中央	0.271	0.272	0.243	
		0.212	*0.210*	*0.249*	
	南側	0.290	0.516	0.759	鉄道線路脇の草むら
		0.246	*0.375*	*0.380*	
	北側	0.323	0.359	0.548	側溝のすぐ脇
		0.290	*0.346*	*0.380*	
⑤	中央	0.235	0.252	0.395	
		0.174	*0.188*	*0.283*	
	東側	0.255	0.296	0.557	側溝のすぐ脇
		0.198	*0.240*	*0.456*	
	西側	0.275	0.338	0.614	側溝のすぐ脇
		0.221	*0.261*	*0.327*	
⑥	中央	0.271	0.314	0.460	赤レンガ通りの南側
		0.249	*0.247*	*0.416*	
	東側	0.310	0.411	0.594	側溝のすぐ脇
		0.264	*0.303*	*0.357*	
	西側	0.456	0.660	0.622	側溝のすぐ脇，側溝に砂あり
		0.349	*0.457*	*0.490*	

(μSv / hr)

地点	場所	1m	0.5m	0m	備考
⑦	中央	0.230	0.241	0.377	
		0.176	*0.187*	*0.219*	
	南側	0.170	0.188	0.192	塀のすぐ脇
		0.154	*0.152*	*0.141*	
	北側	0.247	0.303	0.443	側溝のすぐ脇
		0.193	*0.221*	*0.383*	
⑧	中央	0.236	0.270	0.362	赤レンガ通りの北側
		0.189	*0.210*	*0.251*	
	東側	0.323	0.327	0.473	側溝のすぐ脇
		0.219	*0.286*	*0.430*	
	西側	0.309	0.344	0.464	側溝のすぐ脇
		0.240	*0.252*	*0.297*	

注）(1)「すぐ脇」とは約 5cm 脇である.
(2) 各下段のイタリック数字は 2 回目（2012年4月30日）測定による.
(3) ④北側側溝内の泥の真上での計測値は，3.153 μSv / h であった.

3－4. 室内，庭および道路の放射線量率の減少

次に，室内，宅地(庭)，道路(中央と両側）での放射線量率の平均値および比率について述べる（表 3).

室内では，1 回目と 2 回目の測定値の比率は，1 m で 100%，0.5m で 90%，0 m で 99%であり，セシウム -134 の半減期を考慮すると，それぞれ＋8%，－2%，＋7%であり，ほとんど変化しないか，むしろ若干増加しているようである.

庭では，比率は 1 m で 88%，0.5 m で 88%，0 m で 77%であり，セシウム -134 の半減期を考慮すれば，それぞれ 4%，4%，15%の減少したことになる.

道路中央では，比率は 1 m で 80%，0.5 m で 78%，0m で 75%であり，セシウム -134 の半減期を考慮すると，それぞれ 12%，14%，17%減少したことになる.
道路両側では，比率は 1m で 80%，0.5m で 80%，0m で 71%であり，セシウム -134 の半減期を考慮すれば，それぞれ 12%，12%，21%減少したことになる.

要約すれば，放射線量率は，室内では減少せず，庭では若干の減少が認められ，道路ではある程度の減少が認められた．特に 0 m においては，庭，道路とも 15～21%の減少が認められたということになろう.

表 3　1 回目と 2 回目測定値の変化率

位置	室内（n＝4）			庭（n＝11）			道路中央（n＝8）			道路両側（n＝16）		
	1 回目	2 回目	比率	1 回目	2 回目	比率	1 回目	2 回目	比率	1 回目	2 回目	比率
m	μSv/h	μSv/h	%	μSv/h	μSv/h	%	μSv/h	μSv/h	%	μSv/h	μSv/h	%
1	0.116	0.116	100	0.211	0.185	88	0.244	0.196	80	0.286	0.230	80
0.5	0.115	0.103	90	0.240	0.210	88	0.263	0.205	78	0.347	0.276	80
0	0.102	0.101	99	0.372	0.285	77	0.356	0.268	75	0.511	0.361	71

① 1 回目の測定は 2011 年 10 月 31 日．2 回目の測定は 2012 年 4 月 30 日．

② 比率は（2 回目／1 回目）× 100％

③ 2 回目の測定は 1 回目の測定から 6 ヵ月経過しており，1 回目の測定の際のセシウム-134（半減期約 2.062 年）とセシウム-137（半減期約 30 年）の濃度がほぼ等しいと考えられるので，物理学的半減期によって 2 回目の値は 1 回目の値の 92％になっているはずである．したがって，8％以上少なくなっていれば，放射性物質が減少したことになる．

4．ヨウ素-131 について

ヨウ素-131 の物理的半減期は約 8.021 日であり，現在ではほとんど消失している．しかし，2011 年 3～4 月には大量のヨウ素-131 が我孫子市付近にも降り注いでいた．

さて，我孫子付近にヨウ素-131 はどの程度飛来したのであろうか．文部科学省（2011c）によれば，ヨウ素-131 とセシウム-137（放射性セシウムではない）による土壌汚染の比率は原発からの方向によって異なっている．すなわち，2011 年 6 月 14 日時点におけるヨウ素-131/ セシウム-137 の平均値は北方では 0.0059，南方内陸部では 0.0082，南方沿岸部では 0.0244 であり，南方の方がヨウ素-131 の比率が高い．ヨウ素-131 の半減期を 8.021 日として 3 月 14 日（4 基の原発で水素爆発があった中間日）時点に換算（× 2836）すれば，北方が 16.7，南方内陸部が 23.3，南方沿岸部が 69.2 となる．

[係数の計算は次のように行う．3 月 14 日と 6 月 14 日の差は 92 日．92 ÷ 8.021 ＝ 11.47．$2^{11.47}$ ＝ 2836.]

また，文部科学省原子力災害対策支援本部（2012，p.71）に 2011 年 3 月 21 日～23 日に文部科学省または福島県による土壌中のヨウ素-131 とセシウム-137 の測定値が掲載されている．それによれば，平均値の値は，北方（n＝24）ではヨウ素-131 が 6 万 3565 Bq/kg，セシウム-137 が 1 万 1132 Bq/kg であり，ヨウ素-131/セシウム-137 の比率は 5.71 であり，南方（n＝5）ではヨウ素-131 が 5 万 4852 Bq/kg，セシウム 137 が 1517 Bq/kg であり，ヨウ素-131/セシウム-137 の比率は 36.2 であった．したがって，両方の値ともヨウ素-131/セシウム-137 の比率は，北方より南方が高いことが示されている．3 月 21 日と 3 月 23 日の中日 3 月 22 日は 3 月 14 日からちょうど 8 日間経過しているので 3 月 14 日に換算すれば，北方では 5.71 × 2 ＝ 11.4，南方では 36.2 × 2 ＝ 72.4 となり，両者の結果はさらに近い値となる．

チェルノブイリ原発事故によるベラルーシ，ロシア，ウクライナでのヨウ素-131／セシウム-137の推定値（UNCEAR, 2000, p.480）は，東側（ロシア側）は5～10と低く，南側（ウクライナ側）は15～30とやや高く，西側（ベラルーシ側）が15～60と最も高い．最高値はベラルーシとポーランド国境地帯の60であった．

我孫子市を含む東葛地域は原発の南側に位置し，柏市，流山市の約半分および我孫子市の西側約3分の1はセシウム-137が3万～6万 Bq/m^2，柏市，流山市，我孫子市のその他の地域および千葉県北部の約半分の地域は1万～3万 Bq/m^2 の汚染地である．ヨウ素-131/セシウム-137の比率を，上述のように69.2と仮定すれば，セシウム-137が3万～6万 Bq/m^2 の地域はヨウ素-131が208万～415万 Bq/m^2，セシウム-137が1万～3万 Bq/m^2 地域はヨウ素-131が69万～208万 Bq/m^2 となる．原発の水素爆発の後で，福島県内の水道水から120～450 Bq/kg のヨウ素-131が検出されたのに対して，はるか南方に位置する東京都金町浄水場の水道水でヨウ素-131が210 Bq/kg，千葉県野菊の里浄水場で220 Bq/kg，埼玉県川口市新郷浄水場で120 Bq/kg，茨城県日立市の浄水場で298 Bq/kg が検出されたことも理解できる．

この時期にヨウ素-131を含む空気を吸い，水を飲み，汚染された野菜等を食べることによって，妊婦，乳幼児を含む多くの人々が内部被曝したことは十分考えられ，この地域においても放射性セシウムとヨウ素-131による健康被害が心配される．

5. まとめ

2011年10月31日に実施した我孫子市の1軒の室内，3軒の宅地（庭），周辺の道路の放射線量率の測定に引き続いて，2012年4月30日に同じ場所で2回目の測定を実施した．結果の概略は以下の通りである．

①室内における放射線量率は，1回目の測定値と2回目の測定値にほとんど変化はなく，若干増加している傾向も認められた．

②宅地（庭）における放射線量率は若干減少していたが，0mで0.420 μSv/h という高い値が認められ，宅地の除染の必要がある．

③道路では，ある程度の減少が認められたが，0mで0.490 μSv/h という高い値も認められ，除染の必要がある．

④1ヵ所だけであるが，④地点の北側側溝内の泥上での放射線量率の測定を行ったところ，3.153 μSv/h という著しく高い値が得られた．側溝内の放射性物質量の測定と除染が必要である．

宅地（庭）や道路の放射性セシウム濃度が相変わらず高いので，放射性セシウムによる健康被害が懸念される．

⑤ヨウ素-131は物理的半減期が約8.021日と短いのですでに消滅しており現在は測定できないが，以前はかなり高濃度であったので，ヨウ素-131による健康被害が心配される．

謝　辞

2回目の放射線量率の測定に際して，岩井 康氏（我孫子市議会議員）の御協力を得た．記して謝意を表する次第である．

引用文献

文部科学省（2011a）文部科学省による第4次航空機モニタリングの測定結果について（平成23年12月16日）．

文部科学省（2011b）文部科学省による埼玉県及び千葉県の航空機モニタリングの測定結果について（平成23年9月29日）．

文部科学省（2011c）文部科学省による放射線量等分布マップ（ヨウ素-131の土壌濃度マップの作成について）（平成23年9月21日）．

文部科学省原子力災害対策支援本部（2012）放射線量等分布マップ作成等に関する報告書（第1編）．

UNSCEAR（United Nations Scientific Committee on the Effects of Atomic Radiation）（2000）Exposure and effects of the Chernobyl accident.

おわりに

以上で2011年8月に出版した「福島原発大事故 土壌と農作物の放射性核種汚染」に続く，原発事故を記述した本を終わる.「はじめに」にも書いたが，前回はデータが少なくて苦労したが，今回は各種のデータが多すぎて取捨選択に苦労した．食品の汚染データは10万点以上あり，それを整理し図表を作成するだけで4ヵ月かかった．細かい数字がたくさんあるので，間違いが各所あると思われる．私も2012年6月で80歳になった．1月頃から耳が聞こえにくくなり，教養学部時代の友人が務めていた病院で診てもらったところ,「お歳相当ですね．補聴器は必要ありません」と言われてしまった．補聴器がいらないということは，音を大きくしても聞こえにくさは変わらないということであろう．目も少し悪くなったせいか，夜など細かい数字を見ていると「3」が「8」に見えたりした．細かい数字がたくさんある本を書くのは，これが最後ではないかと思っている.

資料1には福島県の土壌汚染についてかなり詳しく述べ，資料2では多くの食品中ヨウ素-131と放射性セシウムのデータを報告した．ヨウ素-131はすでにほとんどなく，放射性セシウムも今後減少する筈である．しかし，放射性核種による健康被害はこれから顕在化すると考えられる．また，今後，日本あるいは世界のどこかで原子力発電所事故が起こった場合の放射性核種による汚染の地理的分布および食品汚染についての参考になると思って詳述した次第である．資料3としてA宅などで空間放射線量率を測定した結果を掲載した.

この本を書きながら，感じたことなどを次に順不同で述べたい.

プルシアンブルーによる除染

チェルノブイリ原発事故の後，放射性物質による汚染地帯では牛，羊，山羊などの飼料にプルシアンブルーを加え，腸での放射性セシウム吸収を減少させ，ミルクや肉への放射性セシウムの移行を減少させていた．この化合物は低毒性であり，家畜生産物中の放射性セシウム濃度を10分の1にしたとのことである（浅見，2010, p.93)．このプルシアンブルーを土壌等に含まれる放射性セシウムの除去に使用することが喧伝されている.

しかし，プルシアンブルーはイオン状の放射性セシウムしか吸着しない．そこで，土壌に薄い酸を加え200℃で加熱して，放射性セシウムをイオン状にしてプルシアンブルーナノ粒子吸着剤で吸着するという．ところで，汚染土壌の総量を考慮すると日本の汚染土壌全部を処理するのに気が遠くなるような年月がかかると思われる．さらに処理した土壌は，粘土鉱物，一次鉱物などが破壊され，植物養分が流出し，土壌としての役を果たさない物質に変わってしまうと考えられる．この「廃棄物」の処理をどのように行うのであろうか．

したがって，プルシアンブルーナノ粒子吸着剤は，水溶液中あるいは水で容易に抽出される放射性セシウム除去にしか使えないのではないか．

福島県の健康被害に対する考え方

福島県民の甲状腺検査結果に対する福島県の対応には多くの問題があることはすでに述べた．ストロンチウム-90 の健康被害調査についても似たような事実が判明している．

毎日新聞（2012. 12.19 朝刊）に次の記事があった．「東京電力福島第 1 原発事故による子どもの内部被ばくを調べるための乳歯保存を巡り，福島県議が昨年秋の県議会で質問通告した際，保存を拒否できる見解の提供を県が県民健康管理調査の検討委員会委員にメールで求めていたことが分かった」

担当者が送ったメールの全文は次の通りである．「『県民健康管理調査』検討委員会　各委員様　健康管理調査室 ○○○○（＊原文は実名）明日から開会の 9 月議会の質問で，自民党柳沼純子議員から『将来的な，ストロンチウム-90 の内部被ばく分析のため，乳歯の保存を県民に呼びかけてはどうか？』という内容があがってきています．このままだと，『専門家の意見も聞きながら検討してまいりたい』といった答弁になりそうですが，現在の状況を踏まえると，あまり意味はないといった知見・情報はないでしょうか？質問議員ではないですが，反原発命（いのち）の方の主張でもあるようで，あまり乗る気になれない質問です．情報があれば，至急お願いいたします」．県の要請に委員側が応じたかどうかは不明とのことである．

2011 年 10 月 4 日の福島県議会本会議での一般質問に対して，当時の保健福祉部長は「（乳歯保存の）有用性について専門家の間でも様々な意見があるものと承知している．放射性物質の飛散の状況や専門家による研究，議論も参考にしながら研究していきたい」と答弁したが，その後何もやっていないようである．

ところで，核実験が盛んに行われていた 60 年代にストロンチウム-90 の乳歯中蓄積量が最大値になったという，国立予防研究所（現 感染症研究所）の研究グループによる調査結果が，赤旗（2011. 7.18）に紹介されている．それによれば，ストロンチウム-90 の濃度が 1954 年に生まれた子どもから増加し始め，その後，60 年生まれと 61 年生まれの子どもでいったん低下したが，62 年生まれの子どもから再び増加に転じ，64 年生まれの子どもでピークとなり，その後，じょじょに減少していたとのことである．乳歯に含まれるストロンチウム-90 の年変動は，大気中核実験の推移と 2 年ほど遅れてよく一致していたという．原報は第 19 回環境放射能調査研究成果論文抄録集である．なお，赤旗の記事は，http://www.jcpre.com/genpa-fukushima2011-3/2011-7-18gen.html で見ることが出来る．

というわけで，乳歯中ストロンチウム-90 の調査は子どもの内部被曝調査に有益であることは明らかである．前述の事実は，健康被害はなるべく隠す，また，健康被害があっても福島原発事故との関連をなるべく認めないということであろう．福島県民の健康被害に対する福島県当局の意識がよく分かる対応である．

なお，前述のメールには看過出来ない文章が2ヵ所あると考えられる．一つは「あがってきています」である．この表現には福島県当局（すなわち福島県職員）は「上」で福島県民および彼らを代表している県議は「下」であるという抜きがたい「お上意識」が福島県庁職員にあることを示している．福島県庁職員は福島県民の公僕である．自らの立場をわきまえない福島県庁職員では福島県民の健康を守れないということであろう．二つ目は「反原発 命の方の主張でもあるようで，あまり乗る気になれない質問です」である．これは原発賛成の人の言うことは聞くが，原発反対の人の意見は聞かないということであろう．このように県民の意見の差別化は許されない．また，福島県当局すなわち職員は原発賛成であることを自ら認めたことになる．原発事故による被災地を抱える福島県職員の意識はこの程度のものなのであろう．

前回の本の図が岡山大学農学部の入試問題に使われた

一寸びっくりしたのは，2011年出版の「福島原発大事故 土壌と農作物の放射性核種汚染」の図が，岡山大学農学部の平成24年推薦入試（募集方法B）の小論文に使われたことである．私はかなり多くの論文や共著や単著の本を執筆したが，入試問題に使われたのは初めてであった．使われたのは，35頁の「図6 飯舘村産原乳中ヨウ素-131およびセシウム-134＋セシウム-147濃度の推移」であり，「放射性ヨウ素の濃度は一日あたり前日比で平均およそ何パーセント減少しているだろうか」という計算問題であった．

ムラ栄え，村が滅びる日本

一番驚いたことは，今，日本では「村」が激減していることである．放射性セシウムによる土壌汚染略図の説明を書いているときに，栃木県に村が一つもないことに気がついた．インターネットで調べてみると，村が1つもないのは栃木県，石川県，福井県，静岡県，三重県，滋賀県，兵庫県，広島県，山口県，香川県，愛媛県，佐賀県，長崎県の13県，村が1つしかないのは宮城県，埼玉県，千葉県，神奈川県，富山県，京都府，大阪府，和歌山県，鳥取県，島根県，徳島県，大分県の12府県，2つあるのは茨城県，岐阜県，愛知県，岡山県，福岡県の5県，3つあるのは秋田県，山形県，宮崎県の3県，4つあるのは新潟県，鹿児島県の2県，5つあるのは岩手県，6つあるのは山梨県，高知県の2県，8つあるのは青森県，群馬県，東京都，熊本県の4都県，12あるのは奈良県，15あるのは北海道，福島県の2道県，19あるのは沖縄県，35あるのは長野県である．結局，太平洋戦争直後の1947年8月に8511あった村は，2012年には184と46分の1に激減し，町も1784から748へと2.4分の1になり，市は210から787へと3.7倍に増加した．村の数の減少が如何にすさまじいかが判る．東京都に村が8つあるといっても，7 つは島嶼にあり，本州には 1 村しかない．島嶼を含む県では同様のことがあるのではなかろうか．

最近の市町村合併は平成の大合併である．「佐藤栄佐久（2011）福島原発の真実，平凡社新書，p.73～74」によると，「（平成の大合併）のルーツは，1999 年のいわゆる地方分権一括法による合併特例法の改正である．特に 2000 年代に入って，小泉純一郎内閣の『三位一体改革』と組み合わされ，合併特例債を中心とした財政支援措置の『アメ』と，地方交付税削減の『ムチ』とがセットになり，市町村合併が強力に推進された．…私は基本姿勢として『合併する市町村も，合併しない市町村も同じく支援する』という立場を打ち出した．驚いたことに，全国の知事で同じ考えを示したのは , 当時の長野県の田中康夫知事だけだった．…すると，矢祭町の根本町長が『合併しない宣言』を打ち出した．…しかし，総務省の官僚は，『矢祭を血祭りに上げる』と息巻いている，という話も聞いた」というわけで，長野県には 35 村，福島県には 15 村あるということであろう．

市町村合併は，要するに中央政府の政策を末端まで浸透させるために必要であるということであろう．

村がなくなることは，村の伝統，文化，社会，自然に多くの悪影響を及ぼすと考えるが，この点についての研究を，社会科学者にやって頂きたいと考える．

村は減ったが,「原子力ムラ」「談合ムラ」「○○ムラ」は増え続けているように見受けられる．このような「ムラ」はなくなった方がよい．

国際原子力ムラ—その虚像と実像

『日本の科学者』の 2013 年 1 月号に「国際原子力ムラ—その虚像と実像—」という特集が組まれた．松崎（2013）についてはすでに紹介した．ここでは他の 4 本の論文について簡単に紹介する．著者等はその要約で次のように述べている．

高橋（2013）は「マンハッタン計画・米原子力委員会・ABCC/RERF などによって行われた放射線の人体影響研究は，内部被曝・残留放射能，そして胎児や子どもへの影響が大きいことが早くから把握されていながら，現在の『国際的科学的知見』には反映されていない．本稿では，人間を守るための研究としてではなく，冷戦下における放射線の人体影響研究が進んできた問題を考察したい」と述べている．

ルノワール（2013）は「福島第一原発の過酷事故にもかかわらず，チェルノブイリ事故の教訓は住民の防護に生かされるどころか，放射線の被害を，より効率よく徹底的に否定するために利用されている．チェルノブイリの惨劇が公然と繰り返されるなかで，国際原子力ムラの果たす役割は大きい．その成り立ちや実態を理解するには，X 線とラジウムが発見された時代までさかのぼる必要がある」と述べ，「原子力ムラ」を「原子力マフィア」と呼んでいる．

チェルトコフ（2013）は「1990 年から 2010 年まで，チェルノブイリを 8 回，現地取材した元スイス国営放送ジャーナリストが，無関心と沈黙の中で，現地で行われた国際犯罪に気づき，丹念に取材した．それは多くの公的機関を動員した非常に手の込んだ策略である．ここでは，ベラルーシで実施された『エートス・プロジェクト』の犯罪性を告発する．福島でもまた，繰り返されようとしているからである」と述べている．

カッツ（2013）は「チェルノブイリ原発事故から24年間，核関連組織の代弁者である国際原子力機関（IAEA）と，核問題ではそれに従属している世界保健機関（WHO）などが，似非科学を押しつけることによって，事故の影響の隠蔽をはかってきた．しかし，2010年にニューヨーク科学アカデミーから出版された本が，似非科学の解毒剤的役割を果たした．地道に研究を重ねてきた，独立系科学者達の集大成である」と述べている．

日本の，また国際的な原子力ムラについて関心のある方々に一読をおすすめする．

「原子力ムラ」の末路

現在でも「原子力ムラ」は「我が世の春」であるかのように振る舞っているが，最後に，古典の一節を引用しておこう．

「梶尾正昭・山下宏明校注（1999）平家物語（一），p.14」には次のように書かれている．

「祇園精舎の鐘の声，諸行無常の響きあり，沙羅双樹の花の色，盛者必衰のことわりをあらわす．奢れる人も久しからず，唯春の夜の夢のごとし．たけき者も遂にはほろびぬ，偏に風の前の塵に同じ」

ただ，放置しておいては，「原子力ムラ」は滅びないであろう．原発廃止を願う多くの人々のいろいろな努力が必要である．

福島県の高濃度汚染地から移転している多くの人々は何時故郷に帰れるであろうか

周知のように汚染地の除染は遅々として進んでいないようである．日本人が経験した住民の大移動は太平洋戦争末期に空襲が激しくなりつつあった頃の「疎開」であろう．あの時は1945年8月の敗戦によって焼け野原ではあったが一応故郷に帰ることが出来た．しかし，今回はチェルノブイリ付近の状況をみると，何時帰れるか予断が出来ない．

室生犀星の詩の冒頭にある「ふるさとは遠きにありて思ふもの　そして悲しくうたふもの」にしてはならない．そのために，われわれは何をなすべきであろうか．また，2度とこのような人々を出さないために，原発即時廃止が必要であることは勿論である．

さいごに

1950年3月19日，スウェーデンのストックホルムで開催されていた平和擁護世界大会第3回常任委員会は，（1）原子兵器の無条件使用禁止，（2）原子兵器禁止のための厳格な国際管理の実現，（3）最初に原子兵器を使用した政府を人類に対する犯罪者とみなす―とのアッピールを採択，発表して，世界の人々に署名を呼びかけた．全世界での署名数は短期間に5億筆に達した．日本では639万2805筆の署名が集まった．米国の国務長官などを務めたキッシンジャーは，「この運動のために朝鮮戦争で核兵器を使うことができなくなった」と回顧録に記している（Wikipedia，ストックホルム・アッピール）．

当時，私は埼玉県立不動岡高等学校の生徒であった．この署名に参加したのが，核問題に関係した最初であると記憶している．埼玉県では17万8611筆集まったとのことであり，このうちの1筆が私の署名であった筈である．

1951年3月，大学入試の筆記試験に合格し身体検査に行ったときにも，会場の近くで学生達が原爆反対の署名を集めており，私も署名した．職業欄があり，「私は高校を卒業し，まだ大学に入学していないので，無職でしょうか？」と聞いたら，「学生と書いて下さい」という問答があったことを今も鮮明に覚えている．

1954年3月1日，ビキニ環礁における米国の大気圏核爆発実験によって，第五福竜丸などの多くの漁船が被害を被り，同時に日本を含む多くの国に放射性核種が降り注いだ．その年の夏休みに友人達と一緒に，郷里の埼玉県南埼玉郡久喜町（現在の久喜市）の千勝神社の社務所を借りて，講演会を開いた．講師は肥田舜太郎さんと熊澤喜久雄（当時 東大農学部助手，現東大名誉教授）さんであった（浅見，2011a, p.ii～iii）．

その後，東京で開催された原水爆禁止世界大会等に参加し，また，核兵器禁止に関する種々の署名活動などをおこなった．

次に，原子力問題に関わったのは，日本学術会議の会員の時である．1999年9月30日午前10時35分に，茨城県東海村にあるJCOにおいて臨界事故が起こった．この事故によって，2名が死亡し，多くの人が中性子被曝を受けた．この頃，JCO事故以外にもJRでのコンクリート落下事故，3度にわたるロケット打ち上げ失敗，地下鉄日比谷線脱線事故等々が起こっている．そこで，日本学術会議は1999年10月の総会において，「安全に関する緊急特別委員会」を組織した．委員長は久米 均，私は幹事を仰せつかった．この委員会が2000年3月に組織したシンポジウム「安全に関する特別シンポジウム」でのパネルディスカッション「多発する事故から何を学ぶか」のパネラーとして，私はJCO事故に関連する報告を行った（吉川ら，2001, p.70～75）．この時の経験に基づいて，浅見（2000, 2003）を書いた．

そして，2011年3月11日の福島第一原発事故である．放射性核種による土壌，作物汚染に関する本は出版されないであろうと思って緊急に出版したのが，浅見（2011a）である．さらに，多くのデータをまとめて本書を出版した次第である．

本書が，原発事故からの復旧に関わっている方々や，原発廃絶のために運動している方々の参考になれば望外の幸せである．

2013年2月14日

我孫子にて　　浅 見 輝 男

引　用　文　献

・本やパンフレットの全体を引用した場合，総頁数を日本文では○○頁，英文では pp. ○○とした

【A】

浅見輝男（2000）原子力産業における安全確保，日本の科学者，**35**：325-329.

浅見輝男（2003）放射性物質による環境汚染を防ぐために，日本の科学者，**38**：156-159.

浅見輝男（2010）改訂増補 データで示す—日本土壌の有害金属汚染，615 頁，アグネ技術センター.

浅見輝男（2011a）福島原発大事故 土壌と農作物の放射性核種汚染，127 頁，アグネ技術センター.

浅見輝男（2011b）３軒の宅地とナッちゃんの散歩道の放射線量率.

浅見輝男（2012a）福島第一原発事故—放射性核種による土壌汚染，経済，4 月号，p.41-50.

浅見輝男（2012b）３軒の宅地とナッちゃんの散歩道の放射線量率（第 2 報）.

浅見輝男・南沢　究・土屋哲郎・狩野佳弥子・堀　幾太郎・大山卓爾・久保田正亜・月橋輝男（1991）栽培・保存期間中におけるヤーコンのフラクトオリゴ糖など各種糖類の成分変化，日本土壌肥料学雑誌，**62**：621-627.

【B】

バベンコ，V. 著，辰巳雅子 訳，今中哲二 監修（2011）自分と子どもを放射能から守るには，95 頁，世界文化社.

バンダジェフスキー，Y. I. 著，久保田　護 訳（2011）放射性セシウムが人体に与える医学的生物学的影響—チェルノブイリ原発事故被曝の病理データ，111 頁，合同出版.

Belarus National Report（2006）20 years after the Chernobyl catastrophe, pp.102.

防衛研究所・農業庁・スウェーデン農業大学・食品庁・放射線安全庁 著，高見幸子・佐藤吉宗 訳（2012）スウェーデンは放射能汚染からどう社会をまもっているのか，172 頁，合同出版.

Bolt, G. H., Sumner, M. E., and Kamphorst, A.（1963）A study of the equilibria between three categories of potassium in an illite soil, *Soil Science Society of America*, *Proceedings*, **27**: 294-299.

Brumfiel, G.（2011）Fallout forensics hike radiation toll, Global data on Fukushima challenge Japnese estimates, *Nature*, **478**: 435-436.

Buesseler, K. O.（2012）Fishing for answers off Fukushima, *Science*, **338**: 480-482.

Burlakova, E. B., *et al*.（1998）Peculiarities of biological action of low irrigation doses and their probable relation to the health state of participants of Chernobyl accident liquidation, *in* Imanaka, T.（1998）Research Activities about the Radiological Consequences NPS Accident and Social Activities to Assist the Sufferers by the Accident, KURRI-KR-21, p.223-234.

【C・D・E】

チェルトコフ，W., コリン・コバヤシ 訳（2013）チェルノブイリの犯罪—フクシマにとっての一つのモデル，日本の科学者，**48**：23-29.

千葉県環境生活部水質保全課・千葉県環境研究センター（2012）東京湾における水質・底質の放射性物質モニタリング調査結果（速報値）（平成 24 年 8 月 3 日）.

Cremers, A., Elsen, A., De Preter, P. and Maes, A.（1988）Quantative analysis of radiocaesium retention in soils, *Nature*, **335**: 247-249.

Dushenkov, S., Vasudev, D., Kapulnik, Y., Gleba, D., Fleisher, D., Ting, K. C. and Ensley, B.（1997）Removal of uranium from water using terrestrial plants, *Environmental Science and Technology*, **31**: 3468-3474.

ECRR（欧州放射線リスク委員会）編, 山内知也監訳（2011）放射線被ばくによる健康影響とリスク評価, 欧州放射線リスク委員会（ECRR）2010 年勧告，350 頁，明石書店.

【F・G・H】

復興庁（2012）全国の避難者等の数（平成 24 年 9 月 12 日）.

福島県・農林水産省（2011）暫定規制値を超過した放射性セシウムを含む米が生産された要因の解析（中間報告）（平成 23 年 12 月 25 日），7 頁.

ガンダーセン，A. 著，岡崎玲子訳（2012）福島第一原発―真相と展望，189 頁，集英社新書.

原子力安全・保安院（2011）東京電力株式会社福島第一原子力発電所の事故に係る 1 号機，2 号機，及び 3 号機の炉心の状態に関する評価について（平成 23 年 6 月 6 日）.

原子力災害対策本部（2011）原子力安全に関する IAEA 閣僚会議に対する日本国政府の報告書―東京電力福島原子力発電所の事故について―（平成 23 年 6 月 ）.

後藤逸男・橋本　大・近藤綾子（2011）土壌・天然ゼオライト・植物中におけるセシウムの挙動，農業および園芸，**86**：976-979.

原田正純（1995）裁かれるのは誰か，248 頁，世織書房.

広河隆一（1995）チェルノブイリから広島へ，203 頁，岩波書店.

Hiyama, A., Nohara, C., Kinjo, S., Taira, W., Gima, S., Tanahara, A. and Otaki, J. M.（2012）The biological impacts of the Fukushima nuclear accident on the pale grass blue butterfly, *Scientific Reports*, **2**, Article number: 570 doi:10.1038/srep00570（http://www.nature.com/srep/2012 /120809/srep00570/full/srep00570.html）.

【I】

IAEA（2006）Environmental Consequences of the Chernobyl Accident and their Remediation: Tweenty Years of Experience, Report of the Chernobyl Forum Expert Group ‘Environment’, pp.166.

Imanaka, T.（1998）Research Activities of the Nuclear Safety Research Group of KURRI with Belarussian, Russian and Ukrainian Colleagues about the Chernobyl Accident. *in* Imanaka, T. ed.（1998）Research Activities about the Radiological Consequences of the Chernobyl NPS Accident and Social Activities to Assist the Sufferers by the Accident, p.1-4（http://rri.kyoto-u.ac.jp/NSRG/reports/kr21/KURRI-KR-21.htm）.

Inoue, K. and Naruse, T.（1987）Physical, chemical and mineralogical characteristics of modern eolian dust in Japan and rate of dust deposition, *Soil Science and Plant Nutrition*, **33**: 327-345.

International Advisory Committee（1991）The International Chernobyl Project, An Overview, pp.55, IAEA, Wien.

IPPNW（2011）Health Effects of Chernobyl-25 years after the reactor catastrophe, pp.65.

IRSN（2011a）Impact on the marine environment of radioactive releases following the nuclear accident at Fukushima Daiichi（13 May 2011）（http://www.irsn.fr/EN/news /Pages/201103_seism-in-japan.aspx）.

IRSN（2011b）Synthèse actualisée des connaissances relatives à l'impact sur le milieu marin des rejets radioactifs du site nucléaire accidenté de Fukushima Dai-ichi（11 juillet 2011）（http://www.irsn.fr/FR/Actualites presse/Actualites/Documents/IRSN -NI-Impact accident Fukushima sur milieu marin 11072011.pdf）.

医療問題研究会 編（2011）低線量・内部被曝の危険性，119 頁，耕文社.

伊藤純雄・加藤直人・江口哲也・太田　健（2012a）土壌や植物表面などに存在する放射性微粒子の性質，日本土壌肥料学会　講演要旨集　第 58 集，p.162.

伊藤純雄・加藤直人・高橋　茂・渕山律子（2012b）土壌や植物表面に存在する放射性粒子の放射線強度など，2012 年度日本土壌肥料学会　関東支部大会　講演要旨集，p.11.

【K】

核戦争防止国際医師会議ドイツ支部 著，松崎道之 監訳（2012）チェルノブイリ原発事故がもたらしたこれだけの人体被害—科学的データは何を示している—，151 頁，合同出版.

環境省（2011a）福島県内の公共用水域における放射性物質モニタリングの測定結果について（平成 23 年 11 月 15 日）.

環境省（2011b）山形県内の公共用水域における放射性物質モニタリングの測定結果について（平成 23 年 12 月 22 日）.

環境省（2011c）宮城県内の公共用水域における放射性物質モニタリングの測定結果について（平成 23 年 12 月 16 日）.

環境省（2011d）茨城県内の公共用水域における放射性物質モニタリングの測定結果について（平成 23 年 12 月 2 日）.

環境省（2011e）栃木県内の公共用水域における放射性物質モニタリングの測定結果について（お知らせ）（平成 23 年 12 月 16 日）.

環境省（2011f）千葉県内の公共用水域における放射性物質モニタリングの測定結果について（平成 23 年 12 月 22 日）

環境省（2011g）除染関係ガイドライン（平成 23 年 12 月 14 日 第 1 版）.

環境省（2012a）福島県内の公共用水域における放射性物質モニタリングの測定結果について（2 回目）（平成 24 年 2 月 17 日）.

環境省（2012b）福島県内の公共用水域における放射性物質モニタリングの測定結果について（3 回目）（平成 24 年 3 月 19 日）.

環境省（2012c）福島県内の公共用水域における放射性物質モニタリングの測定結果について（4 回目）（平成 24 年 3 月 30 日）.

環境省（2012d）岩手県内の公共用水域における放射性物質モニタリングの測定結果について（平成 24 年 2 月 17 日）.

環境省（2012e）宮城県内の公共用水域における放射性物質モニタリングの測定結果について（2 回目）（平成 24 年 3 月 30 日）.

環境省（2012f）茨城県内の公共用水域における放射性物質モニタリングの測定結果について（2 回目）（平成 24 年 3 月 30 日）.

環境省（2012g）栃木県内の公共用水域における放射性物質モニタリングの測定結果について（2回目）（平成24年3月30日）.

環境省（2012h）群馬県内の公共用水域における放射性物質モニタリングの測定結果について（平成24年1月13日）.

環境省（2012i）群馬県内の公共用水域における放射性物質モニタリングの測定結果について（2回目）（平成24年3月30日）.

環境省（2012j）千葉県，埼玉県及び東京都内の公共用水域における放射性物質モニタリングの測定結果について（2回目）（平成24年3月30日）.

カッツ・A. R., 牟田おりえ訳（2013）チェルノブイリの健康被害―国際原子力ムラの似非科学 vs 独立系科学，日本の科学者，**48**：30-36.

気象庁（2011）平成23年（2011年）東北地方太平洋沖地震（http://www.seisvol.kishou.go.jp/eq/2011_03_11_tohoku/index.html）.

Knatko, V. A., Ivachkevich, I. I. and Asimova, V. D.（1998）Relationship between ^{131}I and ^{137}Cs Deposition on Soil in the Territory of Belarus after Chernobyl Accident, *in* Imanaka, T. ed.（1998）Research Activities about the Radiological Consequences of the Chernobyl NPS Accident and Social Activities toAssist the Sufferers by the Accident, p.90-92.

Komamura, M., Tumura, A., Yanmaguchi, N., Kihou, N. and Kodaira, K（2005）Mnitoring ^{90}Sr and ^{137}Cs in rice, wheat and soil in Japan from 1959 to 2000, *Misc. Publ. Natl. Inst. Agro-Environ. Sci.*, **28**: 1-56.

駒村美佐子・津村昭人・山口紀子・藤原英司・木方展治・小平　潔（2006）わが国の米，小麦および土壌における ^{90}Sr と ^{137}Cs 濃度の長期モニタリングと変動解析，農環研報，**24**:1-21.

厚生労働省（2011, 2012）食品の放射性物質調査について.

厚生労働省医薬食品局食品安全部基準審査課（日付なし）食品中の放射性物質の新たな基準値について.

久馬一剛・佐久間敏雄・庄子貞雄・鈴木　皓・服部　勉・三土正則・和田光史 編（1993）土壌の辞典，pp.566, 朝倉書店.

【M】

マリコ，M. V.（1998）チェルノブイリ事故による集団被曝量とそれにともなうガン影響，今中哲二 編『チェルノブイリによる放射能災害－国際共同研究報告書』（http://www.rri.kyoto-u.ac.jp/NSRG/Chernobyl/J-Version.html）.

松村昭治・遠藤雄大・蜷木明子・後藤逸男（2012）ヒマワリのセシウム吸収に及ぼす土壌中の陽イオンの影響，2012年度 日本土壌肥料学会　関東支部大会　講演要旨集，p.10.

松崎道幸（2012）低線量被曝によるガンリスク　最新のまとめ：日本の原発労働者，チェルノブイリ，医療被曝データより，2012年11月18日東京　市民と科学者の内部被曝問題研究会　疫学・物理・生物・化学部会シンポジウム.

松崎道幸（2013）がんリスクは10ミリシーベルトでも有意に増加―日本の原発労働者の疫学調査がICRPのリスク評価の見直しを迫る―，日本の科学者，**48**: 37-43.

McKinley, J. P., Zachara, J.M., Heald, S. M., Dohnalkova, A., Newville, M. G., and Sutton, S. R.（2004）Microscale distribution of cesium sorbed to biotite and muscovite, *Environmental Science and Technology*, **38**:1017-1023.

Ministry of Ukraine of Emergencies（2011）Tweenty-five Years after Chernobyl Accident: Safety for Future, National Report of Ukraine, pp. 327.

文部科学省（2011a）都道府県別環境放射能水準調査（月間降下量）の追加及び訂正について（3, 4, 5, 6 月分）（平成 23 年 12 月 14 日）.

文部科学省（2011b）文部科学省による第 4 次航空機モニタリングの測定結果について（平成 23 年 12 月 16 日）.

文部科学省（2011c）文部科学省による福島県西部の航空機モニタリングの測定結果について（平成 23 年 9 月 12 日）.

文部科学省（2011d）文部科学省による，岩手県，静岡県，長野県，山梨県，岐阜県，及び富山県の航空機モニタリングの測定結果，並びに天然核種の影響をより考慮した，これまでの航空機モニタリング結果の改訂について（平成 23 年 11 月 11 日）.

文部科学省（2011e）文部科学省による新潟県及び秋田県の航空機モニタリングの測定結果について（平成 23 年 10 月 12 日）.

文部科学省（2011f）文部科学省及び山形県による航空機モニタリングの測定結果について（平成 23 年 9 月 8 日）.

文部科学省（2011g）文部科学省及び宮城県による航空機モニタリングの測定結果について（追加資料）（平成 23 年 7 月 22 日）.

文部科学省（2011h）文部科学省および茨城県による航空機モニタリングの測定結果の修正について（平成 23 年 8 月 31 日）.

文部科学省（2011i）文部科学省及び栃木県による航空機モニタリングの測定結果について（平成 23 年 7 月 27 日）.

文部科学省（2011j）文部省科学及び群馬県による航空機モニタリングの測定結果について（平成 23 年 9 月 27 日）.

文部科学省（2011k）文部科学省による埼玉県及び千葉県の航空機モニタリングの測定結果について（平成 23 年 9 月 29 日）.

文部科学省（2011L）文部科学省による東京都及び神奈川県の航空機モニタリングの測定結果について（平成 23 年 10 月 6 日）.

文部科学省（2011m）文部科学省による放射線量等分布マップ（ヨウ素 131 の土壌濃度マップ）の作成について（平成 23 年 9 月 21 日）.

文部科学省（2011n）文部科学省による放射線量等分布マップ（テルル 129m, 銀 110m の土壌濃度マップ）の作成について（平成 23 年 10 月 31 日）.

文部科学省（2011o）文部科学省による，プルトニウム，ストロンチウムの核種分析の結果について（平成 23 年 9 月 30 日）.

文部科学省（2011p）文部科学省による放射線量等分布マップ（放射性セシウム濃度の土壌濃度マップ）の作成について（平成 23 年 8 月 29 日）.

文部科学省（2011q）放射線量等分布マップの作成等に関する検討会（第 7 回）（平成 23 年 8 月 29 日）. 資料第 9-1 号（参考）土壌の核種分析結果（ヨウ素 131）について.

文部科学省（2011r）放射線量等分布マップの作成等に関する検討会（第 12 回）（平成 23 年 10 月 31 日）. 資料第 12-1 号（参考）土壌の核種分析結果（Te-129m，Ag-110m）について.

文部科学省（2011s）放射線量等分布マップの作成等に関する検討会（第 10 回）（平成 23 年 9 月 30 日）．資料第 10-1 号（参考）土壌の核種分析結果（ストロンチウム 89，ストロンチウム 90，プルトニウム 238，プルトニウム 239＋240）について．

文部科学省（2011t）文部科学省による愛知県，青森県，石川県，および福井県の航空機モニタリングの測定結果について（平成 23 年 11 月 25 日）．

文部科学省（2012a）東京電力株式会社福島第一原子力発電所の事故に伴い放出された放射性物質の分布状況等に関する調査研究結果について（平成 24 年 3 月 13 日）．

文部科学省（2012b）継続して実測している地点における平成 23 年 3 月 11 日から平成 24 年 3 月 11 日までの積算線量の推計値の公表について（平成 24 年 3 月 21 日）．

文部科学省原子力災害対策支援本部（2012a）放射線量等分布マップ作成等に関する報告書（第 1 編），128 頁．

文部科学省原子力災害対策支援本部（2012b）放射線量等分布マップ関連研究に関する報告書（第 2 編），214 頁．

文部科学省・農林水産省（2012）東京電力福島第一原子力発電所の事故に伴い放出された放射性物質の分布状況に関する調査研究結果（平成 24 年 3 月）．

【N】

中尾　淳・武田　晃・塚田祥文・舟川晋也・小崎　隆（2011）カリウム飽和・乾湿処理によるスメクタイト質土壌のセシウム保持能の向上とその持続性―スメクタイト質土壌とアロフェン質土壌の比較―，日本土壌肥料学雑誌，**82**: 290-297.

中尾　淳・山口紀子（2012）放射性物質の土壌中での動き，最新農業技術　土壌肥料，vol.**4**，p.1-9，農文協．

Nasvit, O.（1998）Legislation in Ukraine about the radiological consequences of the Chernobyl accident, *in* Imanaka, T. ed.（1998）Research Activities about the Radiological Cnsequences of the Chernobyl NPS Accident and Social Activities to Assist the Sufferers by the Accident, p. 51-57（http://rri.kyoto-u.ac.jp/NSRG/reports /kr21/KURRI-KR-21.htm）.

NHK ETV 特集取材班（2012）ホットスポット―ネットワークでつくる放射能汚染地図―，285 頁，講談社．

日本科学者会議編（2012）放射能からいのちとくらしを守る，79 頁，本の泉社．

日本公衆衛生協会（1970）要観察地域におけるカドミウムの摂取と蓄積に関する研究，49 頁．

野口邦和（2011）放射能のはなし，214 頁，新日本出版社．

農業情報研究所（2011）許容値超えセシウム汚染稲わら飼料使用・供給状況一覧表（8 月 18 日現在），（http://www.juno.dti.ne.jp/tkitaba//earth/nuclear/tepco-nuclear-disaster/wara-cs.htm）．

農林水産省（2011a）東日本大震災と農林水産業基礎統計データ（図説）―岩手・宮城・福島を中心に―大臣官房統計部（平成 23 年 10 月）．

農林水産省（2011b）農地土壌の放射性物質除去技術（除染技術）について（平成 23 年 9 月 14 日）

農林水産省（2012a）東日本大震災について―東北地方太平洋地震の被害と対応―，（平成 24 年 1 月 25 日）．

農林水産省（2012b）農地土壌の放射性物質除去技術（除染技術）作業の手引き 第 1 版（平成 24 年 3 月）．

農林水産省（2012c）放射性セシウムを含む肥料・土壌改良資材・培土及び飼料の暫定許容値の設定に

ついて（平成 24 年 3 月 29 日）.
農林水産省農林水産技術会議事務局（2012）農地土壌の放射性物質濃度分布マップ関連調査研究報告書（第 3 編），56 頁.

【O・R】

Ohyama, T., Ito, O., Yasuyoshi, S., Ikarashi, T., Minamisawa, K., Kubota, M., Tsukihashi, T., and Asami, T.（1990）Composition of storage carbohydrate in tubers of Yacon（*Polymnia sonchifolia*），*Soil Science and Plant Nutrition*, **36**:167-171.
ルノワール，Y., 藤本智子訳（2013）国際原子力ムラ―その成立の歴史と放射線防御の実態，日本の科学者，**48**：14-22.
林野庁（2011）福島県の森林における空間線量率の測定結果について（平成 23 年 12 月 27 日）.

【S】

鷺谷　威（2011）東北地方太平洋沖地震―何が起きたのか，何を考えたのか，日本の科学者，**46**: 1340-1346.
崎山比早子（2011）チェルノブイリ大惨事による健康影響の実相：二つの報告書から―無視され続けてきたがん以外の健康被害―，科学，**81**：1156-1163.
沢田昭二（2012）NHK 番組に圧力をかけた原子力ムラ，DAYS JAPAN，9（3）：216-217.
成美堂編集出版部（2011）地図で読む東日本大震災，95 頁，成美堂出版.
震災関連死に関する検討会（復興庁）（2012）東日本大震災における震災関連死に関する報告（平成 24 年 8 月 21 日）.
Soudek, P., Tykva, R., and Vaněk, T.（2004）Laboratory analyses of ^{137}Cs uptake by sunflower, reed and popular, *Chemosphere*, **55**: 1081-1087.
Soudek, P., Valenová, Š., Vavříková, Z., and Vaněk,T.（2006）^{137}Cs and ^{90}Sr uptake by sunflower cultivated under hydroponic conditions, *Journal of Environmental Radioactivity*, **88**: 236-250.
Stohl, A., Seibert, P., Wotawa, G., Arnold, D., Burkhart, J. F., Eckhardt, S., Tapia, C., Vargas, A., and Yasunari, T. J.（2012）Xenon-133 and caesium-137 releases into atmosphere from the Fukushima Dai-ichi nuclear power plant: determination of the source term, atmospheric dispersion, and deposition, *Atomospheric Chemistry and Physics*, **12**: 2313-2343.
Sugenoya, A., Demidchik, Y. E., Demidchik, E. P.（1998）Present status of childhood thyroid carcinoma in Belarus following the Chernobyl accident, *in* Imanaka, T. ed., Research Activities about the Radiological Consequences of the Chernobyl NPS Accident and Social Activities to Assist the Sufferers by the Accident, p.165-167.
菅谷　昭（2011a）子どもたちを放射能から守るために，82 頁，亜紀書房.
菅谷　昭（2011b）チェルノブイリ診療記 福島原発事故への黙示，245 頁，新潮文庫.
水田稲作課（福島県）（2012）コメの放射性物質緊急調査の結果について（取りまとめ）［訂正］の別表.

【T】

高橋博子（2013）冷戦下における放射線人体影響の研究―マンハッタン計画・米原子力委員会・

ABCC，日本の科学者，**48**：6-13.

高岡　滋（2012）環境汚染による健康影響評価の検討―水俣病の拡大相似形としての原発事故，科学，**82**：539-548.

都司嘉宣（2011）連動型巨大地震による津波― 1707 年宝永地震，2004 年スマトラ島沖地震，および 2011 年東日本震災の津波，日本の科学者，**46**：1354-1360.

東京電力福島原子力発電所事故調査委員会（2012）国会事故調報告書，592 頁，徳間書店.

塚田祥文・鳥山和伸・山口紀子・武田　晃・中尾　淳・原田久富美・高橋和之・山上　睦・小林大輔・吉田　聡・杉山英男・柴田　尚（2011a）土壌―作物系における放射性核種の挙動，日本土壌肥料学雑誌，**82**: 408-418.

塚田祥文・山口紀子・高橋知之（2011b）土壌―作物系における放射性セシウムおよび放射性ストロンチウムの動態，化学と生物，**49**：834-842.

【U・V】

上野　登（2006）土呂久からアジアへ―広がる砒素汚染深まるネットワーク―，363 頁，鉱脈社.

UNSCEAR（United Nations Scientific Committee on the Effects of Atomic Radiation）（2000）Exposure and effects of the Chernobyl accident, p.453-566.

UNSCEAR（2011）Sources and Effects of Ionization Radiation, UNSCEAR 2008 Report to the General Assembly with Scientific Annexes, Volume Ⅱ, Annex D, Health effects due to radiation from the Chernobyl accident, pp.219, United Nations, New York.

Vandebroek, L., Van Hees, M., Delvaux, B., Spaargaren, O. and Thiry, Y.（2012）Relevance of Radiocaesium Interception Potential（RIP）on a worldwide scale to assess soil vulnerability to ^{137}Cs contamination, *Journal of Environmental Radioactivity*,**104**: 87-93.

【W】

鷲谷いづみ（2011）原子力災害が野生生物と生態系にもたらす影響と人々 チェルノブイリからの示唆，科学，**81**：1164-1172.

Watanabe, T., Miyao, M., Honda, R., Yamada, Y.（2008）Hiroshima survivors exposed to very low doses of A-bomb primary radiation showed a high risk for cancers, *Environmental Health and Prevention Medicine*, DOI 10.1007/s12199-008-0039-8.

渡邉智之・宮尾　克（2012）放影研のがん死亡率を日本人平均と比較する，2012 年 11 月 18 日 東京市民と科学者の内部被曝問題研究会　疫学・物理・生物・化学部会シンポジウム.

【Y・Z】

Yablokov, A. V.（2009a）Mortality after the Chernobyl catastrophe, *Annals of the New York Academy of Sciences*, **1181**:192-216.

Yablokov, A. V.（2009b）Oncological diseases after the Chernobyl catastrophe, *Annals of the New York Academy of Sciences,* **1181**:161-191.

Yablokov, A. V.（2009c）Chernobyl's radioactive impact on flora, *Annals of the New York Academy of Sciences*, **1181**:237-254.

Yablokov, A. V.（2009d）Chernobyl's radioactive impact on fauna, *Annals of the New York Academy of Sciences*, **1181**:255-280.

Yablokov, A. V.（2009e）Chernobyl's radioactive impact on microbial biota, *Annals of the New York Academy of Sciences*, **1181**:281-286.

山田　真（2011）小児科医が診た放射能と子どもたち，63 頁，クレヨンハウス.

山口紀子・高田裕介・林　健太郎・石川　覚・倉俣正人・江口定夫・吉川省子・坂口　敦・朝田　景・和穎朗太・牧野知之・赤羽幾子・平舘俊太郎（2012）土壌—植物系における放射性セシウムの挙動とその変動要因（総説），農業環境技術研究所報告，第 31 号，75-129.

Yarilin, A. A.（1996）Immunological Disturbances *in* Chernobyl Catastrophe Consequences: Human Health, Moscow, 68-96（Russ.）.

吉川弘之・久米　均・植草　益・魚本健人・吉田民人・吉村　功・浅見輝男・井口雅一・角田文男・浜川　清・児玉安司・黒川　清・村田耕作・田村昌三・樋口美雄（2000）多発する事故から何を学ぶか—安全神話からリスク思想へ—，156 頁，日本学術協力財団.

湯浅一郎（2012）海の放射能汚染，189 頁，緑風出版.

Zachara, J. M., Smith, S. C., Liu, C., McKinley, J. P., Serne, R. J. and Gassman, P. L.（2002）Sorption of Cs^+ to micaceous subsurface sediments from the Hanford site, USA, *Geochimica et Cosmochimica Acta*, **66**:193-211.

本文索引

【索引用語について】
・核種名の表記は本文当該箇所使用のものに準じた.
・簡略化等のために，本文，図表キャプションと異なる表現をしている項目もある.
・原則として，食品名の項に国名の記載がないものは日本のデータである.

【数字・アルファベット】

【ア行】

【カ行】

【サ行】

【ナ行】

【ハ行】

【ワ行】

■ 著者略歴

浅 見 輝 男（あさみ てるお）

1932 年　出生
1955 年　東京大学農学部農芸化学科卒業
1957 年　東京大学大学院化学系研究科農芸化学専門課程修了
1959 年　東京大学農学部　助手
1972 年　茨城大学農学部　助教授
1980 年　茨城大学農学部　教授（～ 1998）

茨城大学名誉教授
日本学術会議会員（第 6 部）（1994 ～ 2003）
日本環境学会副会長（1994 ～ 2001）
日本環境学会会長（2001 ～ 2005）
ヤーコン研究会会長（1998 ～ 2002）

農学博士
専攻：環境土壌学

■ 著　　書

Heavy Metal Pollution in Soils of Japan（1981）学会出版センター（共著）
Changing Metal Cycles and Human Health（1984）Springer-Verlag（共著）
Chemistry and Biology of Solid Waste（1988）Springer-Verlag（共著）
土壌の有害金属汚染─現状・対策と展望（1991）博友社（共著）
Biogeochemistry of Trace Metals（1997）Science Reviews（共著）
データで示す─日本土壌の有害金属汚染（2001）アグネ技術センター
農業・農学の展望─循環型社会に向けて─（2004）東京農大出版会（共著）
カドミウムと土とコメ（2005）アグネ技術センター
自然保護の新しい考え方（2006）古今書院（編著）
改訂増補 データで示す─日本土壌の有害金属汚染（2010）アグネ技術センター
福島原発大事故 土壌と農作物の放射性核種汚染（2011）アグネ技術センター

環境土壌学者がみる福島原発事故
─データで読み解く土壌・食品の放射性核種汚染

2013 年 4 月 2 日 初版第 1 刷発行

著　者　浅 見 輝 男 ©

発行者　青 木 豊 松

発行所　株式会社 アグネ技術センター
〒 107-0062　東京都港区南青山 5-1-25　北村ビル
電話 03（3409）5329　FAX 03（3409）8237

印刷・製本　株式会社 平河工業社

落丁本・乱丁本はお取替えいたします.
定価は表紙カバーに表示してあります.

Printed in Japan, 2013
ISBN 978-4-901496-67-4 C3051